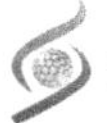

全国高等医学教育“十三五”规划系列教材

生理学学习精解

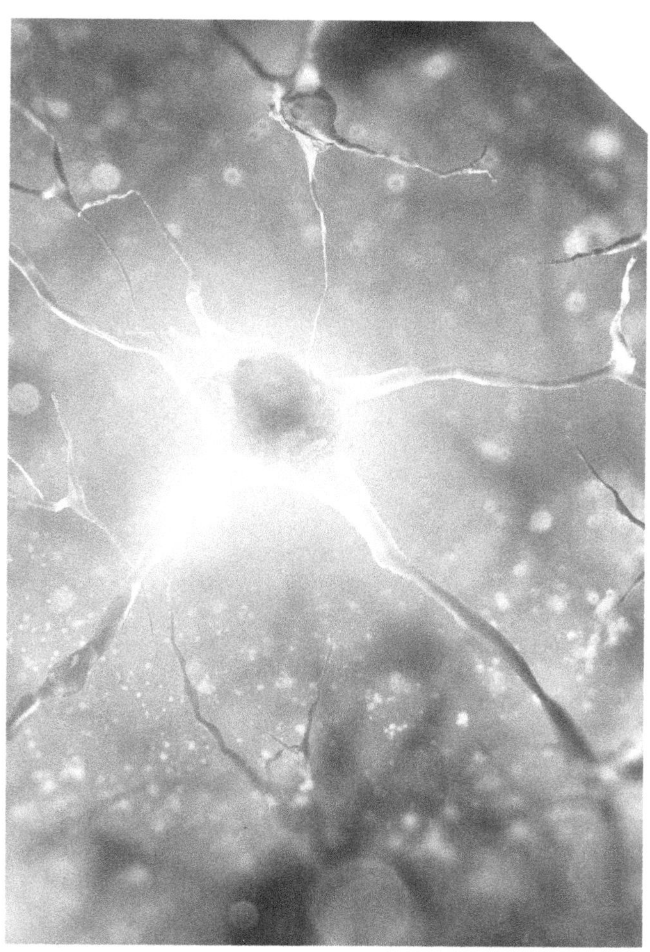

主　编◎周　平　王　磊
副主编◎李维礁　何春香
主　审◎周文琪

SHENGLI XUE
XUEXI JINGJIE

ZHEJIANG UNIVERSITY PRESS
浙江大学出版社

图书在版编目(CIP)数据

生理学学习精解/周平,王磊主编.—杭州:浙江大学出版社,2018.8(2021.8 重印)

ISBN 978-7-308-18463-2

Ⅰ.①生… Ⅱ.①周… ②王… Ⅲ.①人体生理学—医学院校—教学参考资料 Ⅳ.①R33

中国版本图书馆 CIP 数据核字(2018)第 171309 号

生理学学习精解

周　平　王　磊　主编

责任编辑　阮海潮

责任校对　陈静毅　殷晓彤

封面设计　杭州林智广告有限公司

出版发行　浙江大学出版社

(杭州市天目山路 148 号　邮政编码 310007)

(网址:http://www.zjupress.com)

排　　版　浙江时代出版服务有限公司

印　　刷　广东虎彩云印刷有限公司绍兴分公司

开　　本　787mm×1092mm　1/16

印　　张　15

字　　数　375 千

版 印 次　2018 年 8 月第 1 版　2021 年 8 月第 5 次印刷

书　　号　ISBN 978-7-308-18463-2

定　　价　42.00 元

版权所有　翻印必究　　印装差错　负责调换

浙江大学出版社市场运营中心联系方式　(0571)88925591;http://zjdxcbs.tmall.com

全国高等医学教育“十三五”规划系列教材

《生理学学习精解》

编委会名单

主　编　周　平　王　磊

副主编　李维礁　何春香

主　审　周文琪

编　者　周文琪　周　平　王　磊　李维礁
何春香　蒋明茗　付朝波

前 言

生命科学的快速发展给医学教育带来了新的挑战，同时也对高等院校人才培养提出了更高的要求。深化教育改革，不断提高教学质量，培养更多适应社会发展需求的人才，是医学教育面临的首要问题。生理学是重要的医学基础课程，学好生理学，不但为后续临床医学课程的学习奠定基础，更重要的是培养学生分析和解决问题的能力，为毕业后从事医学各专业实践和科研等工作打下必要的理论基础。我们编写本书的宗旨是为提高生理学教学水平，方便生理学教师检查教学效果，提高学生学习生理学基础知识的兴趣和应试水平，为广大准备报考硕士研究生的学生提供有益的学习资料。

本书简明扼要地讲述了生理学各章节的学习目标及知识要点，并结合各重点医药院校历年来的教学实况，编写了大量多种类型的生理学同步综合练习题，并附有参考答案，且对习题作了简要的分析。通过练习，有利于学生把生理学基础知识掌握得更熟练、更牢固。

本书作者均为昆明医科大学海源学院教师，长期从事生理学教学工作，虽然具有丰富的教学经验，但是由于编写时间紧迫和编写水平有限，在某些试题理解和解释上难免有偏颇，这些都有待于广大教师和使用者批评指正，以便我们及时作出更正。感谢所有支持我们工作的同志们！

周文琪　周　平

目　录

第一章　绪　论

第一节　生理学的任务和研究方法

【教学目标】

了解　生理学的任务、研究内容和方法。

第二节　机体的内环境和稳态

【教学目标】

掌握　机体的内环境及内环境稳态(自稳态)的基本概念。
熟悉　生命的基本特征。

【知识要点】

一、体液

(一)体液及其组成

人体内的液体称为体液。正常成年人的体液量约占体重的60%,其中细胞内液约占2/3,细胞外液约占1/3。在细胞外液中,组织液约占3/4,血浆约占1/4(即约占体重的25%)。此外还有少量的淋巴液和脑脊液等。

(二)体液的分隔和相互沟通

人体各部分体液彼此隔开,但又相互沟通。细胞膜既是分隔细胞内液与组织液的屏障,又是两者之间相互沟通的窗口。同样,毛细血管壁既是分隔血浆和组织液的屏障,也是两者之间相互沟通的门户,体液跨毛细血管壁移动取决于管壁两侧的渗透压和静水压梯度。血浆是沟通各部分体液与外界环境进行物质交换的重要媒介,因而是各部分体液中最为活跃的部分。

二、内环境

(一)内环境的概念

生理学中将围绕在多细胞动物体内细胞周围的体液,即细胞外液,称为机体的内环境,以区别于整个机体所处的外环境。

(二)机体存在两个环境中

一个是不断变化着的外环境,另一个是比较稳定的内环境。人体内绝大多数细胞并不与外环境相接触,而是浸浴于机体内部的细胞外液中,因此细胞外液是细胞直接接触和赖以生存的环境。内环境的相对稳定是机体能自由和独立生存的首要条件。

三、内环境的稳态

(一)内环境的稳态概念

内环境的稳态(homeostasis)也称自稳态,是指内环境的理化性质,如温度、pH、渗透压和各种液体成分等的相对恒定状态。

(二)对相对稳定的理解

内环境理化性质的相对稳定并非固定不变,而是可在一定范围内变动但又保持相对稳定的状态,是一种动态平衡。

第三节 机体生理功能的调节

【教学目标】

熟悉 人体功能活动的调节方式和体内反馈控制系统及其控制原理。

【知识要点】

一、机体生理功能的调节

(一)机体生理功能调节方式

机体对各种功能活动进行调节的方式主要有三种,即神经调节、体液调节和自身调节。

1.神经调节(人体生理功能调节中最主要的形式)

神经系统活动的基本过程是反射(reflex)。反射活动的结构基础是反射弧。反射弧由感受器、传入神经、神经中枢、传出神经和效应器五个部分组成。

反射弧的任何一个环节被阻断,反射将不能完成。

调节特点:自动化、快速、准确、协调、持续时间短暂。

如:膝反射、心血管反射、呼吸反射、唾液分泌的调节。

2.体液调节(体内某些特殊化学物质通过体液途径而影响生理功能)

调节特点:反应速度慢、不够精确、作用时间持久、作用范围广。

如:胰岛素和胰高血糖素对血糖浓度的调节。

3.自身调节(不依赖神经或体液因素,是自身对环境刺激产生的一种适应性反应)

调节特点:范围小、幅度小、不十分灵敏。

如:平均动脉压在60～140mmHg范围内波动时,脑血流量保持相对恒定;肾动脉灌注压在80～180mmHg范围内波动时,肾血流量保持相对稳定。

(二)体内的反馈控制系统

人体的功能活动调节过程与工程控制有许多共同的规律。在人体内存在着各种控制系统。任何控制系统都由控制部分和受控部分组成。控制系统分为非自动控制系统、反馈控制系统和前馈控制系统三大类。

反馈控制系统是一个闭环系统，即控制部分发出信号指示受控部分发生活动，受控部分则发出反馈信息返回到控制部分，使控制部分能根据反馈信号来改变自己的活动，从而对受控部分的活动进行调节。反馈控制系统有负反馈和正反馈两种形式。在正常人体内，大多数情况下为负反馈调节。

1. 负反馈控制系统

受控部分发出的反馈信息调整控制部分的活动，最终使受控部分的活动朝着与它原先活动相反的方向改变，称为负反馈（negative feedback）。负反馈都有一个调定点（set point）。调定点是指自动控制系统所设定的一个工作点，使受控部分的活动只能在这个设定的工作点附近的一个狭小范围内变动。实际上，调定点可以被视为各生理指标正常范围的均数。

作用：纠正、减弱控制信息。

如：减压反射、肺牵张反射、动脉血压的压力感受性反射、代谢增强时 O_2 及 CO_2 浓度的调节、甲状腺功能亢进时 TSH 分泌减少。

2. 正反馈控制系统

受控部分发出的反馈信息促进与加强控制部分的活动，最终使受控部分的活动朝着与它原来活动相同的方向改变，称为正反馈（positive feedback）。正反馈的意义在于产生滚雪球效应，或使某一生理活动过程很快达到高潮并发挥最大效应。

作用：加强控制信息。

如：排尿反射、排便反射、分娩过程、神经纤维膜上达到阈电位时 Na^+ 通道开放、血液凝固过程、胰蛋白酶原激活过程。

【同步综合练习】

一、是非判断题（正确填 A，错误填 B）

1. 稳态是指内环境的各种理化性质保持相对稳定。 ( )

2. 机体内环境指的是细胞内的液体环境。 ( )

3. 内环境稳态是指细胞外液的各种物理、化学性质保持绝对稳定。 ( )

4. 维持内环境稳态的重要调节方式是正反馈调节。 ( )

5. 外环境是机体生活的环境。细胞外液是细胞在体内直接所处的环境，故称之为内环境。 ( )

6. 外界环境因素的变化不可以影响内环境稳态。 ( )

7. 反射是神经调节的基本方式，它的结构基础是反射弧。 ( )

8. 经过负反馈调节能使受控部分的活动继续加强，与原活动方问相同。 ( )

9. 大失血时，心脏活动减弱，经过反馈控制，使心脏活动更弱。这类反馈控制过程常称为恶性循环。 ( )

10. 人体生理功能的调节是指机体处于不同的生理情况，或当外界环境发生改变时，体内一些器官、组织的功能活动会发生相应的改变。 ( )

二、选择题

(一)A 型选择题(单项选择题)。每题有 A、B、C、D、E 五个备选答案,请从中选出一个最佳答案

1. 神经调节的基本方式是 ( )

A. 反应　B. 适应　C. 反射
D. 反馈调节　E. 兴奋

2. 机体的内环境稳态是指 ( )

A. 细胞外液理化因素不变
B. 细胞内液理化因素不变
C. 细胞外液的理化因素在一定范围内波动
D. 细胞内成分在一定范围内波动
E. 以上都不对

3. 下列生理过程中,属于负反馈调节的是 ( )

A. 排尿反射　B. 排便反射　C. 血液凝固
D. 减压反射　E. 分娩

4. 人体内环境中最活跃的部分是 ( )

A. 组织间液　B. 血浆　C. 脑脊液
D. 淋巴液　E. 关节腔液

5. 按控制论的观点,起纠正、减弱控制信息作用的是 ( )

A. 正反馈调节　B. 负反馈调节　C. 前馈调节
D. 后馈调节　E. 以上都不是

6. 提供细胞所需养分的主要是 ( )

A. 体液　B. 细胞内液　C 细胞外液
D. 组织间液　E. 淋巴液

(二)B 型题(配伍选择题)。每组题共用一组备选答案,每题只有一个正确答案,备选答案可重复选用

(1～4 题共用备选答案)

A. 神经调节　B. 体液调节　C. 自身调节　D. 神经分泌调节

1. 肾动脉灌注压在 80～160mmHg 变动时,肾血流量保持相对稳定属于 ( )
2. 胰岛素和胰高血糖素对血糖浓度的调节属于 ( )
3. 口渴引起抗利尿激素分泌属于 ( )
4. 膝反射属于 ( )

(5～6 题共用备选答案)

A. 神经调节　B. 自身调节　C. 体液调节　D. 神经-体液调节

5. 当平均动脉压在 60～140mmHg 波动时,维持脑血流量恒定的调节属 ( )
6. 针刺手时,手迅速缩回 ( )

(7～8 题共用备选答案)

A. 感受器　　B. 传入神经　　C. 反射中枢

D. 传出神经　　E. 效应器

7. 心迷走神经在窦弓反射中是 (　　)

8. 脊髓在排便反射中是 (　　)

(9～10 题共用备选答案)

A. 细胞内液　　B. 血浆　　C. 组织液

D. 体液　　E. 细胞外液

9. 提供细胞所需养分的是 (　　)

10. 在正常人体中约占体重 20%的是 (　　)

(三)X 型选择题(多项选择题)。每题有 A、B、C、D、E 五个备选答案,请从中选出两个或两个以上正确答案

1. 与维持内环境稳态有关的生理活动包括 (　　)

A. 肾的排泄　　B. 肺的呼吸　　C. 胃肠消化吸收

D. 血液循环　　E. 以上都不是

2. 神经调节的一般特点是 (　　)

A. 快速　　B. 精确　　C. 短暂

D. 弥散　　E. 持久

3. 与反馈控制相比,前馈控制的优点有 (　　)

A. 不会失误　　B. 速度快　　C. 有预见性

D. 适应性强　　E. 以上都不是

4. 关于自稳态的叙述正确的有 (　　)

A. 是机体维持生命活动的必要条件

B. 包括各种生理活动的稳态

C. 主要依靠体内的负反馈控制

D. 内环境理化性质固定不变

三、填空题

1. 观察马拉松赛跑时心脏和呼吸的变化属于________水平研究。

2. 在中枢神经系统参与下,机体对刺激作出有规律的反应称________。

3. 激素或代谢产物对器官功能进行调节,这种方式称________。

4. 生理学的动物实验方法可分为________和________。

5. 体内在进行功能调节时,使控制部分发放信息加强,此称________。

6. 维持稳态的重要途径是________反馈调节。

7. 体液调节是通过________完成的。

8. 生理功能的自动控制方式为反馈,它可分为________和________。

9. 生物体功能调节的 3 种方式是________、________和________,其中起主导作用的是________。

10. 神经调节的基本方式是________,其结构基础是________。

四、名词解释

1. 内环境
2. 稳态
3. 反射
4. 负反馈
5. 神经调节

五、问答题

1. 试述体内液体分布情况。
2. 机体生理功能调节方式有哪些？各有何特点？
3. 试述体内控制系统及其作用。

【参考答案】

一、是非判断题

1. A　2. B　3. B　解析：细胞在体内直接所处的环境称内环境。内环境理化性质相对稳定，并非固定不变，是在一定范围内变动，但又保持相对的稳定状态，是一种动态平衡。

4. B　解析：正反馈加强控制信息的作用，是打破平衡。

5. A　解析：细胞外液称为机体的内环境，以区别于整个机体所处的外环境。

6. B　解析：当机体受到刺激时，机体内部代谢、外部活动将发生相应改变，这种变化称为适应。

7. A　解析：神经调节的基本方式是反射，反射的结构基础是反射弧。

8. B　9. A　解析：负反馈调节的意义在于维持机体内环境的稳态。正反馈的意义在于使生理过程不断加强，直至最终完成生理功能，是一种破坏原先平衡状态的过程。

10. A　解析：人体及其各器官功能对环境变化发生有规律的适应性反应，称为调节。

二、选择题

(一)A 型选择题

1. C　解析：神经调节的基本方式是反射。

2. C　解析：内环境理化性质的相对稳定并非固定不变，而是可在一定范围内变动但又保持相对稳定的状态，是一种动态平衡。

3. D　解析：排便、排尿、射精、分娩、血液凝固、神经细胞产生动作电位时钠通道的开放和钠内流互相促进等生理活动都是正反馈。

4. B　解析：血浆属于细胞外液，是沟通各部分体液并与外界环境进行物质交换的重要媒介，因而是各部分体液中最活跃的部分。

5. B　解析：负反馈调节起纠正、减弱控制信息的作用；正反馈起加强控制信息的作用。

6. C　解析：细胞通过细胞膜与细胞外液之间进行物质交换，从细胞外液摄取养分，同时将代谢产物排入细胞外液。

(二)B 型题

1～4. C、B、D、A　肾动脉灌注压(80～180mmHg)变动时，肾血流量保持相对稳定属于自身调节。血糖浓度的调节是通过胰岛分泌的激素(胰岛素和胰高血糖素),经体液运输作用于靶细胞/靶组织进行调节,因此是体液调节。血浆晶体渗透压升高时产生渴觉(口渴)而引起饮水行为,同时通过渗透压感受器而引起神经垂体释放抗利尿激素入血,故属于神经分泌调节。神经调节的基本方式是反射,膝反射属于神经反射。

5~6. B、A　平均动脉压在一定范围内波动时,脑血流量、肾血流量相对恒定的调节均属自身调节。针刺手时,手迅速缩回,属于神经反射。

7~8. D、C　心迷走神经、心交感神经在窦弓反射中是传出神经。脊髓在排便反射中是初级中枢。

9~10. E、E　体液占体重的60%,细胞内液占体重的40%,细胞外液占体重的20%。提供细胞所需养分的主要是细胞外液。

(三)X型选择题

1. ABCD　解析:机体通过肾的排泄可使大多数代谢产物排出体外,这是体内维持水、电解质和酸碱平衡的重要环节。通过肺的呼吸可以从外界摄取氧,排出二氧化碳,并对酸碱平衡的维持起重要作用。胃肠消化系统在摄取营养物质,保证能源供应中起重要作用。血液循环在运输各种营养物质、代谢产物、氧和二氧化碳等,以及缓冲酸碱中起重要作用。

2. ABC　解析:神经调节的特点是比较迅速、精确而短暂。

3. BCD　解析:反馈控制具有"滞后""波动"的缺点;而前馈控制则较快速,并具有预见性,因而适应性更大,但有时会发生失误。

4. ABC　解析:自稳态也称内环境稳态,是内环境理化性质相对恒定,并非固定不变,主要依靠负反馈调节来维持,是机体维持生命活动的必要条件。生理学研究最早是从器官系统水平开始的。这一水平的研究是以器官、系统为对象,如心脏泵血、肺通气、胃肠消化与吸收及尿液生成。

三、填空题

1. 器官系统
2. 反射
3. 体液调节
4. 急性动物实验　慢性动物实验
5. 正反馈
6. 负
7. 体内化学物质(如激素或其代谢产物)
8. 正反馈　负反馈
9. 神经调节　体液调节　自身调节　神经调节
10. 反射　反射弧

四、名词解释

1. 内环境:围绕在多细胞动物体内细胞周围的体液,即细胞外液,称为机体的内环境。

2. 稳态:内环境的理化性质,如温度、pH、渗透压和各种液体成分等的相对稳定状态,称为内环境的稳态。

3. 反射:机体在中枢神经系统的参与下,对内、外环境刺激所做出的规律性应答。反射活动的结构基础是反射弧。

4. 负反馈:受控部分发出的反馈信息调整控制部分的活动,最终使受控部分的活动朝着与它原先活动相反的方向改变。

5. 神经调节:通过反射而影响生理功能的一种调节方式,是人体生理功能调节中最主要的形式,基本方式为反射。

五、问答题

1. 试述体内液体分布情况。

答:人体内的液体称为体液。正常成年人的体液量约占体重的60%,其中细胞内液约占2/3,细胞外液约占1/3。在细胞外液中,组织液约占3/4,血浆约占1/4(即占体重的5%)。此外还有少量的淋巴液和脑脊液等。

2. 机体生理功能调节方式有哪些？各有何特点？

答:机体对各种功能活动进行调节的方式主要有三种,即神经调节、体液调节和自身调节。神经调节(人体生理功能调节中最主要的形式)的特点:自动化、快速、准确、协调、持续时间短暂。

体液调节(体内某些特殊化学物质通过体液途径影响生理功能)的特点:反应速度慢、不够精确、作用时间持久、作用范围广。

自身调节(不依赖神经或体液因素,是自身对环境刺激产生的一种适应性反应)的特点:范围小、幅度小、不十分灵敏。

3. 试述体内反馈控制系统及其作用。

答:反馈有负反馈和正反馈两种形式。在正常人体内,大多数情况下为负反馈调节。负反馈控制系统作用:纠正、减弱控制信息。正反馈控制系统作用:加强控制信息。

（何春香）

第二章　细　胞

第一节　细胞膜的物质转运功能

【教学目标】

掌握　细胞膜的物质转运功能；细胞的跨膜信号转导功能。
了解　细胞膜的基本结构。

【知识要点】

一、细胞膜的分子结构

该模型的基本内容：以液态脂质双分子层为基架，其中镶嵌着具有不同生理功能的蛋白质分子，并连有一些寡糖和多糖链。

（一）基架

基架是液态脂质双分子层。

（二）蛋白质

蛋白质具有不同生理功能。

（三）寡糖和多糖链

二、跨细胞膜的物质转运

（一）物质进出细胞必须通过细胞膜，细胞膜的特殊结构决定了不同物质通过细胞的难易

例如，细胞膜的基架是液态脂质双分子层，其间不存在大的空隙，因此，仅有能溶于脂类的小分子物质可以自由通过细胞膜，而细胞膜对物质团块的吞吐作用则是由细胞膜具有流动性决定的。不溶于脂类的物质进出细胞必须依赖细胞膜上特殊膜蛋白的帮助。

（二）物质通过细胞膜的转运形式

1. 被动转运

被动转运包括单纯扩散和易化扩散两种形式。

(1)单纯扩散(simple diffusion)：是指小分子脂溶性物质由高浓度的一侧通过细胞膜向低浓度的一侧转运的过程。跨膜扩散的量取决于膜两侧的物质浓度梯度和膜对该物质的通透性。单纯扩散在物质转运的当时是不耗能的，其能量来自高浓度本身具有的势能。

(2)易化扩散(facilitated diffusion)：指非脂溶性小分子物质在特殊膜蛋白的协助下，由高浓度的一侧通过细胞膜向低浓度的一侧移动的过程。参与易化扩散的膜蛋白有载体蛋白和通道蛋白。以载体为中介的易化扩散特点如下：竞争性抑制、饱和现象、结构特异性。以通道为中介的易化扩散特点如下：相对特异性、无饱和现象、通道有“开放”和“关闭”两种不同的功能状态。

2. 主动转运

主动转运包括原发性主动转运和继发性主动转运。

主动转运是指细胞消耗能量将物质由膜的低浓度一侧向高浓度一侧转运的过程。

主动转运的特点是：①在物质转运过程中，细胞要消耗能量；②物质转运是逆电化学梯度进行；③转运的为小分子物质；④原发性主动转运主要是通过离子泵转运离子，继发性主动转运是指依赖离子泵转运而储备的势能从而完成其他物质的逆浓度的跨膜转运。

最常见的离子泵转运为细胞膜上的钠泵（Na^+-K^+泵），其生理作用和特点如下：

(1)钠泵是由一个催化亚单位和一个调节亚单位构成的细胞膜内蛋白，催化亚单位有与Na^+、ATP 的结合位点，具有 ATP 酶的活性。

(2)其作用是逆浓度差将细胞内的 Na^+ 移出膜外，同时将细胞外的 K^+ 移入膜内。

(3)与静息电位的维持有关。

(4)建立离子势能储备：分解的一个 ATP 将 3 个 Na^+ 移出膜外，同时将 2 个 K^+ 移入膜内，这样建立起离子势能储备，参与多种生理功能和维持细胞电位稳定。

(5)可使神经、肌肉组织具有兴奋性的离子基础。

3. 出胞和入胞作用(均为耗能过程)

第二节　细胞的跨膜信号转导

【教学目标】

掌握　跨膜信号转导的三种类型及特点。

【知识要点】

一、离子通道型受体介导的信号转导

离子通道受体(促离子型受体)属化学门控通道。

电压、机械性门控通道是接受电信号和机械信号的“受体”。

二、G 蛋白耦联受体介导的信号转导

参与 G 蛋白耦联受体跨膜信号转导的信号分子有：

(1)G 蛋白耦联受体；

(2)G 蛋白；

(3)G 蛋白效应器(腺苷酸环化酶、磷脂酶 C)；

(4)第二信使(环一磷酸腺苷、三磷酸肌醇、二酰甘油)。

三、酶耦联受体介导的信号转导。

酪氨酸激酶受体(TKR)。

特点：信号转导与 G 蛋白无关；无第二信使的产生。

第三节 细胞的电活动

【教学目标】

掌握 静息电位、动作电位产生的原理和机制；动作电位的特征和兴奋传导的特点。
熟悉 局部电位的概念及特点。

【知识要点】

一、静息电位

静息电位(resting potential，RP)是指细胞处于安静状态下(未受刺激时)膜内外的电位差。静息电位表现为膜外相对为正，膜内相对为负。

(一)形成条件

(1)安静时细胞膜两侧存在离子浓度差(离子不均匀分布)；
(2)安静时细胞膜主要对 K^+ 通透。

(二)形成机制

K^+ 外流的平衡电位即静息电位，静息电位形成过程不消耗能量。

(三)特征

静息电位是 K^+ 外流形成的膜两侧稳定的电位差。

二、动作电位

动作电位(action potential，AP)是指可兴奋组织或细胞受到阈上刺激时，在静息电位基础上发生的快速、可逆转、可传播的细胞膜两侧的电变化。动作电位主要成分是锋电位。

(一)形成条件

(1)细胞膜两侧存在浓度梯度差；
(2)细胞膜在不同状态下对不同离子的通透性不同；
(3)可兴奋组织或细胞受阈上刺激。

(二)形成机制

动作电位上升支——Na^+ 内流所致；动作电位下降支——K^+ 外流所致。

(三)动作电位特征

(1)产生和传播都是“全或无”式的；
(2)传播的方式为局部电流，传播速度与细胞直径呈正比；
(3)动作电位是一种快速、可逆的电变化；
(4)动作电位期间 Na^+、K^+ 离子的跨膜转运是通过通道蛋白进行的。

(四)兴奋在同一细胞上的传导

可兴奋细胞兴奋的标志是产生动作电位，因此兴奋的传导实质上是动作电位向周围传播。动作电位以局部电流的方式传导，直径大的细胞电阻较小，传导速度快。有髓鞘的神经纤维动作电位以跳跃式传导，因而比无髓鞘纤维传导快。动作电位在同一细胞上的传导是“全或无”式的，动作电位的幅度不因传导距离增加而减小。

神经传递兴奋的特点：①单向传递；②传递延搁；③容易受环境因素影响。

三、电紧张电位和局部电位

（一）可以总和（略）

（二）电紧张扩布（略）

第四节　肌细胞的收缩

【教学目标】

掌握　骨骼肌神经-肌接头处的兴奋传递过程；兴奋-收缩耦联过程；肌丝滑行的原理；影响骨骼肌收缩的主要因素。

熟悉　骨骼肌细胞的细微结构。

【知识要点】

一、横纹肌

（一）骨骼肌神经-肌接头处的兴奋传递过程

特点：是电-化学-电的过程、具有1对1的关系。

接头前膜传来一个AP，便能引起肌细胞兴奋和收缩一次。

（二）兴奋-收缩耦联过程

（1）电兴奋通过横管系统传向肌细胞深处；

（2）三联管的信息传递；

（3）纵管系统对钙离子的储存、释放和再聚积。

（三）肌肉收缩过程（肌丝滑行）

肌细胞膜兴奋传导到终末池→终末池钙离子释放→肌浆钙离子浓度增高→钙离子与肌钙蛋白结合→肌钙蛋白变构→原肌凝蛋白变构→肌球蛋白横桥头与肌动蛋白结合→横桥头ATP酶激活分解ATP→横桥扭动→细肌丝向粗肌丝滑行→肌小节缩短。

（四）影响骨骼肌收缩的主要因素

1.前负荷

在最适前负荷时产生最大张力，达到最适前负荷后再增加负荷或增加初长度，肌肉收缩力降低。

2.后负荷

后负荷是肌肉开始缩短后所遇到的负荷。后负荷与肌肉缩短速度呈反变关系。

3.肌肉收缩力

肌肉收缩力即肌肉内部功能状态。

【同步综合练习】

一、是非判断题(正确填 A,错误填 B)

1. 单纯扩散与易化扩散跨膜物质转运的区别是前者不耗能,而后者耗能。 (　　)
2. 钠离子通过细胞膜的转运,仅有易化扩散一种方式。 (　　)
3. 细胞膜上的钠-钾泵分解 ATP 获能,将细胞内的 3 个 K^+ 移出胞外,同时将 2 个 Na^+ 移入胞内。 (　　)
4. 刺激越强,引起神经细胞产生的动作电位幅度越大。 (　　)
5. K^+ 平衡电位总是等于或非常接近于神经细胞静息电位。 (　　)
6. 只要是阈下刺激就不能引起可兴奋细胞的任何变化。 (　　)
7. 凡具有兴奋性的组织,一旦接受刺激后必定会产生兴奋(动作电位)。 (　　)
8. 神经细胞动作电位的峰值接近 Na^+ 平衡电位。 (　　)
9. 神经细胞动作电位的产生首先是出现 K^+ 内流增多,随后才出现 Na^+ 外流的增多。 (　　)
10. 通过 G 蛋白耦联受体介导,细胞内产生并携带信息的信号分子,如 cAMP 等,称第二信使。 (　　)
11. 阈电位的绝对值增大(电位水平下移),神经细胞的兴奋性降低。 (　　)
12. 骨骼肌神经-肌接头传递兴奋时,接头前膜所释放的化学物质是乙酰胆碱(ACh)。 (　　)
13. 肌肉收缩处于最适初长度(肌节长度为 2.0～2.2μm)时,收缩可以产生最大的主动张力。 (　　)
14. 在静息状态下,细胞膜对 Na^+ 绝对没有通透的能力。 (　　)
15. 在生理条件下,支配骨骼肌的传出神经总是发出连续的冲动,所以骨骼肌的收缩几乎全部属于完全强直收缩。 (　　)

二、选择题

(一)A 型选择题(单项选择题)。每题有 A、B、C、D、E 五个备选答案,请从中选出一个最佳答案

1. 与造成细胞膜内外 Na^+、K^+ 分布不均有关的过程是 (　　)

A. 单纯扩散　　B. 易化扩散　　C. 钠泵活动
D. 出胞和入胞作用　　E. 被动转运

2. 膜去极化形成动作电位上升支的临界膜电位为 (　　)

A. 阈值　　B. 阈电位　　C. 局部反应
D. 动作电位　　E. 静息电位

3. 有 G 蛋白参与的跨膜信号转导是 (　　)

A. 以 cAMP 为第二信使的信号转导系统
B. 骨骼肌神经-肌接头处信号转导
C. 酪氨酸激酶受体介导完成的信号转导
D. 细胞核受体介导完成的信号转导

E. 细胞内受体介导完成的信号转导

4. 单个阈下刺激可引起细胞产生 ( )

A. 阈值　B. 阈电位　C. 局部反应

D. 动作电位　E. 静息电位

5. 关于神经细胞静息电位的形成机制，下述哪项是错误的 ( )

A. 它是膜外为正、膜内为负的电位　B. 其大小接近钾离子平衡电位

C. 在不同的细胞，其大小可以不同　D. 它是个稳定的电位

E. 其大小接近钠离子平衡电位

6. 神经细胞在接受一次阈上刺激后，兴奋性周期变化的顺序是 ( )

A. 相对不应期→绝对不应期→超常期→低常期

B. 绝对不应期→相对不应期→低常期→超常期

C. 绝对不应期→低常期→相对不应期→超常期

D. 绝对不应期→相对不应期→超常期→低常期

E. 绝对不应期→超常期→低常期→相对不应期

7. 与低常期相对应的动作电位时相是 ( )

A. 锋电位升支　B. 锋电位降支　C. 正后电位

D. 负后电位　E. 以上都不是

8. 组织兴奋后处于绝对不应期时，其兴奋性为 ( )

A. 无限大　B. 大于正常　C. 等于正常

D. 小于正常　E. 零

9. 肌细胞中的三联管结构指的是 ( )

A. 每个横管及其两侧的肌小节　B. 每个横管及其两侧的终池

C. 横管、纵管和肌质网　D. 每个纵管及其两侧的横管

E. 每个纵管及其两侧的肌小节

10. 骨骼肌神经-肌接头传递兴奋时，接头前膜释放的化学递质是 ( )

A. 肾上腺素　B. 去甲肾上腺素　C. γ-氨基丁酸

D. 5-羟色胺　E. 乙酰胆碱

(二)B 型题(配伍选择题)。每组题共用一组备选答案，每题只有一个正确答案，备选答案可重复选用

(1～5 题共用备选答案)

A. 一次单收缩　B. 一连串单收缩　C. 不完全强直收缩

D. 完全强直收缩　E. 无收缩反应

1. 当连续刺激的时距大于收缩期而小于单收缩时程时出现 ( )

2. 当连续刺激的时距短于收缩期时，肌肉出现 ( )

3. 当连续刺激的时距大于单收缩时程时，肌肉出现 ( )

4. 当肌肉受到一次阈下刺激时，出现 ( )

5. 当肌肉受到一次阈上刺激时，出现 ( )

(6～9 题共用备选答案)

A. 极化　B. 去极化　C. 复极化
D. 超极化　E. 反极化

6. 细胞受刺激而兴奋时，膜内电位负荷减小称作 (　　)
7. 膜内电位负值增大称为 (　　)
8. 安静时细胞膜两侧存在着正常数值的电位差称为 (　　)
9. 动作电位产生过程中，K^+ 外流增大出现 (　　)

(10～13 题共用备选答案)

A. K^+ 内流　B. Cl^- 内流　C. Na^+ 内流
D. K^+ 外流　E. Ca^{2+} 内流

10. 神经细胞动作电位上升支是由于 (　　)
11. 骨骼肌细胞动作电位下降支是由于 (　　)
12. 静息电位的形成主要是由于 (　　)
13. 动作电位到达运动神经末梢时引起 (　　)

(14～17 题共用备选答案)

A. 锋电位　B. 阈电位　C. 负后电位
D. 局部电位　E. 正后电位

14. 神经细胞动作电位的主要组成是 (　　)
15. 可兴奋细胞受刺激后，首先可出现 (　　)
16. 刺激引起兴奋的基本条件是使跨膜电位达到 (　　)
17. 生电性钠泵可使膜暂时发生超极化，出现 (　　)

(三)X 型选择题(多项选择题)。每题有 A、B、C、D、E 五个备选答案，请从中选出两个或两个以上正确答案

1. 钠泵活动的生理意义是 (　　)
A. 造成胞内高 K^+
B. 是生物电产生的前提
C. 维持细胞内 pH 稳定
D. 膜两侧物质继发性主动转运的动力
E. 维持胞质渗透压和细胞容积的相对稳定

2. 关于同一细胞兴奋传导的叙述，正确的是 (　　)
A. 生理完整性　B. 绝缘性　C. 双向传导
D. 相对不疲劳性　E. 总和

3. 与 CAMP 产生有关的细胞膜上的蛋白质是 (　　)
A. G 蛋白耦联受体蛋白　B. G 蛋白　C. 腺苷酸环化酶蛋白
D. 蛋白激酶　E. 第二信使

4. Na^+ 和 K^+ 的跨膜转运方式有 (　　)
A. 单纯扩散　B. 易化扩散　C. 主动转运

D. 出胞　　E. 入胞

5. 影响静息电位水平的因素是 （　　）

A. 膜内外 K^+ 的浓度　　B. 膜对 K^+ 和 Na^+ 的相对通透性

C. 钠泵活动的水平　　D. 阈电位的水平

E. 膜对 Cl^- 的相对通透性

6. 与骨骼肌细胞收缩活动有关的蛋白质是 （　　）

A. 肌球蛋白　　B. 肌钙蛋白　　C. 原肌球蛋白

D. 肌动蛋白　　E. 通道蛋白

三、填空题

1. 细胞膜转运物质的形式多种多样，常见的转运形式有________、________、________、________和________。

2. 易化扩散分为两种方式，即________和________。

3. 根据引起通道开或闭的原因不同，可将通道分为________门控通道、________门控通道和________门控通道。

4. 载体转运的特点有________、________、________。

5. 被动转运包括________和________。

6. 主动转运分为两种，即________和________。一般所说的主动转运是指________。

7. 继发性主动转运分为两种形式，即________和________。

8. 入胞可分为两种方式，即________和________。

9. 以单纯扩散进出细胞的物质是________________，主要有________和________。通道转运的物质主要是________。载体转运的物质主要是________________________。入胞和出胞转运的是________________物质。

10. 细胞的信号转导方式主要有________________________、________________________、________________________和________________________。

11. 骨骼肌神经-肌接头的传递是________________________介导的信号转导。含氮激素多是通过________________________介导的信号转导。类固醇激素是通过________________________介导的信号传导。

12. 跨膜电位(膜电位)包括________和________。

13. 离子流学说的要点有二，一是________________________________；二是________________________________。

14. 动作电位的特点有________________、________________和________________。

15. 局部电位的特点有________________、________________和________________。

四、名词解释

1. 单纯扩散

2. 易化扩散

3. 钠-钾泵

4. 静息电位

5. 动作电位

6. 阈电位

7. 阈强度

8. 兴奋性

五、问答题

1. 试述细胞膜的物质转运功能。

2. 试述静息电位的形成原理。

3. 试述动作电位的形成原理。

4. 神经细胞的动作电位，如何传递给骨骼肌细胞，并引起骨骼肌细胞兴奋的？

5. 兴奋后的骨骼肌细胞是如何实现收缩的？

【参考答案】

一、是非判断题

1. B　解析：单纯扩散与易化扩散跨膜物质转运都属于被动转运。

2. B　解析：钠离子通过细胞膜的转运方式还有主动转运。

3. B　解析：细胞膜上的钠-钾泵转运是将细胞内的 3 个 Na^+ 移出胞外，同时将 2 个 K^+ 移入胞内。

4. B　解析：细胞产生的动作电位具有“全或无”的特性。

5. A　解析：神经细胞静息电位相当于 K^+ 的电-化学平衡电位。

6. B　解析：阈下刺激可引起细胞产生局部反应。

7. B　解析：具有兴奋性的组织，接受刺激后是否会产生兴奋，需要看刺激的强度是否达到阈值水平。

8. A　解析：神经细胞动作电位的峰值接近 Na^+ 的电-化学平衡电位。

9. B　解析：神经细胞动作电位的产生首先是出现 Na^+ 内流增多，随后才出现 K^+ 外流增多。

10. A　解析：通过 G 蛋白耦联受体介导，细胞内产生携带信息的信号分子，如 cAMP、IP_3、DG 等都称为第二信使。

11. B　解析：阈电位的绝对值增大(电位水平下移)，兴奋性增高。

12. A　解析：骨骼肌神经-肌接头传递兴奋时，接头前膜所释放的化学物质是乙酰胆碱(ACh)。

13. A　解析：肌肉收缩处于最适初长度可以产生最大收缩力度。

14. B　解析：在静息状态下，细胞膜有对 Na^+ 的通透能力，但很小。

15. A　解析：在生理条件下，支配骨骼肌的传出神经总是发出连续的冲动，所以骨骼肌的收缩几乎全部属于完全强直收缩。

二、选择题

(一)A 型选择题

1. C　解析：造成细胞膜内外 Na^+、K^+ 分布不均是钠-钾泵逆浓度差转运的结果。

2. B　解析：阈电位指的就是膜去极化形成动作电位上升支的临界膜电位。

3. A　解析：cAMP 是 G 蛋白参与的跨膜信号转导的第二信使。

4. C　解析：单个阈下刺激可引起细胞产生局部反应。

5. E　解析：神经细胞静息电位大小是接近于钾离子的电-化学平衡电位。

6. D　解析：细胞兴奋后兴奋性的周期性变化是绝对不应期→相对不应期→超常期→低常期。

7. C　解析：与低常期相对应的动作电位时相是静息电位至阈电位之间，即正后电位区间。

8. E　解析：绝对不应期代表的是没有兴奋性，即为零。

9. B　解析：三联管的结构是一个横管及其两侧的终池(纵管)。

10. E　解析：骨骼肌神经-肌接头传递兴奋时，接头前膜释放的化学递质是 ACh。

(二)B 型题

1. C　解析：相当于刺激落在舒张期而产生不完全强直收缩。

2. D　解析：相当于刺激落在收缩期而产生完全强直收缩。

3. B　解析：连续出现完成的一连串单收缩。

4. E　解析：单个的阈下刺激不产生兴奋，所以无收缩反应。

5. A　解析：一次阈上刺激将兴奋收缩一次。

6. B　解析：细胞受刺激而兴奋时，膜内电位负荷减小称作去极化。

7. D　解析：膜内电位负值增大称为反极化。

8. A　解析：安静时细胞膜两侧存在着正常数值的电位差称为极化。

9. C　解析：动作电位产生过程中，K^+ 外流增加出现复极化。

10. C　解析：神经细胞动作电位上升支是由于 Na^+ 内流。

11. D　解析：骨骼肌细胞动作电位下降支是由于 K^+ 外流。

12. D　解析：静息电位的形成主要是由于 K^+ 外流。

13. E　解析：动作电位到达运动神经末梢时引起 Ca^{2+} 内流。

14. A　解析：神经细胞动作电位的主要组成是锋电位。

15. D　解析：可兴奋细胞受刺激后，首先可出现局部电位。

16. B　解析：刺激引起兴奋的基本条件是使跨膜电位达到阈电位。

17. E　解析：生电性钠泵可使膜暂时发生超极化，出现正后电位。

(三)X 型选择题

1. ABCDE　解析：以上答案都属于钠泵活动的生理意义。

2. ABCD　解析：同一细胞兴奋传导具有生理完整性、绝缘性、双向传导、相对不疲劳性。

3. ABC　解析：与 cAMP 产生有关的细胞膜上的蛋白质有 G 蛋白耦联受体蛋白、G 蛋白、腺苷酸环化酶蛋白(G 蛋白效应器)。

4. BC　解析：因为 Na^+ 和 K^+ 属于非脂溶性小分子，所以跨膜转运方式有易化扩散和主动转运。

5. ABC　解析：影响静息电位水平的因素主要是膜内外 K^+ 的浓度差(与泵转运有关)及膜对 K^+ 和 Na^+ 的相对通透性。

6. ABCD　解析：与骨骼肌细胞收缩活动有关的蛋白质是粗细肌丝上面的四种蛋白质。

三、填空题

1. 单纯扩散 易化扩散 主动转运 入胞 出胞

2. 通道转运 载体转运

3. 电压 化学 机械

4. 特异性 饱和现象 竞争性抑制

5. 单纯扩散 易化扩散

6. 原发性主动转运 继发性主动转运 原发性主动转运

7. 同向转运 逆向转运

8. 吞噬 吞饮

9. 脂溶性小分子物质 O_2 CO_2 各种离子 小分子亲水性物质 大分子或团块状

10. 离子通道型受体介导的信号转导 G 蛋白耦联受体介导的信号转导 酶耦联受体介导的信号转导 细胞内受体介导的信号转导

11. 离子通道型受体 G 蛋白耦联受体 细胞内受体

12. 静息电位 动作电位

13. 细胞内外各种离子的浓度分布不均，即存在浓度差 在不同状态下细胞膜对各种离子的通透性不同

14. “全或无”现象 不衰减性传导 脉冲式

15. 幅度小呈衰减性传导 非“全或无”式 可总和(时间、空间)

四、名词解释

1. 单纯扩散：一种简单的穿越质膜的物理扩散，即一些脂溶性物质由膜的高浓度一侧向低浓度一侧移动的过程。如氧、二氧化碳等的扩散。

2. 易化扩散：带电离子和相对分子质量稍大的水溶性分子，其跨膜转运需要由膜蛋白介导完成，是物质顺浓度梯度或电位梯度进行的跨膜转运，其本身不需要消耗能量，包括载体和通道介导的易化扩散。

3. 钠-钾泵：属原发性主动转运，亦称 Na^+-K^+ 依赖式 ATP 酶。钠-钾泵活动时，分解 1 分子 ATP 产生的能量将 3 个 Na^+ 逆浓度/电位梯度转运出细胞，将 2 个 K^+ 转运回细胞内，始终维持细胞膜内高钾、细胞膜外高钠的离子分布水平。

4. 静息电位：静息时，细胞膜两侧存在着外正内负的电位差。

5. 动作电位：在静息电位的基础上，给细胞一个适当的刺激，可触发其产生可传播的膜电位波动，称为动作电位。

6. 阈电位：引发动作电位(AP)的临界膜电位数值。

7. 阈强度：刚好能引起组织发生兴奋反应的最小刺激强度。

8. 兴奋性：可兴奋细胞接受刺激后产生动作电位的能力。

五、问答题

1. 试述细胞膜的物质转运功能。

答：细胞膜是存在于细胞表面的一道屏障，由脂质双分子层和镶嵌于其中的蛋白质分子组成，具有重要的物质转运功能。

(1)单纯扩散：是脂溶性物质顺浓度梯度由高浓度至低浓度被动通过细胞膜的过程。这

是一种单纯的物理过程。如 CO_2 和 O_2 的扩散。

(2)易化扩散：是非脂溶性或脂溶性很低的物质，在膜结构中一些特殊蛋白质的帮助下，顺浓度梯度或电位梯度被动通过细胞膜的过程。可分为以下两种类型：

①通道介导的易化扩散：是指由通道蛋白组成跨膜水相通道，介导离子顺电位或浓度梯度迅速地跨膜移动。如 Na^+、K^+、Ca^{2+}、Cl^- 等顺电化学梯度的转运。其特点是通道的结构和功能状态可受细胞内外各种理化因素的影响而改变，具有开放和关闭等不同的功能状态。根据决定通道开闭的因素，可将通道分为电压门控通道(是指由膜电位的变化决定通道的开闭)、化学门控通道(是指由化学因素决定通道的开闭)和机械门控通道(是指当膜的局部受牵拉变形时被激活)。

②载体介导的易化扩散：是指由载体携带，通过其构型改变实现跨膜物质转运。如葡萄糖、氨基酸和一些中间代谢产物进出细胞的过程。其特点是物质与载体的结合具有特异性、饱和性和竞争性抑制现象。

(3)主动转运：是指细胞通过本身的某种耗能过程，将某种物质的分子或离子由膜低浓度一侧移向高浓度一侧的过程。可分为原发性主动转运(如 Na^+、K^+、Ca^{2+} 等的主动转运)和继发性主动转运(如葡萄糖、氨基酸在肾小管和小肠黏膜上皮细胞的吸收过程)。

(4)出胞和入胞：是细胞内、外一些大分子和物质团块出入细胞的过程。

2. 试述静息电位的形成原理。

答：细胞处于静息状态时(未受刺激时)，膜两侧存在外正内负的电位差。静息电位基本上是 K^+ 跨膜移动形成的 K^+ 平衡电位。前提是静息时膜主要对 K^+ 具有通透性，其动力是钠泵主动转运所致的膜内外 K^+ 浓度差，K^+ 携带正电荷顺浓度梯度跨膜外移，因为膜内有机负离子蛋白质不能通过细胞膜，所以留在膜内，这样就产生了内负外正的电场力，阻止 K^+ 外流。当 K^+ 由于顺浓度差而向膜外扩散的化学驱动力和阻止其外出的电场力达到平衡时，无 K^+ 的净移动。这个电位差称为 K^+ 的平衡电位，它与静息电位相近。

3. 试述动作电位的形成原理。

答：动作电位是指细胞在受刺激时，在静息电位基础上发生的一次短暂可逆的、扩布性的电位变化。产生机制是：阈刺激或阈上刺激使细胞膜对 Na^+ 的通透性增加，Na^+ 顺浓度及电位梯度内流，膜去极化达阈电位水平，进而大量 Na^+ 通道开放，形成 Na^+ 通道的激活对膜去极化的正反馈，形成动作电位上升支；随之 Na^+ 通道失活，而 K^+ 通道开放，K^+ 外流，复极化形成动作电位的下降支；此时钠泵将进入膜内的 Na^+ 泵出膜外，同时将膜外多余的 K^+ 泵入膜内，恢复兴奋前状态。

4. 神经细胞的动作电位是如何传递给骨骼肌细胞，并引起骨骼肌细胞兴奋的？

答：当躯体运动神经元兴奋，兴奋以局部电流的形式传导至神经末梢，造成接头前膜去极化，去极化使膜上 L 型电压门控性 Ca^{2+} 通道开放，Ca^{2+} 借助膜两侧的电化学驱动力流入神经末梢内，使末梢内 Ca^{2+} 浓度升高。Ca^{2+} 可启动突触小泡出胞机制，使突触小体内囊泡向接头前膜移动、融合、破裂，于是囊泡中 ACh 倾囊而出，释放入接头间隙，ACh 经接头间隙扩散至终板膜上，与终板膜上的 N_2 受体结合，受体蛋白分子构型改变，终板膜上的 Na^+、K^+ 通道分别开放，Na^+ 内流、K^+ 外流(尤以 Na^+ 内流为主)，终板膜去极化，形成终板膜电位(EPP)。终板膜本身没有电压门控 Na^+ 通道，因而不会产生动作电位；但具有局部反应特征的 EPP 可通过电紧张电位刺激周围有电压门控 Na^+ 通道的邻近肌膜去极化，当去极化达到阈电位水平时，肌膜上电压门控 Na^+ 通道瞬间开放，大量 Na^+ 内流去极化，大量 K^+ 外流复极化，引起肌细胞膜爆发动作电位。余下的 ACh 被胆碱酯酶及时水解。

5. 兴奋后的骨骼肌细胞是如何实现收缩的？

答：肌细胞兴奋后，兴奋沿肌细胞膜传递，通过横管系统传向肌细胞深处，激活横管膜上的 L 型 Ca^{2+} 通道；L 型 Ca^{2+} 通道变构，激活连接肌浆网膜上的 Ca^{2+} 释放通道，释放 Ca^{2+} 入胞质；胞质内的 Ca^{2+} 浓度升高促使细肌丝上的肌钙蛋白与 Ca^{2+} 结合，使原肌凝蛋白发生构型变化，暴露出细肌丝肌动蛋白与横桥结合活化位点，肌动蛋白与粗肌丝肌球蛋白的横桥头部结合，横桥 ATP 酶分解 ATP，获得能量使横桥摆动，拖动细肌丝向肌小节中间滑行，肌节缩短，引起肌肉收缩。

（王　磊）

第三章　血　液

第一节　血液生理概述

【教学目标】

掌握　血细胞比容的概念、渗透压的概念、血浆渗透压的组成及作用。
熟悉　血液的组成、血液的理化特性及功能、血浆的成分和作用。

【知识要点】

一、血液的组成

血液是在心血管系统中周而复始循环流动的一种液体，主要功能为运输，还参与机体的防御免疫、体温调节，具有缓冲功能。血液由血浆和血细胞组成(图 3-1)。

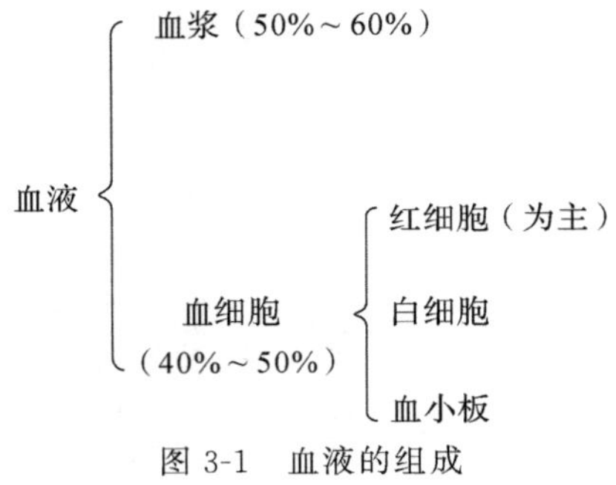

图 3-1　血液的组成

(一)血浆

血浆的成分如图 3-2 所示。

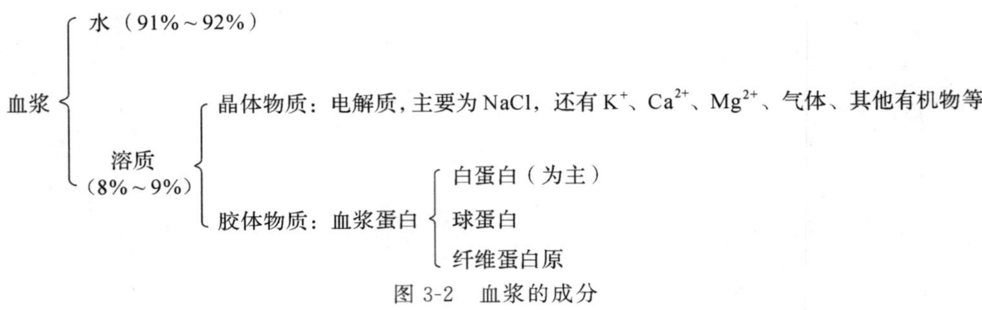

图 3-2　血浆的成分

(二)血细胞

血细胞是血液中重要的有形成分,由红细胞、白细胞和血小板组成。

血细胞在全血中所占的容积百分比称为血细胞比容(hematocrit),正常成年男性为40%～50%,女性为37%～48%,新生儿约为55%。

临床:严重腹泻或大面积烧伤时,血浆量减少,血细胞比容升高;贫血患者,红细胞数量减少,血细胞比容降低。

二、血液的理化特性(表3-1)

表3-1　血液的理化特性

特性	分类及正常值	影响因素	生理意义
颜色	动脉血:鲜红色 静脉血:暗红色	取决于红细胞内血红蛋白的量和机体的含氧量	—
比重	全血:1.050～1.060 红细胞:1.090～1.092 血浆:1.025～1.030	全血比重高低取决于红细胞数量。 红细胞比重高低取决于血红蛋白含量。 血浆比重高低取决于血浆蛋白含量	可进行血细胞比容和红细胞沉降率的测定以及分离红细胞和血浆;其中测定全血/血浆的比重可间接估算红细胞/血浆蛋白的含量
黏度	(以水的黏度为1) 全血的相对黏度:4～5 血浆的相对黏度:1.6～2.4	全血的黏度取决于红细胞数量。 血浆的黏度取决于血浆蛋白含量	形成血流阻力的来源之一
渗透压	详见正文		
pH	血浆pH:7.35～7.45	血浆内主要缓冲物质:$NaHCO_3$/H_2CO_3(最重要)、Na_2HPO_4/NaH_2PO_4、蛋白质钠盐/蛋白质	参与维持机体正常酸碱平衡。pH<7.35为酸中毒;pH>7.45为碱中毒

渗透压(osmotic pressure)指溶液具有“吸引”和保留水分子的能力。它是水移动的动力来源,在渗透压的作用下水一定是从渗透压低的方向朝渗透压高的方向移动。渗透压与溶液的浓度呈正相关,即其高低取决于溶液中溶质颗粒数目的多少,而与溶质的种类、颗粒大小无关。溶质颗粒数目越多,渗透压越高,反之越低。正常人血浆渗透压约为300mOsm/L,相当于5790mmHg(770kPa)。血浆渗透压的分类与特点见表3-2。

表3-2　血浆渗透压

类型	血浆晶体渗透压	血浆胶体渗透压
组成	无机盐、糖等晶体物质(主要为NaCl)	血浆蛋白等胶体物质(主要为白蛋白)
压力	大 (298.5mOsm/L或766.7kPa,相当于5775mmHg)	小 (1.3mOsm/L或3.3kPa,相当于25mmHg)
意义	维持细胞内外水分交换,保持红细胞正常形态和功能	调节毛细血管内外水分的交换和维持正常血浆容量
临床	输液	组织水肿
	由于0.9% NaCl溶液或5%葡萄糖溶液与血浆渗透压相近而称为等渗溶液。渗透压高于或低于血浆渗透压的溶液分别称为高渗溶液和低渗溶液	血浆蛋白(白蛋白)浓度↓→胶体渗透压↓→水向组织间隙转移→组织液↑→水肿

第二节 血细胞生理

【教学目标】

掌握 血细胞生理功能(红细胞、白细胞、血小板);红细胞的渗透脆性。

熟悉 血细胞的形态及正常值;红细胞生成的条件及其调节。

了解 血细胞的来源。

【知识要点】

一、血细胞生成的部位和一般过程

造血(hemopoiesis)是各类血细胞发育和成熟的过程。成年人各类血细胞均起源于骨髓造血干细胞。根据造血细胞的形态特征和功能,造血过程分为造血干细胞、定向祖细胞和形态可辨认的前体细胞三个阶段。造血干细胞具有可向所有类型血细胞分化和高度自我复制的能力。

二、红细胞生理

(一)红细胞的数量和形态

红细胞是数量最多的血细胞,呈双凹圆碟状,我国正常成年男性红细胞数量为(4.0~5.5)$\times 10^{12}$/L,女性为(3.5~5.0)$\times 10^{12}$/L,新生儿为(6.0~7.0)$\times 10^{12}$/L。红细胞内的血红蛋白是红细胞的功能成分,正常成年男性血红蛋白含量为120~160g/L,女性为110~150g/L,新生儿为170~200g/L。

(二)红细胞的生理特征与功能

1.红细胞的生理特征

(1)红细胞膜的通透性(细胞膜的跨膜物质转运功能):红细胞膜是以液态的脂质双分子为基架的半透膜,对物质的进出具有选择通透性。

(2)可塑变形性(须以红细胞正常形态为基础):正常红细胞在全身循环血液中运行时,通过口径较小的血管或血窦孔隙时发生变形,通过后又恢复其双凹圆碟状的特性称为可塑变形性。

(3)悬浮稳定性:在正常情况下,红细胞能相对稳定地悬浮于血浆中的特性称为悬浮稳定性。可用红细胞沉降率即血沉表示,血沉加快,悬浮稳定性降低。

(4)渗透脆性:红细胞在低渗盐溶液中发生膨胀破裂的特性,称为渗透脆性。正常红细胞在0.42% NaCl溶液中,部分红细胞开始破裂;在0.35% NaCl溶液中,全部红细胞破裂,发生溶血,这表明红细胞对低渗溶液具有一定的抵抗力,且细胞抵抗低渗盐溶液的能力与渗透脆性呈反变关系。

临床:先天性溶血性贫血患者,红细胞的脆性大,易破;巨幼红细胞性贫血患者,红细胞的脆性小,不易破。

(三)红细胞生成的调节

红细胞生成的部位:胚胎时期——肝、脾、骨髓;婴儿、成人——骨髓。

1. 红细胞生成所需物质

(1)铁:蛋白质和Fe^{2+}(以内源性铁为主)是重要的造血原料。铁(Fe^{2+})是合成血红蛋白的必需原料。

临床:若铁摄入不足或吸收利用障碍,导致机体内缺铁,血红蛋白合成减少,引起缺铁性贫血(iron deficiency anemia),也称为低色素小细胞性贫血。

(2)叶酸和维生素B_{12}:两者是红细胞成熟因子,是在红细胞发育过程中DNA合成不可缺少的辅酶。

临床:维生素B_{12}和叶酸缺乏,可引起巨幼红细胞性贫血(megaloblastic anemia)。

2. 红细胞生成的调节

促红细胞生成素(erythropoietin,EPO)是一种由肾脏合成释放的糖蛋白。血液中氧分压降低(主要)和雄激素的释放是刺激该物质释放的因素,主要作用为调节红细胞的生成,为负反馈调节机制。

三、白细胞生理

(一)白细胞的分类与数量

白细胞无色、有核、呈球形,正常成年人的白细胞数量为$(4.0\sim10.0)\times10^9/L$,分为粒细胞、单核细胞和淋巴细胞。

(二)白细胞的生理特性和功能(表3-3)

表3-3 白细胞的生理特性和功能

分类		作用	平均值	百分比
粒细胞	中性粒细胞	具有活跃的变形运动能力,是主要的吞噬细胞,参与防御反应。	$4.5\times10^9/L$	50.0%~70.0%
	嗜酸性粒细胞	发生速发型过敏反应时,可产生趋化作用;吞噬抗原-抗体复合物;参与蠕虫引起的免疫反应	$0.1\times10^9/L$	0.5%~5.0%
	嗜碱性粒细胞	与过敏反应有关	$0.025\times10^9/L$	0~1.0%
无粒细胞	淋巴细胞	参与机体的免疫应答反应,分为T淋巴细胞(细胞免疫)、B淋巴细胞(体液免疫)	$0.45\times10^9/L$	3.0%~8.0%
	单核细胞	可发育为吞噬能力强的单核-巨噬细胞。可吞噬杀灭入侵的致病物质;识别、杀伤肿瘤细胞;清除坏死组织及衰老红细胞	$1.8\times10^9/L$	20.0%~40.0%

四、血小板生理

(一)血小板的数量和功能

血小板是由骨髓中成熟巨核细胞脱落下来的小块包质。它无细胞核、呈双面微凸的圆盘状、体积小,但受刺激时可伸出伪足呈不规则状。正常值为$(100\sim300)\times10^9/L$,若其数值低于$50\times10^9/L$,则有可能出现出血倾向。

(二)血小板的生理特性(表 3-4)

表 3-4 血小板的生理特性

	黏附	聚集	释放	吸附	收缩
生理特性	当血管受损时,血小板可与血管内皮破损处的胶原纤维接触并黏附其上。这是血小板在止血过程中非常重要的起始阶段	血小板相互黏合聚集在一起	血小板黏附、聚集一段时间后,可将其储存颗粒中的物质排出	血小板表面可吸附血浆中的多种凝血因子。吸附可加速整个凝血过程的进行	血小板中的收缩蛋白发生收缩,使血凝块回缩变硬(坚实的血小板止血栓),牢固附着在血管破损处,达永久止血

(三)血小板的生理功能

1. 参与生理性止血和凝血过程

在正常情况下,血小板以完整的独立结构存在于血浆中,当血管受损时,游离于血管中的血小板迅速黏附于内皮下的胶原(异物)表面,并彼此相互聚集,形成松软的血小板止血栓,堵塞小血管伤口,达初步止血;活化的血小板释放多种缩血管活性物质,并活化凝血因子,加速血液凝固过程。因此,血小板在生理性止血过程中发挥了重要作用。

2. 有助于维持毛细血管壁的完整性

血小板可释放多种促进血管内皮细胞、平滑肌细胞及成纤维细胞增殖等有利于受损血管的再生和修复的生长因子,如血小板源性生长因子(platelet-derived growth factor, PDGF)。

第三节 生理性止血

【教学目标】

掌握 血液凝固的机制。

熟悉 生理止血过程;血小板的止血功能;抗凝血因素、纤维蛋白溶解系统。

【知识要点】

一、生理性止血的基本过程

在正常情况下,小血管受损后引起的出血在数分钟内就会自行停止的现象,称为生理性止血(physiological hemostasis)。它是机体重要的防御保护机制,若其功能减退,可有明显出血倾向;反之,则可导致血栓形成。

生理性止血过程包括血管收缩、血小板止血栓形成和血液凝固三个阶段,具体过程如图 3-3 所示。

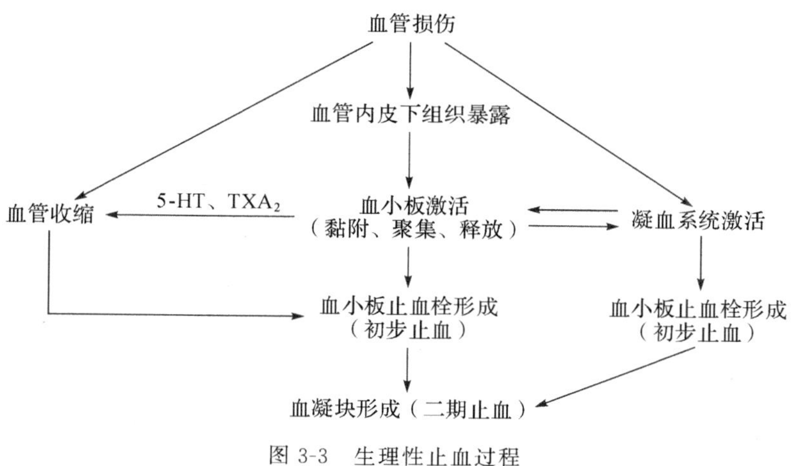

图 3-3　生理性止血过程

二、血液凝固

血液从流体状态转变为不流动的胶冻状态的过程称为血液凝固(blood coagulation)。血液凝固是一系列酶促反应过程，由凝血因子按一定顺序相继激活而生成凝血酶，凝血酶最终使可溶性的纤维蛋白原变成不可溶性的纤维蛋白(血液凝固的本质)，纤维蛋白呈丝状，它们相互交织成网，网罗血细胞形成血凝块，随后血凝块回缩，血浆析出。

(一)凝血因子

血浆与组织中直接参与血液凝固的物质，统称为凝血因子。目前已知的凝血因子主要有 14 种，其中已按国际命名法命名并按发现的先后顺序用罗马数字编号的有 12 种。在这些凝血因子中，除因子Ⅲ外，都存于血浆中，多数在肝脏合成；除因子Ⅳ是 Ca^{2+} 外，其余都是蛋白质；凝血因子Ⅱ、Ⅶ、Ⅸ、Ⅹ、Ⅺ、Ⅻ、ⅩⅢ和前激肽释放酶均是丝氨酸蛋白酶，能对特定的肽链进行有限水解，但在正常情况下，这些蛋白酶均以酶原形式存在，必须在其他酶水解下才具有酶的活性，这一过程称为凝血因子的激活，被激活的凝血因子在凝血因子代号的右下角加一个“a”。凝血因子一旦被某些物质激活，将引起一系列酶促连锁反应，按一定顺序使所有凝血因子先后被激活，从而发生瀑布式的凝血反应；在维生素 K 参与下，凝血因子Ⅱ、Ⅶ、Ⅸ、Ⅹ在肝脏合成，缺乏维生素 K 或肝脏病变时，将出现凝血障碍，故它们又称为依赖维生素 K 的凝血因子。

(二)凝血过程

凝血过程分为三个步骤，依次为凝血酶原酶复合物的形成、凝血酶原被激活形成凝血酶、凝血酶激活纤维蛋白原形成纤维蛋白。根据凝血酶原酶复合物形成的途径不同，分为内源性凝血途径(参与凝血的因子全部来自血液)和外源性凝血途径[由损伤血管外组织释放凝血因子Ⅲ(组织因子)入血启动的凝血途径]，见表 3-5。

表 3-5 内源性凝血途径与外源性凝血途径比较

<table>
<tr><th>分类</th><th>内源性凝血途径</th><th>外源性凝血途径</th></tr>
<tr><td>凝血基本过程</td><td colspan="2"> 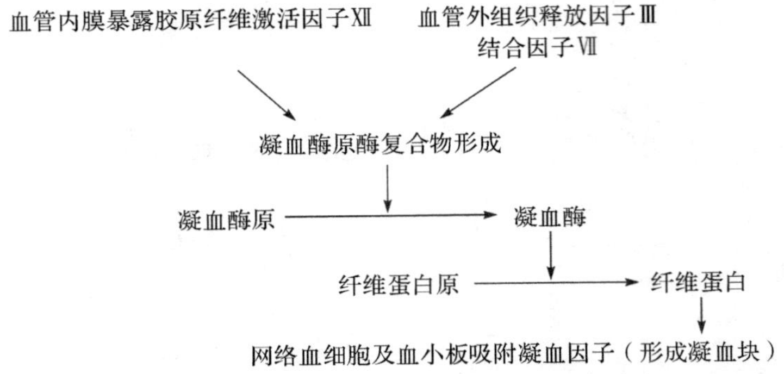血管内膜暴露胶原纤维激活因子Ⅻ → 凝血酶原酶复合物形成
血管外组织释放因子Ⅲ结合因子Ⅶ → 凝血酶原酶复合物形成
凝血酶原 → 凝血酶
纤维蛋白原 → 纤维蛋白
网络血细胞及血小板吸附凝血因子（形成凝血块）</td></tr>
<tr><td>凝血因子分布</td><td>全在血中</td><td>组织和血中</td></tr>
<tr><td>参与酶数量</td><td>多</td><td>少</td></tr>
<tr><td>凝血时间</td><td>慢、约数分钟</td><td>快、约十几秒钟</td></tr>
</table>

三、纤维蛋白溶解

血液凝固过程中形成的纤维蛋白被分解、液化的过程称为纤维蛋白溶解(fibrinolysis)，简称纤溶。纤溶系统包括:①纤维蛋白溶解酶原;②纤维蛋白溶解酶;③纤溶酶原激活物;④纤溶酶抑制物。其意义在于保持血液的通畅。

第四节 血型和输血

【教学目标】

掌握 血量;血型的概念,ABO 血型的分型、鉴定的原理和输血原则。

熟悉 ABO 血型的鉴定方法、交叉配血和 Rh 血型。

了解 血型鉴定的意义。

一、血型

血型(blood group)是指红细胞膜上特异抗原的类型。目前国际输血协会认可的血型系统共有 23 个,其中 ABO 和 Rh 血型系统与临床关系最密切,也最有意义。

(一)ABO 血型系统

1. 分型

依据红细胞膜上是否存在 A、B 凝集原进行分型(以原定型)。

2. 抗体

ABO 血型系统存在天然抗体,即抗 A 抗体和抗 B 抗体,且不同 ABO 血型系统人血清中可存在不同的抗体,但绝不会存在和自身凝集原相对应的抗体(表 3-6)。

表 3-6　不同血型的抗体

血型(分型)	亚型	红细胞膜上抗原类型	血清中的抗体
A 型	A_1	$A+A_1$	抗 B
	A_2	A	抗 B+抗 A_1
B 型		B	抗 A+抗 A_1
AB 型	A_1B	$A+A_1+B$	无抗 A,无抗 A_1,无抗 B
	A_2B	A+B	抗 A_1
O 型		无 A,无 B	抗 A+抗 B+抗 A_1

3. 鉴定原理

抗原抗体反应。

4. 鉴定方法

正向定型试验即用已知抗体或标准血清,与待测血液混合,根据是否发生凝集反应来鉴定红细胞膜上未知的凝集原;反向定型试验即用已知血型红细胞与待测血清相混合,根据是否发生凝集反应来鉴定血清中未知抗体。正向定型与反向定型试验结果一致,方可鉴定出血型。

(二)Rh 血型系统

红细胞膜上存在 D、E、C、c、e 五种凝集原,其中又以 D 凝集原的抗原性最强,故以红细胞膜上是否存在 D 凝集原分为 Rh 阳性(占 99%)和 Rh 阴性(仅为 1%)。Rh 血型系统人血清中不含天然抗体,但可通过输血和母婴途径后天获得。

二、血量和输血原则

(一)血量

血量是指全身血液的总量,正常成人血量相当于体重的 7%～8%。在正常生理情况下,通过神经、体液的调节,全身血量保持相对稳定,这为维持机体正常血压和全身各器官、组织的血液供应提供了重要保障。

(二)输血原则

输血需严格遵守输血原则,即输“同型血”。为确保输血的安全还必须在鉴定血型的基础上进行交叉配血试验(同型血或复输同型血也不例外)。将供血者的红细胞(凝集原)和受血者的血清(凝集素)进行配合试验,称为交叉配血主侧;再将受血者的红细胞(凝集原)和供血者的血清(凝集素)进行配合试验,称为交叉配血次侧。若主侧、次侧均未发生凝集现象,则为配血相合,可安全输血;若主侧凝集,不论次侧凝不凝集,均为配血不合,禁止输血;若主侧不凝、次侧凝集,则可在紧急情况下少量输血,并严格控制输血的量和速度,且应密切监测受血者生命体征,一旦出现输血反应,须立即停止输血。在临床,此输血情况常见于 O 型血输给其他血型的受血者或 AB 型血的受血者接受其他血型的血液。

随着医学科学技术的不断发展,为了有效且节约地为患者提供血液制品,输血治疗已从输全血发展为目前提倡采用的成分输血(把采集到的人类全血中的各种不同成分,分别制备成纯度较高的血液制品后,再针对不同的疾病需求,给患者输注)。

【同步综合练习】

一、是非判断题(正确填 A,错误填 B)

1. 如果某人的红细胞膜上含有 A 凝集原,其血型一定是 A 型。 ( )

2. 如果某人的血清中含有抗 B 凝集素,其血型一定是 B 型。 ( )

3. 溶液渗透压的高低取决于溶液中溶质颗粒(分子或离子)数目的多少。 ( )

4. 血浆胶体渗透压在调节毛细血管内、外水的平衡和维持正常血浆容量起重要作用,若血浆胶体渗透压降低,组织液生成增多可引起水肿。 ( )

5. 血浆晶体渗透压对维持细胞内、外水平衡和红细胞的正常形态极为重要。 ( )

6. 在交叉配血试验中,若主侧不凝集、次侧凝集,则只能在紧急情况下进行少量输血。 ( )

7. 缺乏叶酸和维生素 B_{12},可引起巨幼红细胞性贫血;而缺乏铁,可引起低色素小细胞性贫血。 ( )

8. 正常男性血细胞比容较女性低。 ( )

9. O 型血是万能的供血者;AB 型血是万能的受血者。 ( )

10. 血凝块回缩是因为血凝块中的纤维蛋白发生收缩。 ( )

11. 凝血过程中所有的凝血因子均来自血液。 ( )

二、选择题

(一)A 型选择题(单项选择题)。每题有 A、B、C、D、E 五个备选答案,请从中选出一个最佳答案

1. 下列对血清与血浆区别的描述,哪项是不准确的 ( )

A. 血清中缺乏纤维蛋白原　　B. 血清中增加了血小板释放的某些物质

C. 血清中有些凝血因子被激活　　D. 血浆中红细胞数量增多

E. 血浆中白蛋白数量基本不变

2. 下列关于血小板功能的叙述,哪项是错误的 ( )

A. 完成生理性止血　　B. 维持血管壁的完整性

C. 参与凝血过程　　D. 具有吞噬作用

E. 可释放血小板源性生长因子,促进血管内皮细胞增殖,有利于受损血管修复

3. 下列关于 ABO 血型系统的叙述,哪项是错误的 ( )

A. AB 型血的血清中含有抗 A 和抗 B 凝集素

B. AB 型血的红细胞膜上含有 A 和 B 凝集原

C. A 型血的血清中含有抗 B 凝集素

D. B 型血的血清中含有抗 A 凝集素

E. O 型血的红细胞上不含有 A 和 B 凝集原

4. 启动内源性凝血途径的物质是 ( )

A. 因子Ⅲ　　B. 因子Ⅷ　　C. 因子Ⅻ

D. 因子Ⅳ　　E. 因子Ⅱ

5. 启动外源性凝血途径的物质是 ( )

A. 组织因子　B. Ca^{2+}　C. 胶原
D. 血小板　E. 纤维蛋白原

6. 某人的红细胞与A型血清相混合而凝集，其血清不能使A型血红细胞凝集，此人血型为（　）
A. A型　B. B型　C. AB型
D. O型　E. 无法判断

7. 某人的红细胞与B型标准血清不凝集，但其血清能使B型红细胞凝集，则他的血型应该是（　）
A. A型　B. B型　C. AB型
D. O型　E. 无法判断

8. 正常人体血浆中的pH为（　），起重要缓冲作用的物质是（　）
A. 6.35～6.45，$NaHCO_3/H_2CO_3$　B. 7.15～7.25，Na_2HPO_4/NaH_2PO_4
C. 7.35～7.45，$NaHCO_3/H_2CO_3$　D. 7.45～7.55，蛋白质钠盐/蛋白质
E. 无法判断

9. 成人血液总量占体重的（　）
A. 60%　B. 40%　C. 20%
D. 14%～15%　E. 7%～8%

10. 生理性止血功能和下列哪种血液细胞有关（　）
A. 红细胞　B. 单核细胞　C. 嗜中性粒细胞
D. 白细胞　E. 血小板

11. 下列关于淋巴细胞的描述，哪一项是错误的（　）
A. 淋巴细胞分为T淋巴细胞、B淋巴细胞和NK细胞三大类
B. 淋巴细胞占白细胞总数的20%
C. NK细胞是机体天然免疫的重要执行者
D. T淋巴细胞主要与细胞免疫有关
E. B淋巴细胞从骨髓迁移，在胸腺中胸腺激素的作用下发育成熟

12. 我国成年男性红细胞的数量是（　）
A. $(4.0\sim5.5)\times10^{12}/L$　B. $(3.5\sim5.0)\times10^{12}/L$　C. $(4.0\sim10)\times10^{9}/L$
D. $(100\sim300)\times10^{9}/L$　E. $(6.0\sim7.0)\times10^{12}/L$

（二）B型题（配伍选择题）。每组题共用一组备选答案，每题只有一个正确答案，备选答案可重复选用

（1～3题共用备选答案）
A. 葡萄糖　B. Na^{+}　C. 纤维蛋白原
D. 白蛋白　E. K^{+}

1. 血浆晶体渗透压的主要形成成分为（　）
2. 血浆胶体渗透压的主要形成成分为（　）
3. 参与血液凝固过程不可缺少的物质为（　）

（4～7 题共用备选答案）

A. 因子Ⅱ　　B. 因子Ⅰ　　C. 因子Ⅷ

D. 因子Ⅳ　　E. 因子Ⅻ

4. 来源于肝细胞，促进纤维蛋白原转变为纤维蛋白的是　（　　）

5. 来源于肝细胞，作为辅助因子，加速Ⅸa 对Ⅹ激活的是　（　　）

6. 不属于蛋白质，但在凝血过程中发挥重要作用的辅助因子是　（　　）

7. 血友病的发生与缺乏上述哪种凝血因子有关　（　　）

（三）X 型选择题（多项选择题）。每题有 A、B、C、D、E 五个备选答案，请从中选出两个或两个以上正确答案

1. 可与 B 型标准血清发生凝集反应的红细胞有　（　　）

A. A 型　　B. B 型　　C. AB 型

D. O 型　　E. 以上都对

2. 下列哪些是血小板的生理特性　（　　）

A. 黏附　　B. 释放　　C. 聚集

D. 凝固　　E. 吸附

3. 肝脏合成哪些凝血因子需要维生素 K 的参与　（　　）

A. 因子Ⅱ　　B. 因子Ⅳ　　C. 因子Ⅶ

D. 因子Ⅸ　　E. 因子Ⅹ

4. 红细胞具有的生理特性是　（　　）

A. 可塑变形性　　B. 悬浮稳定性　　C. 渗透脆性

D. 趋化和吞噬　　E. 防御和保护

三、填空题

1. 血液的基本功能是________，除此之外还具有________、________、________和________功能。

2. 血液由________和悬浮其中的________组成。严重腹泻或大面积烧伤时，体液中水分丧失，________量减少，血细胞比容________；贫血患者由于________数量减少，血细胞比容________。

3. 渗透压是溶液所具有的________和________水分子的能力。血浆渗透压由________和________组成，其中________是由血浆中的晶体物质，主要是________形成的，作用是维持________水的平衡；________是由血浆中的胶体物质，主要是________形成的，作用是维持________水的平衡。

4. 红细胞的生理特性是________、________、________、________。先天性溶血性贫血患者，________________；巨幼红细胞性贫血患者，________________。

5. 生理性止血过程包括________________、________________、________________三个阶段。

6. 血液凝固是一系列________反应过程。其本质变化是使血浆中________转变为________，________呈丝状，并相互交织成网，网罗血细胞在其中形成________。

7. 凝血因子Ⅱ、Ⅶ、Ⅸ和Ⅹ的合成需要________的参与，故称为________________。因此当缺乏该物质时，可引起________________。

8. 血液凝固的基本过程分为__________、__________、__________三个基本步骤。其中启动内源性凝血途径的凝血因子是__________；启动外源性凝血途径的凝血因子是__________。

9. 血型指的是血细胞膜上__________的类型。若将两种不相容血型的血液滴加在玻片上混合，________彼此凝集呈簇，这种现象称为__________。

10. 输血是一项重要的抢救和治疗措施，为了保证输血的安全，必须遵守输血原则，在输血前__________是保证输血安全的基础。

11. 枸橼酸钠、草酸铵具有抗凝血作用，其机制是它们可以除去血浆中的________。

四、名词解释

1. 血细胞比容

2. 血液凝固

3. 血型

五、问答题

1. 试述生理性止血过程及血小板的生理特性。

2. 试述血液凝固的基本过程。内源性凝血与外源性凝血机制如何？

3. 何谓血浆晶体渗透压、胶体渗透压？它们的相对稳定各有什么生理意义？

【参考答案】

一、是非判断题

1. B　解析：主要考查 ABO 血型的分型。若红细胞膜上含有 A 凝集原，则此人血型可能是 A 或 AB 型；但要鉴定出血型还需考虑此人血清中含有的凝集素类型。

2. B　解析：不同 ABO 血型人的血清中可含有不同的凝集素[抗 A 凝集素和(或)抗 B 凝集素]，但绝对不会含有和自身凝集原相对应的凝集素。若某人的血清中含有抗 B 凝集素，则其红细胞膜上不含 B 凝集原，故血型可能是 A 或 AB 型。

3. A　解析：渗透压与溶液的浓度呈正相关，其高低取决于溶液中溶质颗粒数目的多少，而与溶质的种类、颗粒大小无关。溶质颗粒数目越多，渗透压越高，反之则越低。

4. A　解析：血浆胶体渗透压由血浆中的胶体物质(主要是白蛋白)形成，它的作用在于维持毛细血管内、外水的平衡和维持正常血浆容量。当血浆蛋白浓度↓→血浆胶体渗透压↓→水向组织间隙转移→组织液↑→组织水肿。

5. A　解析：在正常情况下，细胞膜内外均形成稳定渗透压。血浆晶体渗透压的作用在于维持细胞内、外水的平衡，其中红细胞易受到血浆晶体渗透压的影响，当其降低时，水向细胞内移动，致使红细胞体积增大甚至涨破，引发溶血；反之，水由细胞内渗出，导致细胞皱缩。故血浆晶体渗透压对保证红细胞的正常形态极为重要。

6. A　解析：为确保输血安全，输血前在血型鉴定的基础上必须进行交叉配血试验(同型血或复输同型血也不例外)。在交叉配血试验中，若主侧不凝集、次侧凝集，则可在紧急情况下少量输血，并严格控制输血的量和速度且应密切监测受血者生命体征，一旦出现输血反应，须立即停止输血。

7. A　解析：在红细胞生成过程中，合成血红蛋白的主要原料是铁和蛋白质，当机体缺铁时，可使血红蛋白的合成减少，引起低色素小细胞性贫血（缺铁性贫血）。而在红细胞的发育成熟中需要促其成熟的因子，即维生素 B_{12} 和叶酸，两者参与 DNA 的合成，若缺乏，可导致 DNA 合成减少，细胞分裂增殖减慢，红细胞体积增大，成熟红细胞数量减少，这种贫血称为巨幼红细胞性贫血。

8. B　解析：血细胞比容可反映血中红细胞的数量，正常成年男性为 40%～50%，女性为 37%～48%，故男性高于女性。

9. B　解析：O 型血供血者红细胞上无 A 抗原和 B 抗原，因此不会与受血者相应抗体凝集和被破坏，但供血者血浆中含有抗 A 和抗 B 抗体，若此抗体未能被受血者的血浆充分稀释，则可引发受血者溶血，所以 O 型血不是万能的供血者；同理，AB 型血受血者也不能称为万能的受血者。

10. B　解析：血小板中的收缩蛋白发生收缩，使血凝块回缩变硬（坚实的血小板止血栓），牢固附着在血管破损处，称永久止血。

11. B　解析：在凝血过程中，凝血酶原酶复合物的形成有两条途径，即内、外源性凝血途径。内源性凝血途径参与凝血的因子全部来自血液；而外源性凝血途径是由损伤血管外组织释放凝血因子Ⅲ（组织因子）入血启动的凝血途径。

二、选择题

（一）A 型选择题

1. D　解析：血清是在不加抗凝剂的前提下血液凝固后析出的淡黄色清亮上清液。血清中不含纤维蛋白原，并少了某些凝血因子，但增加了在凝血过程中血小板释放的某些物质和被激活的凝血因子。

2. D　解析：血小板的主要功能是参与生理性止血和凝血过程，且在维持毛细血管内皮的完整性中发挥重要作用，有利于受损血管的再生和修复。

3. A　解析：ABO 血型系统是依据红细胞膜上是否存在 A、B 凝集原分型。ABO 血型系统人血清中还含有抗 A 和抗 B 抗体，虽不同人血清中可含有不同抗体，但绝不会含有与自身凝集原相对应的抗体。

4. C　解析：内源性凝血途径是当血液中的凝血因子Ⅻ接触到受损血管内皮下的胶原纤维后就被激活变为活化的Ⅻa，启动凝血过程。

5. A　解析：外源性凝血途径是当组织损伤时，血管外组织释放凝血因子Ⅲ（组织因子）入血启动的凝血过程。

6. C　解析：某人的红细胞与 A 型血清（抗 B 抗体）相混合而凝集，说明此人红细胞膜上含有 B 抗原，含有 B 抗原的血型可能为 B 或 AB 型；但其血清不能使 A 型血红细胞凝集，说明此人血清中不含抗 A 抗体，不含抗 A 抗体的血型可能为 A 或 AB 型，故此人血型为 AB 型。

7. D　解析：某人的红细胞与 B 型标准血清（抗 A 抗体）不凝集，说明此人红细胞膜上不含有 A 抗原，不含有 A 抗原的血型可能为 B 或 O 型；但其血清能使 B 型红细胞凝集，说明此人血清中含抗 B 抗体，含抗 B 抗体的血型可能为 A 或 O 型，故此人血型为 O 型。

8. C　解析：正常机体血浆 pH 为 7.35～7.45，主要取决于血浆中重要缓冲物质 $NaHCO_3/H_2CO_3$ 的比值（正常时为 20∶1）。

9. E　解析：正常成人的血量约占体重的7%～8%，即每千克体重含有70～80ml的血液。

10. E　解析：血小板与生理性止血的三个过程密切相关。生理性止血过程首先是血管受损后立即收缩，同时血小板黏附于内膜下组织，并聚集形成松软止血栓堵塞伤口，随着凝血系统的激活，受损局部形成凝血块，且在血小板的参与下形成坚硬止血栓，制止出血。

11. E　解析：B淋巴细胞（依赖式淋巴细胞）在骨髓中发育成熟；T淋巴细胞（胸腺依赖式淋巴细胞）在胸腺中发育成熟。

12. A　解析：略。

（二）B型题

1～3. BDC　解析：渗透压的高低取决于溶液中溶质颗粒数目的多少。血浆晶体物质中，Na^+的含量最多，它是形成血浆晶体渗透压的主要成分。血浆胶体物质中，白蛋白的含量最多，它是形成血浆胶体渗透压的主要成分。血液凝固的实质是血浆中可溶性的纤维蛋白原变为不可溶的纤维蛋白。

4～7. ACDC　解析：血浆与组织中直接参与凝血的物质称为凝血因子。绝大多数凝血因子来自肝细胞，如凝血因子Ⅰ、Ⅱ、Ⅷ、Ⅻ等，其中凝血因子Ⅱa可促进纤维蛋白原（Ⅰ）转变为纤维蛋白（Ⅰa）；Ⅷa可加速Ⅸa对Ⅹ的激活，Ⅷ也称为抗血友病因子，当其缺乏时，将发生血友病，此时患者凝血过程非常缓慢，稍有创伤会引发出血难止。凝血因子中除了因子Ⅳ（Ca^{2+}），其余全部属于蛋白质。

（三）X型选择题

1. AC　解析：B型标准血清中含有抗A抗体，能与抗A抗体发生凝集反应的凝集原是A凝集原，含有A凝集原的血型是A型和AB型。

2. ABCE　解析：血小板具有黏附、聚集、释放、吸附和收缩等多种生理特性。

3. ACDE　解析：绝大多数凝血因子来自肝细胞，肝细胞合成凝血因子Ⅱ、Ⅶ、Ⅸ和Ⅹ还需要维生素K的参与，故称为维生素K依赖性凝血因子。

4. ABC　解析：红细胞的生理特征是红细胞膜的通透性、可塑变形性、悬浮稳定性、渗透脆性。

三、填空题

1. 运输　缓冲　体温调节　防御　保护

2. 血浆　血细胞　血浆　升高　红细胞　降低

3. 吸引　保留　血浆晶体渗透压　血浆胶体渗透压　血浆晶体渗透压　NaCl　细胞内外　血浆胶体渗透压　白蛋白　毛细血管内外

4. 膜的通透性　可塑变形性　悬浮稳定性　渗透脆性　红细胞的脆性大　红细胞的脆性小

5. 血管收缩　血小板止血栓形成　血液凝固

6. 酶促连锁　可溶性的纤维蛋白原　不可溶性的纤维蛋白　纤维蛋白　血凝块

7. 维生素K　维生素K依赖性凝血因子　凝血功能障碍

8. 凝血酶原酶复合物的形成　凝血酶的形成　纤维蛋白的形成　Ⅻ　Ⅲ

9. 特异性抗原　红细胞　红细胞凝集

10. 正确的血型鉴定

11. Ca^{2+}

四、名词解释

1. 血细胞比容：血细胞在全血中所占的容积百分比，男性为 40%～50%，女性为 37%～48%。

2. 血液凝固：血液由流动状态变成胶冻状血块的过程称为血液凝固。

3. 血型：通常是指红细胞膜上特异性抗原的类型。

五、问答题

1. 试述生理性止血过程及血小板的生理特性。

答：生理性止血过程包括血管收缩、血小板止血栓形成和血液凝固三个过程。

生理性止血指的是在正常情况下，小血管受损后引起出血，在几分钟内就会自行停止的现象。

(1) 血管收缩：首先是受损伤局部及附近的血管收缩，若破损不大，可使血管破口封闭。引起血管收缩的原因，一是损伤性刺激反射性使血管收缩，二是血管壁的损伤引起局部血管肌源性收缩，三是黏附于损伤处的血小板释放一些缩血管物质，如 5-羟色胺等，使血管收缩。

(2) 血小板止血栓形成：血管损伤后，血管内皮下纤维暴露，激活血小板，使血小板黏附、聚集于血管破损处；血小板活化而释放内源性 ADP 及 TXA_2，使血小板发生不可逆聚集，进而使血小板不断聚集，黏着在已黏附固定于内皮下胶原上的血小板上，形成一个松软的止血栓而堵塞伤口实现初步止血。

(3) 血液凝固：血管损伤的同时启动血浆中的凝血系统，在局部迅速出现血液凝固，使可溶性的纤维蛋白原转变成不可溶性的纤维蛋白，以纤维蛋白网加固止血栓达到二期止血。最后纤维组织增生，长入血凝块达到永久性止血。

血小板的生理特性：黏附、聚集、释放、吸附、收缩。

2. 试述血液凝固的基本过程。内源性凝血与外源性凝血机制如何？

答：血液凝固是一系列酶促反应过程，由凝血因子按一定顺序相继激活而生成凝血酶，凝血酶最终使可溶性的纤维蛋白原变成不可溶性的纤维蛋白(血液凝固的本质)，纤维蛋白呈丝状，它们相互交织成网，网罗血细胞形成血凝块，随后血凝块回缩，血浆析出。

内源性凝血途径，是指参与凝血的因子全部来自血液，通常因血液与带负电荷的异物表面(玻璃、白陶土、胶原等)接触而启动。首先是因子Ⅻ结合到异物表面，并被激活为Ⅻa，然后激活因子Ⅺ为Ⅺa，Ⅺa、Ⅷa、Ca^{2+}、PL 一起形成因子Ⅹ酶复合物，使因子Ⅹ生成Ⅹa，Ⅹa、Ⅴ、Ca^{2+}、PL 一起形成凝血酶原酶复合物，进而将凝血酶原转变为凝血酶，使可溶性的纤维蛋白原转变成不可溶性的纤维蛋白，纤维蛋白交织成网，把血液及血液的其他成分网罗在内，形成血凝块，完成内源性凝血。

外源性凝血途径的启动因子是存在于血管之外的因子Ⅲ。血管损伤时，血管外组织释放因子Ⅲ进入血管，使因子Ⅶ迅速转变为Ⅶa，Ⅲ、Ⅶa、Ca^{2+}、PL 一起使因子Ⅹ生成Ⅹa，其形成后的凝血过程与上述内源性凝血途径相同。

3. 何谓血浆晶体渗透压、胶体渗透压？它们的相对稳定各有什么生理意义？

答：由血浆中的晶体物质所形成的渗透压称为血浆晶体渗透压，它有 80%来自 Na^+ 和 Cl^-。由血浆中蛋白质所形成的渗透压称为血浆胶体渗透压。在血浆蛋白中，白蛋白的相对分子质量小，其分子数量远多于球蛋白，故血浆胶体渗透压主要来自白蛋白。

血浆晶体渗透压的生理意义：对于保持细胞内、外水的平衡和维持细胞的正常体积有重要作用。

血浆胶体渗透压的生理意义：对于保持血管内、外水的平衡和维持正常血浆容量有重要作用。

（周　平）

第四章　血液循环

第一节　心脏的泵血功能

【教学目标】

掌握　心动周期的概念；心脏泵血过程和机制；心脏泵血功能的评定：每搏输出量、每分心输出量、射血分数、心指数；影响心输出量的因素。

熟悉　心脏做功量；心力储备。

了解　心脏泵血功能的评价。

【知识要点】

一、心脏的泵血过程和机制

(一)心动周期

心房或心室每收缩和舒张一次构成的机械活动周期称为一个心动周期(cardiac cycle)。通常根据心室所处的状态分为心缩期(systole)和心舒期(diastole)。心动周期的长短与心率呈反变关系，以成年人平均 75 次/min 计算，则一个心动周期为 0.8s。心房或心室的舒张期均比收缩期长，心率加快，收缩期和舒张期均缩短，但舒张期缩短更显著。由于心率加快，导致心肌工作时间相对延长，休息时间相对缩短，这对心脏的持久活动是不利的。

(二)心脏泵血过程

心室的一个心动周期，包括收缩期和舒张期两个时期，即心室射血和充盈的过程。

1. 心室收缩期

心室收缩期包括等容收缩期、快速射血期和减慢射血期。

(1)等容收缩期：心室收缩，室内压升高＞房内压，房室瓣关闭(产生第一心音)，室内压＜主动脉压，主动脉处于关闭状态，心室容积不变。

(2)快速射血期：心室继续收缩，室内压升高＞主动脉压，导致主动脉瓣开放，由心室向主动脉射血，血流速度加快，射血量增大，室内压上升达到峰值。

(3)减慢射血期：室内压下降，主动脉压升高，射血速度减慢，靠惯性射血。

2. 心室舒张期

心室舒张期包括等容舒张期、快速充盈期和减慢充盈期。

(1)等容舒张期：心室舒张，室内压下降＜主动脉压，主动脉瓣关闭(产生第二心音)，室内压＞房内压，房室瓣仍然关闭，心室容积不变。

(2)快速充盈期:心室继续舒张,室内压下降<房内压,房室瓣开放,心房内血液顺着房室压力梯度被“抽吸”而快速向心室充盈,血流速度加快,充盈血量增大。

(3)减慢充盈期:心室与心房、大静脉之间的压力梯度逐渐减小,充盈速度减慢。

3. 心房收缩期

心房收缩期 0.1s,心房收缩产生的心室充盈量只占总充盈量的10%~30%。

综上所述,左心室收缩和舒张引起的室内压升降,是导致心房和心室之间、心室和主动脉之间压力梯度形成的根本原因。而压力梯度是推动血液在心房、心室以及主动脉之间流动的主要动力。在收缩期,心室肌收缩产生的压力增高和血流惯性是心脏射血的动力;在舒张早期,心室主动舒张是心室充盈的主要动力;在舒张晚期,由于心房肌的收缩,可进一步充盈心室。由于心脏瓣膜的结构特点和启闭活动,使血液只能沿一个方向流动。

右心室的泵血过程与左心室基本相同,但右心室内压的变化幅度要比左心室内压的变动小得多。

(三)心房在心脏泵血中的作用

心房的初级泵作用:心房收缩时对心室的充盈仅起辅助作用,使心室舒张末期容积进一步增大,从而使心肌的收缩力加大(前负荷增加),提高心肌的泵血功能。因此,心房的收缩起着初级泵的作用,有利于心脏的射血和静脉回流。

二、心脏泵血功能的评价

(一)每搏输出量和射血分数

一侧心室每次收缩所射出的血量,称为每搏输出量(stroke volume),简称搏出量。正常成人在安静状态下,左心室舒张末期容积约为 125ml,收缩末期容积约为 55ml,两者之差即为搏出量,约为 70ml(60~80ml)。可见,心室在每次射血时,并将心室内充盈的血液全部射出。搏出量占心室舒张末期容积的百分比,称为射血分数(ejection fraction)。

$$射血分数=\frac{搏出量}{心室舒张末期容积}\times 100\%$$

健康成年人的射血分数为 55%~65%。射血分数能更准确地反映心脏泵血功能。

(二)每分输出量和心指数

一侧心室每分钟射出的血液量,称为每分输出量(minute volume),也称为心输出量(cardiac output)或心排血量。左右两侧心室心输出量基本相等。心输出量等于搏出量与心率的乘积。健康成年男性在安静状态下的心输出量为 4.5~6.0L/min,女性比同体重男性低 10%左右。

人体安静时的心输出量与体表面积呈正比。以每平方米体表面积计算的心输出量,称为心指数(cardiac index)。标准身材成年人体表面积为 1.6~1.7m^2。以安静空腹状况下测定的心指数称为静息心指数(resting cardiac index),可作为评价不同身材、不同个体心功能的指标。以安静心输出量为 4.5~6L 计算,则心指数为 3.0~3.5L/(min·m^2)。

三、影响心输出量的因素

如前所述,心输出量等于搏出量与心率的乘积,因此凡能影响搏出量和心率的因素均可影响心输出量。

(一)心室收缩的前负荷

1.心室肌的前负荷

心室舒张末期容积相当于心室肌的前负荷。常用心室舒张末期容积和压力来反映前负荷情况。在一定限度内,心室舒张末期容积增大,前负荷增加,心肌的初长度增加,导致心肌收缩力增强,从而使搏出量增多,每搏功增大。当前负荷减少时,心肌收缩力也随之减小。但是,当心肌的初长度增加到一定程度,超过最适初长度时,心肌收缩力将随之减小。这种通过改变心肌初长度而引起心肌收缩力改变的调节方式称为异长自身调节(heterometric autoregulation),也称 Starling 机制,是指通过心肌细胞本身初长度的变化而引起心肌收缩强度产生改变的调节,在一定范围内,静脉回心血量增加→心脏容积增大→心肌初长度增加→心肌收缩力增强→心输出量增加。异长自身调节的主要生理意义是对搏出量的微小变化进行精细的调节,使心室射血量与静脉回心血量之间保持平衡,从而使心室舒张末期容积和压力保持在正常范围内。

在通常情况下,左心室舒张末期压力仅为 5～6mmHg,与其最适前负荷(12～15mmHg)有相当距离,说明心室有较大的初长度储备。

2.影响前负荷的因素

凡是能影响心室舒张末期充盈量的因素,都可通过异长自身调节使搏出量发生改变。

(1)静脉回心血量:在大多数情况下,静脉回心血量的多少是决定心室前负荷大小的主要因素。静脉回心血量又受下列多种因素的影响:

①心室充盈时间:当心率增快时,心动周期(尤其是心室舒张期)缩短,因而心室充盈时间缩短,心室充盈不完全,静脉回心血量减少;反之,则静脉回心血量增加。但如果在心室完全充盈后继续延长心室的充盈时间,则不能进一步增加静脉回心血量。

②静脉回流速度:在心室充盈持续时间不变的情况下,静脉回流速度越快,静脉回心血量就越多;反之,则静脉回流越少。在全心舒张期,静脉回流速度取决于外周静脉压与心室内压之差。当外周静脉压增高和(或)心室内压降低时,静脉回流速度加快。

③心室舒张功能:心室舒张是一个耗能过程,与收缩期末心肌细胞内升高的 Ca^{2+} 回降速率有关。舒张期 Ca^{2+} 回降速率越快,Ca^{2+} 与肌钙蛋白 C 结合位点解离并触发舒张过程越快;这样快速充盈期产生的心室负压越大,抽吸作用越强。如果这一机制受损,即可诱发心肌舒张速率下降,使全心舒张期的静脉回心血量减少,特别是使快速充盈期的静脉回心血量减少。

④心室顺应性:心室顺应性是指心室壁受外力作用时能发生变形的难易程度。心室顺应性是一个被动的过程,取决于左心室的几何形状和质量、左心室(纤维化)的黏弹特性和心包。心室顺应性高时,在相同的心室充盈压条件下能容纳更多的血量;反之,则心室充盈量减少。

⑤心包腔内压力:在正常情况下,心包的存在有助于防止心室的过度充盈。当发生心包积液时,心包腔内压力增高,可使心室充盈量受到限制,导致静脉回心血量减少。

(2)射血后心室内的剩余血量:假如静脉回心血量不变,当动脉血压突然升高使搏出量暂时减少时,射血后心室内剩余血量增加,也可使心室充盈量增加。但实际上,射血后心室内剩余血量增加时,心室舒张末期内压也增高,静脉回心血量将会减少,因而心室充盈量并不一定增加。

(二)心室收缩的后负荷

大动脉血压是心室收缩时所遇到的后负荷。在心肌初长度、收缩能力和心率不变的情况下,如果大动脉血压增高,等容收缩期室内压的峰值将增高,结果使等容收缩期延长和射血期缩短,射血期心室肌缩短的程度和速度都减小,射血速度减慢,搏出量减少;反之,大动脉血压降低,则有利于心室射血。

当大动脉血压突然升高而使搏出量暂时减少时,射血后心室内的剩余血量将增加,即心室收缩末期容积增大;若舒张期静脉回心血量不变或无明显减少,则心室舒张末期容积将增大。此时可通过异长自身调节加强心肌的收缩力量,使搏出量回升,从而使心舒末期容积逐渐恢复到原先水平。尽管此时大动脉血压仍处于高水平,但心脏的搏出量不再减少。

当大动脉血压长期持续升高时,心室肌因长期加强收缩活动,心脏做功增加而心脏效率降低,久而久之心肌逐渐发生肥厚,以致心脏功能衰竭,最终可能导致泵血功能的减退。

(三)心肌收缩能力

心肌不依赖于前负荷和后负荷而能改变其力学活动(包括收缩的强度和速度)的内在特性,称为心肌收缩能力。通过改变心肌收缩能力实现心脏泵血功能的调节,称为等长自身调节(homometric regulation)。

活化横桥数目和肌球蛋白头部 ATP 酶的活性是影响心肌收缩能力的主要环节。活化的横桥在全部横桥中所占比例取决于兴奋时胞质内 Ca^{2+} 的浓度和(或)肌钙蛋白对 Ca^{2+} 的亲和力。儿茶酚胺(去甲肾上腺素和肾上腺素)通过 cAMP 转导途径,促进胞质内 Ca^{2+} 浓度升高,从而使心肌收缩能力增强。钙增敏剂(如茶碱)可增加肌钙蛋白对 Ca^{2+} 的亲和力,使肌钙蛋白对胞质中 Ca^{2+} 的利用率增加,因而活化的横桥数目增加,心肌收缩能力增强。甲状腺激素可提高肌球蛋白 ATP 酶的活性,增强心肌收缩能力。

(四)心率

在一定范围内,心率加快,可使心输出量增加。当心率增加但尚未超过一定限度时,由于静脉回心血量的大部分在快速充盈期内进入心室,心室充盈量和搏出量不会明显减少,心率的增加可使心输出量明显增加。若心率超过 160～180 次/min,将使心室舒张期明显缩短,心舒期充盈量明显减少,导致心输出量下降。如果心率低于 40 次/min,因心室充盈达到最大限度,心舒期的延长已不能进一步增加充盈量和搏出量,因此心输出量也减少。

在整体情况下,心率受神经、体液的调节。当交感神经活动增强时,心率加快;当迷走神经活动增强时,心率减慢。循环血中肾上腺素、去甲肾上腺素和甲状腺激素水平增高时心率加快。此外,心率还受体温的影响,体温每升高 1℃,心率每分钟可增加 12～18 次。

第二节　心脏的电生理学及生理特性

【教学目标】

掌握　工作细胞的跨膜电位及其形成机制;自律细胞的跨膜电位及其形成机制;窦房结 P 细胞和浦肯野细胞动作电位特点的比较;心肌细胞兴奋性的周期性变化。

熟悉　影响兴奋性、传导性、自律性的因素。

了解 心电图各波的意义；心音的产生。

【知识要点】

一、心肌细胞的跨膜电位及其形成机制

心房和心室不断地进行收缩和舒张交替的活动，是心脏实现泵血功能的必要条件，而心肌细胞的生物电活动则是触发心肌细胞收缩泵血的动因。心肌细胞根据电生理特性可分为两大类：一类是工作细胞(cardiac working cell)，即普通的心肌细胞，包括心房肌和心室肌细胞。这类细胞含有丰富的胶原纤维，具有稳定的静息电位，主要执行收缩功能。另一类是自律细胞(autorhythmic cell)，包括窦房结 P 细胞、房室交界、房室束和浦肯野细胞。这些特殊分化的心肌细胞具有自动产生节律性、兴奋性的能力，细胞中肌原纤维含量甚少，几乎无收缩功能，它们组成心脏的特殊传导组织。各类心肌细胞的跨膜电位及形成机制不尽相同，在心脏兴奋的产生及兴奋的传播过程中起着不同的作用。

(一)心室肌细胞的跨膜电位及其形成机制

1. 静息电位

心室肌细胞的静息电位约为－90mV，其形成机制与神经纤维和骨骼肌细胞动作电位相同。

2. 动作电位

心室肌细胞的动作电位可分为去极化和复极化两个过程、五个时期。

(1)去极化过程(0 期去极化)：心室肌细胞受到阈刺激或阈上刺激而产生兴奋，膜内电位由静息电位－90mV 去极化到阈电位－70mV 时，膜内的 Na^+ 通道开放，Na^+ 再生式内流，使膜内电位迅速达＋20～＋30mV，形成动作电位的上升支，包括去极化和反极化，历时仅 1～2ms。

(2)复极化过程：心室肌细胞复极化过程比较缓慢，历时 200～300ms，包括四个时期。

①1 期(快速复极化初期)：是一种早期快速复极化过程，膜内电位从＋30mV 迅速下降到 0mV 左右，历时 10ms，主要由瞬时性外向电流(transient outward current，I_{to})引起，其主要成分是 K^+。0 期和 1 期形成动作电位的锋电位。

②2 期(平台期)：复极化达到 0mV 左右后，复极化过程变得缓慢，持续 100～150ms，波形较平坦，故称平台期，这是心肌细胞动作电位持续时间长的原因，也是心室肌细胞动作电位区别于神经纤维和骨骼肌细胞动作电位的显著特征。2 期的形成是由于该时间同时存在外向电流(K^+ 外流)和内向电流(主要是 Ca^{2+} 内流)。

③3 期(快速复极化末期)：复极化过程速度加快，膜内电位由 0mV 较快地下降到－90mV，完成整个复极化过程。其形成的机制是 L 型钙通道失活关闭，Ca^{2+} 内流停止而 K^+ 迅速外流，导致细胞膜内电位迅速下降。

④4 期(静息期)：细胞膜内电位恢复到－90mV 左右，这时虽然膜电位已恢复到静息电位水平，但离子正常分布尚未恢复。通过细胞膜上离子泵的主动转运，泵出内流的 Na^+ 和 Ca^{2+}，摄回外流的 K^+，恢复细胞膜内外各种离子的正常浓度梯度。Na^+ 和 K^+ 都属主动转运，是依靠 Na^+-K^+ 泵来完成的，Ca^{2+} 的转运主要是通过细胞膜上 Na^+-Ca^{2+} 交换体(Na^+-Ca^{2+} exchanger)和 Ca^{2+} 泵进行的。

二、自律细胞的跨膜电位及其形成机制

心脏具有自动产生节律性兴奋的能力，称为自动节律性(autorhythmicity)，简称自律性。心脏的自律性来源于特殊传导组织的自律细胞，4 期自动去极化(phase 4 spontaneous depolarization)是自律细胞产生自动节律性兴奋的基础。不同类型的自律细胞，4 期自动去极化的速度和机制不同。

(一)窦房结 P 细胞

窦房结 P 细胞是慢反应自律细胞。其动作电位的特点是：最大复极电位为－70mV，阈电位为－40mV；最大复极电位和动作电位幅度均较小；0 期去极化时程长，速度慢。动作电位没有明显的复极化 1 期和 2 期；4 期自动去极化快于浦肯野细胞。窦房结 P 细胞动作电位机制是：0 期去极化是由 Ca^{2+} 内流而引起的；3 期复极化是由 K^+ 外流而产生的；4 期自动去极化是由于 K^+ 外流进行性衰减和内向 Na^+ 呈递增性内流，少量 Ca^{2+} 内流参与 4 期自动去极化后期的形成。

(二)浦肯野细胞

浦肯野细胞是快反应自律细胞。其动作电位的形态和产生的离子基础与心室肌细胞相似，不同之处在 4 期，浦肯野细胞 4 期自动去极化是由于外向 K^+ 外流(I_K)进行性衰减和内向 Na^+ 呈递增性内流所致。

自律细胞动作电位 3 期复极末达到最大复极状态时的电位值称为最大复极电位。

心室肌细胞、浦肯野细胞、窦房结 P 细胞生物电活动比较见表 4-1。

表 4-1 心室肌细胞、浦肯野细胞、窦房结 P 细胞生物电活动比较

生物电活动	心室肌细胞	浦肯野细胞	窦房结 P 细胞
比较项目	工作(收缩)细胞	快反应细胞	慢反应细胞
动作电位分期	0 期、1 期、2 期、3 期、4 期	0 期、1 期、2 期、3 期、4 期	0 期、3 期、4 期
最大复极电位	－90mV	－90mV	－70mV
阈电位	－70mV	－70mV	－40mV
0 期去极化速度	迅速(快 Na^+ 通道)	迅速(快 Na^+ 通道)	缓慢(慢 Ca^{2+} 通道)
0 期去极化时间	短	短	长
0 期结束膜电位	＋30mV(反极化)	＋30mV(反极化)	0mV(无反极化)
0 期去极化幅度	120mV	120mV	70mV
4 期自动去极化	无	较慢(自律性低)	较快(自律性高)

三、心肌的电生理特性

(一)自动节律性

1. 窦房结是心脏的正常起搏点

窦房结的自律性最高(约 100 次/min)，房室交界自律性中等(约 50 次/min)，浦肯野纤维自律性最低(25 次/min)。以窦房结为起搏点的心脏节律称为窦性节律，窦房结以外的自律细胞若成为起搏点控制心脏活动则为异位节律。正常时，窦房结以外自律细胞的自律性不能得以表现，称为潜在起搏点。窦房结通过抢先占领和超速抑制两种方式控制潜在起搏点。

2. 影响自律性的因素

最大舒张电位与阈电位之间的差距越大，自律性越低，差距越小，自律性越高；4 期自动去极化速度越快，自律性越高，反之自律性越低。

(二)兴奋性

1. 心肌兴奋过程中兴奋性的周期性变化

(1)有效不应期(effective refractory period)：心肌细胞的动作电位从 0 期去极化开始到复极化达－55mV，这一时期，无论用多强的刺激，肌膜都不会发生任何程度的去极化，这段时间称为绝对不应期(absolute refractory period, ARP)。膜内电位由－55mV 恢复到－60mV这一期间内，如给予足够强度的刺激，肌膜可产生局部反应，但不可引起扩布性的兴奋，这一段时间称为局部反应期(local response period)。所以从 0 期开始到 3 期复极达－60mV这一段时间称为有效不应期。其产生的原因是钠离子通道完全失活或刚开始复活，没有恢复到备用状态。

(2)相对不应期(relative refractory period, RRP)：从复极化－60mV 恢复到－80mV 这一期间内，若给予阈上刺激，可引起一个低幅度的动作电位。原因是此期内已有相当数量的 Na^+ 通道复活，心肌的兴奋性也逐渐恢复，但仍低于正常。

(3)超常期(supranormal period, SNP)：从复极化－80mV 恢复到－90mV 这一期间内，钠通道已复活到备用状态，由于这个时期膜电位与阈电位的差值小于正常，故兴奋性高于正常。

心肌细胞在一次兴奋中兴奋性的周期性变化情况见表 4-2。

表 4-2　心肌细胞在一次兴奋中兴奋性的周期性变化

比较项目	有效不应期		相对不应期	超常期
	绝对不应期	局部反应期		
时间及电位	由去极化至复极－55mV	由－55mV 恢复到－60mV	由－60mV 恢复到－80mV	由－80mV 恢复到－90mV
兴奋性	几乎近于零	极低	低于正常	高于正常
对刺激的反应	对任何刺激均不起反应	阈上刺激只能引起局部反应	阈上刺激能引起低幅度动作电位	阈下刺激能引起低幅度的动作电位
机制	钠通道开放即完全失活	钠通道部分复活	钠通道复活量尚可	钠通道基本复活，膜电位接近阈电位

2. 影响兴奋性的因素

(1)静息电位水平：静息电位绝对值越大(即最大复极电位绝对值增大)，距阈电位的差值越大，兴奋性越低；反之，兴奋性越高。

(2)阈电位水平：阈电位上移，与静息电位之间差距增大，兴奋性降低；反之，兴奋性增高。

(3) Na^+ 通道的活性：心肌细胞产生兴奋，是以 Na^+ 通道是否被激活为基础的。Na^+ 通道可表现为备用、激活、失活三种状态，当膜电位处于静息电位水平时，Na^+ 通道处于关闭但可被激活的备用状态；Na^+ 通道处于激活状态，意味着 Na^+ 通道开放，有 Na^+ 内流；失活状态就是通道关闭，Na^+ 内流停止，而且不能被再次激活，只有待恢复到备用状态才能被激活。通道的激活是有电压依从性和时间依从性的。

3. 兴奋性的周期性变化与收缩活动的关系

心肌细胞的有效不应期特别长，相当于整个收缩期和舒张早期。在此期间内，无论多大的刺激，均不能引起心肌兴奋和收缩，因此心肌始终保持收缩和舒张交替进行而不会发生强直收缩。

在心肌的有效不应期之后，人为的刺激或窦房结以外的病理刺激，心室可产生一次正常节律以外的兴奋和收缩，分别称为期前兴奋(premature excitation)和期前收缩(premature systole)。期前兴奋也有自己的有效不应期，期前收缩后的一次窦房结兴奋传导到心室，正好落在期前兴奋的有效不应期内，不能引起心室兴奋和收缩，因此在一次期前收缩以后有一段较长的心室舒张期称为代偿间歇(compensatory pause)。

(三)传导性

心肌细胞具有传导兴奋的能力称为传导性(conductivity)。

心脏内兴奋传导的途径：窦房结→左右心房→(优势传导通路)→房室交界→房室束→左右束支→浦肯野纤维→心室肌。兴奋传遍左右心房仅 0.06s，传遍左右心室也仅 0.06s，故能使心房、心室各部同步收缩。房室结的兴奋传导速度最慢(0.02～0.05m/s)，因此会产生房-室延搁(atrioventricular delay)。由于房-室延搁使心房和心室的收缩交替进行，从而保证了心室充盈和射血。

由于心肌细胞之间的闰盘电阻很小，兴奋易通过，加上心房和心室内的特殊传导系统的传导速度快，因此心房或心室一旦兴奋，所有的心肌细胞几乎同时收缩，可以把心房和心室看作是两个功能合胞体(functional syncytium)。

(四)收缩性

心肌和骨骼肌同属横纹肌。心肌细胞的收缩也由动作电位触发，也通过兴奋-收缩耦联使肌丝滑行而引起。除此之外，心肌收缩还有其自身的特点。

1. 心肌收缩的特点

(1)同步收缩：参与骨骼肌同步收缩的肌纤维数量取决于支配它的神经纤维和刺激强度的大小。心肌细胞与骨骼肌细胞不同。由于心肌细胞之间有低电阻的闰盘存在，兴奋可通过缝隙连接在细胞之间迅速传播从而引起所有细胞几乎同时兴奋和收缩，因此心肌可看作一个功能合胞体。从解剖结构看，由于心房与心室之间存在纤维环和结缔组织将两者隔开，所以整个心脏可以看作分别由左、右心房和左、右心室组成的两个合胞体。而房室结传导纤维是唯一连接心房与心室的结构。心肌一旦兴奋，心房和心室这两个功能合胞体的所有心肌细胞将先后发生同步收缩。这种同步收缩保证了心脏各部分之间的协同工作和发挥有效的泵血功能。心肌的同步收缩，也称为“全或无”式收缩。虽然右心收缩做功远不及左心，但在协调完成心脏泵血功能过程中的作用不可忽视。

(2)不发生强直收缩：由于心肌兴奋性周期的有效不应期特别长，相当于整个收缩期和舒张早期，在有效不应期内心肌细胞不再接受任何刺激而产生兴奋和收缩，因此在正常情况下心脏不会发生强直收缩，这一特性使心脏的活动总是保持舒缩交替进行，有利于心脏的充盈和泵血功能。

(3)对细胞外钙离子的依赖性：由于心肌细胞的肌质网不如骨骼肌发达，储存的钙离子量较少，故其兴奋-收缩耦联过程高度依赖于细胞外钙离子的内流。

2.影响心肌收缩的因素

凡能影响心脏搏出量的因素，如前、后负荷，心肌收缩能力以及细胞外钙离子的浓度等，都能影响心肌的收缩。此外，运动、肾上腺素、洋地黄类药物等其他因素也可增加心肌的收缩。

四、体表心电图

将引导电极放置于躯体一定部位记录下的心电变化的波形称为心电图(electrocardiogram，ECG)。

正常心电图各波和间期的意义见表4-3。第一心音与第二心音的特点见表4-4。

表4-3 正常心电图各波和间期的意义

心电图各波或间期	意义
P波	反映两心房的去极化
QRS波群	反映两心室的去极化
T波	反映两心室的复极化
P-Q间期	反映兴奋从心房到心室所需要的时间
ST段	表示心室全部处于去极化状态
Q-T间期	表示心室开始去极化到复极化完成的时间

表4-4 第一心音与第二心音的特点

项目	第一心音	第二心音
音调	较低	较高
最佳部位	心尖部	心底部
产生机制	主要因房室瓣关闭所致	主要因主肺动脉瓣关闭所致
生理意义	标志心缩期开始	标志心舒期开始
持续时间	较长(0.12s)	较短(0.08s)

第三节 血管生理

【教学目标】

掌握 动脉血压的形成和影响因素；组织液的生成和影响组织液生成的因素。

熟悉 中心静脉压的概念；微循环的组成；静脉回心血量及其影响因素。

了解 各类血管的功能特点；血流量和血流阻力。

【知识要点】

一、各类血管的功能特点

(一)弹性储器血管

弹性储器血管(windkessel vessel)指主动脉、肺动脉及主干大血管。这类血管的管壁厚,含有丰富的弹性纤维而平滑肌少,在心缩期,这些血管可以缓冲血液对血管壁的压力,使收缩压不至于突然升得太高,在心舒期这些血管借助弹性回缩,将心缩期暂存于大动脉内的血液推送出来,维持了一定的舒张压,并推动血液在血管中继续流动。

(二)分配血管

分配血管(distribution vessel)指动脉分支到小动脉前的管道,输送血液到各个组织器官。

(三)毛细血管前阻力血管

毛细血管前阻力血管(precapillary resistance vessel)指小动脉和微动脉,管径小,对血流的阻力大。

(四)毛细血管前括约肌

毛细血管前括约肌(precapillary sphincter)指环绕在真毛细血管起始部的平滑肌,它收缩或舒张,可控制毛细血管内的血液量。

(五)交换血管

交换血管(exchange vessel)指真毛细血管,管壁由单层的内皮细胞构成,通透性很大,是血管内血液和组织液物质交换的场所。

(六)毛细血管后阻力血管

毛细血管后阻力血管(postcapillary resistance vessel)指微静脉,管径小,对静脉血流也会产生一定的阻力。

(七)容量血管

容量血管(capacitance vessel)是指静脉。与同级动脉相比,具有量较多、口径较粗、管壁较薄、易扩张等特点,故其容量较大。在安静状态下,整个静脉系统可容纳全身60%~70%的循环血量,起着血液储备库的作用。

(八)短路血管

短路血管(shunt vessel)指存在于某些血管床中小动脉和小静脉之间的直接通路。当短路血管开放时,小动脉内的血液可以不经过毛细血管直接进入小静脉。短路血管多见于手指、足趾、耳部等处,功能上与体温调节有关。

二、血压和动脉血压

血压(blood pressure)是指血管内流动的血液对单位面积血管壁的侧压力。

(一)动脉血压的形成

动脉血压(arteria blood pressure)是指动脉血管内血液对血管壁的压强。循环系统内血液的充盈是形成动脉血压的前提条件,心脏收缩射血和外周阻力是形成血压的两个基本因素。而大动脉的弹性储器作用则是缓冲收缩压维持舒张压的必要条件。循环系统的外周阻力,主要是指小动脉和微动脉对血流的阻力。

(二)动脉血压的正常值

心室收缩时,主动脉压急剧升高,在收缩期的中期达到最高值,这个血压值称为收缩压(systolic pressure)。心室舒张时主动脉压下降,在心室舒张末期动脉血压的最低值称为舒张压(diastolic pressure)。健康成年人收缩压为 100～120mmHg(13.3～16.0kPa),舒张压为 60～80mmHg(8.0～10.6kPa)。收缩压和舒张压的差值称脉搏压,简称脉压(pulse pressure),一个心动周期中每一瞬间动脉血压的平均值称为平均动脉压(mean arterial pressure)。正常成年人的脉压为 30～40mmHg(4.0～5.3kPa);平均动脉压＝舒张压(DBP)＋1/3 脉压。

(三)影响动脉血压的因素

影响动脉血压的各种因素,都会影响动脉血压的变化。为便于理解,下面在分析各种影响因素作用的同时,都假设其他影响因素不变。

1.每搏输出量

如果每搏输出量增大,心缩期射入主动脉的血量就增多,主要表现为收缩压升高。由于动脉血压升高,血流速度加快,如果外周阻力和心率变化不大,大动脉增多的血量仍然可以在心舒期流向外周,到舒张期末,大动脉内存的血量和每搏输出量增加,但与之前相比,增加并不多,因此舒张压升高不多,脉压增大。

2.心率

心率加快而每搏输出量和外周阻力不变,由于舒张期缩短,流至外周的血量减少,舒张压升高,收缩期有较多血液流向外周,故收缩压升高不如舒张压明显,脉压减小。

3.外周阻力

外周阻力增大心舒期血液流向外周的速度减慢,心室舒张末期留在主动脉中的血量增加,故舒张压升高而收缩压的升高不如舒张压升高明显,脉压相应减小。舒张压的高低,主要反映外周阻力的大小。

4.主动脉和大动脉的弹性储器作用

由于主动脉和大动脉的弹性储器作用,缓冲使动脉血压的波动幅度明显减小,并使动脉压在舒张期仍能维持在较高水平。大动脉的弹性减弱,脉压增大。

5.循环血量与血管系统容量的比例

循环血量与血管系统容量相适应,才能使血管系统充盈足够,产生一定的体循环平均充盈压。例如,失血使循环血量减少,动脉血压降低。

影响动脉血压的因素及其效应见表 4-5。

表 4-5 影响动脉血压的因素及其效应

影响因素	效应		
	收缩压	舒张压	脉压
每搏输出量	↑↑	↑	↑
心率	↑	↑↑	↓
外周阻力	↑	↑↑	↓
主动脉和大动脉的弹性储器作用	↑	↓	↑↑
循环血量与血管系统容量的比例	↓↓	↓	↓

三、静脉血压和静脉回心血量

(一)静脉血压

当体循环血液流经静脉时，血压逐渐下降，到右心房时已接近于零。通常将右心房和胸腔内大静脉的血压称为中心静脉压(central venous pressure)，各器官静脉的血压称为外周静脉压(peripheral venous pressure)。中心静脉压的高低取决于心脏射血能力和静脉回心血量的相互关系，是反映心血管功能状态的指标之一。心脏射血能力减弱，中心静脉压升高。

(二)静脉血流

当血液流经动脉、毛细血管后进入微静脉后血压降低约15～20mmHg，微静脉对血流的阻力极小，约占整个体循环总阻力的15%，微静脉在功能上是毛细血管后阻力血管。

(三)影响静脉回心血量的因素

单位时间内的静脉回心血量取决于中心静脉压和外周静脉压的差，以及静脉对血流的阻力。因此，凡是能影响中心静脉压、外周静脉压和静脉阻力的因素都能影响静脉回心血量。

1.体循环平均充盈压

体循环平均充盈压是反映血管系统充盈程度的指标，血管系统充盈程度越高，静脉回心血量也越多，反之则减少。

2.心脏收缩力量

心脏收缩时将血液射入动脉，舒张时则可以从大静脉抽吸血液。如果心脏收缩力增强，那么射血时心室排空较完全，在心舒期心室内压就较低，对心房和大静脉内血液的抽吸力也就较大。

3.体位改变

从卧位转为立位时，身体低垂部位的静脉压增大，静脉扩张，容量增大，静脉回心血量减少。

4.骨骼肌的挤压作用

肌肉收缩时挤压静脉使血流加快，加上静脉瓣的作用，使血流只能向心脏方向流动。骨骼肌和静脉瓣一起对静脉回流起着肌肉泵和静脉泵作用。

5.呼吸作用

吸气时胸腔容积加大，胸膜腔内负压进一步增大，使胸腔内的大静脉和右心房更加扩张，压力也进一步降低，因此有利于外周静脉内的血液回流至右心房；呼气时胸膜腔的负压减小，由静脉回流入右心房的血量也相应减小。

影响静脉回心血量的因素见表4-6。

表4-6　影响静脉回心血量的因素

影响因素	静脉回心血量
体循环平均充盈压升高	增多
心肌收缩力增强	增多
骨骼肌的挤压作用(节律性收缩)加强	增多
体位改变(平卧位改为直立位)	减少
呼吸运动加强	增多

四、微循环

微循环(microcirculation)是指血液在微动脉和微静脉之间的流动。微循环的功能是进行血液和组织液之间的物质交换。

典型的微循环由微动脉、后微动脉、毛细血管前括约肌、真毛细血管、通血毛细血管、动静脉吻合支和微静脉组成。微循环的血流通路有如下三条:

(一)迂回通路

血液从微动脉经后微动脉、毛细血管前括约肌和真毛细血管,然后汇入微静脉的通路。这条通路血流缓慢,流经面积大,是血液与组织液之间进行物质交换的场所,因此也称营养通路。真毛细血管受局部代谢产物的调节而交替开放。

(二)直捷通路

血液从微动脉经后微动脉和通血毛细血管进入微静脉的通路。直捷通路经常处于开放状态,血流速度较快,其主要功能是使一部分血液能迅速回流至心脏。

(三)动静脉短路

血液从微动脉经动静脉短路流入微静脉的通路,多分布在人的皮肤中,在体温调节中发挥作用。

五、组织液的生成

(一)组织液生成的动力

组织液是血浆滤过毛细血管壁而形成的,其生成量主要取决于组织液生成的有效滤过压(effective filtration pressure)。有效滤过压=(毛细血管血压+组织液胶体渗透压)-(血浆胶体渗透压+组织液静水压)。在动脉端血浆从血管壁滤出而生成组织液,在静脉端有组织液重吸收回血管或淋巴管。

(二)影响组织液生成的因素

1. 毛细血管血压

微动脉扩张时,毛细血管血压升高,组织液生成增多。

2. 血浆胶体渗透压

血浆胶体渗透压降低,如肝功能不佳、严重营养不良或蛋白尿等,有效滤过压增大,组织液生成增多,继而出现水肿。

3. 淋巴回流

若淋巴回流受阻,则组织间隙中组织积聚可呈现水肿,如丝虫病。

4. 毛细血管壁的通透性

当烧伤、过敏时,毛细血管壁的通透性显著增高,组织液生成增多。

第四节　心血管活动的调节

【教学目标】

掌握　颈动脉窦主动脉弓压力感受性反射。

熟悉　肾上腺素、去甲肾上腺素、血管加压素对心脏和血管的作用；肾素-血管紧张素系统。

了解　颈动脉体、主动脉体化学感受性反射；冠状循环的生理特点，冠状血流量的调节。

【知识要点】

一、神经调节

心肌和血管平滑肌主要接受自主神经支配。机体对心血管活动的神经调节是通过各种心血管反射实现的。

(一)心脏和血管的神经支配

1. 心脏的神经支配

支配心脏的传出神经为心迷走神经和心交感神经。

(1)心迷走神经(vagus nerve)：支配心脏的迷走神经节前纤维起源于延髓的迷走神经背核，在心内神经节换元。其节前和节后神经元末梢释放的递质都是乙酰胆碱(acetylcholine，ACh)，作用于心肌细胞膜上的 M 受体，可导致心房肌收缩力减弱(负性变力作用)、心率减慢(负性变时作用)、房室传导减慢(负性变传导作用)。

作用机制：ACh 与心肌细胞膜上的 M 受体结合→腺苷酸环化酶抑制→细胞内 cAMP 浓度降低，肌浆网 Ca^{2+} 释放减少→心肌收缩力降低，产生负性变力作用；ACh 与 M 受体结合后，可使最大复极电位增大，K^+ 外流增加→4 期自动去极化速度减慢→产生负性变时作用；ACh 与 M 受体可使窦房结慢反应细胞的 0 期 Ca^{2+} 内流减少，使 0 期去极化速度减慢，产生负性变传导作用。

(2)心交感神经(cardiac sympathetic nerve)及其作用：心交感神经的节前神经元位于脊髓 1～5 胸段的中间外侧核，其轴突末梢释放递质乙酰胆碱(ACh)，与节后神经元上的 N 受体结合。心交感神经节后神经元末梢释放去甲肾上腺素(norepinephrine，NE)，与心肌细胞膜上的 β_1 受体结合，支配心脏的窦房结、房室交界、房室束、心房肌和心室肌。心交感神经兴奋时，心房肌和心室肌收缩力加强(正性变力作用)，心率加快(正性变时作用)，房室交界兴奋传导加快(正性变传导作用)。

作用机制：NE 与心肌细胞膜上的β_1受体结合→心肌细胞膜上 Ca^{2+} 通道开放→Ca^{2+} 内流增加，肌浆网释放 Ca^{2+} 增多→心肌收缩力增强，搏出量增多，产生正性变力作用；NE 与 β_1 受体可加强 4 期 Ca^{2+} 内向电流增多，4 期自动去极化速度加快。窦房结 P 细胞自律性增高，产生正性变时作用；NE 与 β_1 受体结合可增加房室交界慢反应细胞 0 期 Ca^{2+} 内流增多，动作电位上升速度和幅度增加，房室传导速度加快，产生正性变传导作用。

2. 血管的神经支配

支配血管平滑肌的神经纤维可分为缩血管神经纤维和舒血管神经纤维两类。

(1)缩血管神经纤维(vasoconstrictor fiber)：缩血管神经纤维都是交感神经纤维，故又称交感缩血管神经纤维。其节前神经元位于脊髓胸 1 至腰 3 段的中间外侧核内，末梢释放 ACh，节后神经元位于椎旁或椎前神经节内，末梢释放的递质是 NE。NE 与 α 受体结合导致血管平滑肌收缩，NE 与 β 受体结合，导致血管平滑肌舒张，但以收缩血管效应为主。

体内几乎所有血管平滑肌都受交感缩血管神经纤维的支配(毛细血管前括约肌除外)。不同部位血管中缩血管神经纤维分布密度不相同，皮肤＞骨骼肌和内脏＞冠状血管和脑血管，微动脉高于微静脉。在安静状态下，交感缩血管神经纤维持续发放低频冲动(1～3 次/min)称为交感缩血管紧张，使其支配的血管平滑肌保持一定程度的收缩状态。交感缩血管神经兴奋可引起该器官血管床阻力增高，血流量减少。

(2)舒血管神经纤维(vasodilator fiber)：①交感舒血管神经纤维：其末梢释放的递质为ACh，支配骨骼肌血管，安静时，没有紧张性活动，只有在情绪激动或发生防御反应时才发放冲动，使骨骼肌血管舒张，血流量增多。②副交感舒血管神经纤维：其末梢释放的递质为ACh，与平滑肌 M 受体结合，使个别器官(如脑、唾液腺、胃肠道腺体和外生殖器等)血管舒张，血流量增大。

当皮肤受到伤害性刺激时，感觉冲动一方面沿传入纤维向中枢传导，另一方面可在末梢分叉处沿其他分支到达受刺激部位临近的微动脉，使微动脉舒张，局部皮肤出现红晕。这种仅通过轴突外周部分完成的反应，称为轴突反射。这类神经纤维也称背根舒血管神经纤维，其释放的递质还不清楚。

(二)神经血管中枢

神经系统对心血管活动的调节是通过各种神经反射实现的。生理学上将与控制心血管活动有关的神经元的部位称为心血管中枢。

1. 延髓心血管中枢

最基本的心血管中枢位于延髓，在延髓内有心迷走神经元和控制心交感神经与交感缩血管神经活动的神经元，平时都有紧张性活动，分别称为心迷走紧张、心交感紧张和交感缩血管紧张。延髓心血管中枢包括缩血管区、舒血管区、传入神经接替站和心抑制区。

2. 延髓以上的心血管中枢

在延髓以上的脑干部分以及大脑和小脑中也存在与心血管活动有关的神经元，它们所起的作用较延髓心血管中枢更加高级，表现为对心血管活动和机体其他功能之间的复杂的整合。例如，下丘脑就是一个非常重要的整合部位。

(三)心血管反射

1. 颈动脉窦主动脉弓压力感受性反射(baroreceptor reflex)

动脉血压升高→动脉管壁被牵张→颈动脉窦主动脉弓压力感受器的传入冲动增强→窦神经(舌咽神经)和主动脉弓神经(迷走神经)→延髓的孤束核→心迷走神经紧张性加强→心交感神经紧张下降，交感缩血管紧张降低→心率下降，心收缩力减弱，血管阻力降低→血压下降。

上述反射称为降压反射或减压反射。这是一种负反馈调节。反之，当动脉血压降低时，颈动脉窦主动脉弓压力感受器传入冲动减少，通过心血管中枢的整合作用使心迷走紧张性降低，心交感紧张性和交感缩血管紧张性加强，从而使心率加快，心肌收缩力增强，心输出量增加，血管收缩，外周阻力增加，血压升高。在安静状态下，它经常起作用，其生理意义在于使动脉血压保持相对稳定，使心率不至于过快，血管阻力不至于过高，动脉血压保持在正常范围内。在生理学中将动脉压力感受器的传入神经称为缓冲神经。压力感受器最敏感的压力为 100mmHg(13.3kPa)左右，因此在正常动脉血压水平下，压力感受性反射最为敏感。

2. 颈动脉体和主动脉体化学感受性反射

血液中 PO_2↓(过低)，PCO_2↑(过高)，H^+ 浓度过高刺激颈动脉体和主动脉体化学感受器，冲动经窦神经传入孤束核，引起呼吸和心血管活动的改变，称为化学感受性反射。化学感受性反射的效应主要是呼吸加深加快，同时可间接地引起心率加快，心输出量增加。外周血管阻力增大。血压升高，化学感受性反射只有在低氧、窒息、失血、动脉血压过低和酸中毒的情况下才发生作用。

二、体液调节

心血管活动的体液调节是指血液和组织液中一些化学物质对心肌和血管平滑肌的活动发生影响，并起调节作用。

（一）肾素-血管紧张素系统

肾素-血管紧张素系统的生理功能，主要是对体液平衡、摄盐和血压的调节。对体内多数组织、细胞来说，血管紧张素Ⅰ不具有活性。血管紧张素中最重要的是血管紧张素Ⅱ，血管紧张素Ⅱ作用于血管平滑肌，可使全身微血管收缩，动脉血压升高。

（二）肾上腺素和去甲肾上腺素

肾上腺素：可与α、β受体结合，与心肌β_1受体结合，产生正性变时和变力作用，心输出量增加。对于β受体占优势的骨骼肌和肝脏血管，小剂量肾上腺素常引起血管舒张，大剂量肾上腺素也可兴奋α受体，引起血管收缩。

去甲肾上腺素：与血管α受体结合，使全身血管收缩，血压升高；与心肌β_1受体结合，可使心脏活动增强，心率加快，但这种作用常被压力感受性反射性心率减慢所掩盖；与血管β_2受体结合能力较弱。

【同步综合练习】

一、是非判断题(正确填A，错误填B)

1. 心率越快，心每分输出量越多。 （ ）
2. 心室中血液的充盈主要靠心房收缩完成。 （ ）
3. 引起窦房结P细胞动作电位0期去极化是Ca^{2+}内流的结果。 （ ）
4. 工作细胞动作电位2期平台期主要是由于Na^+内流造成的。 （ ）
5. 在心室快速射血期，主动脉瓣和肺动脉瓣打开引起振动，产生第二心音。 （ ）
6. 当外周阻力增高时，动脉血压升高，收缩压虽升高但舒张压升得更高，故脉搏压减小。 （ ）
7. 心室内压升高达峰值的时期是快速射血期末。 （ ）
8. 阈电位的绝对值增大(电位水平下移)，心肌的兴奋性降低。 （ ）
9. 一般情况下，动脉收缩压的高低主要反映心脏搏出量的多少。 （ ）
10. 心肌自律细胞4期自动去极化速度越快，自律性越高。 （ ）
11. 改变心肌初长度而引起心肌收缩强度改变的调节称为异长调节，属于自身调节。 （ ）
12. 心交感神经兴奋，其节后纤维末梢释放去甲肾上腺素，可使心率加快、搏出量增多。 （ ）
13. 心迷走神经兴奋，其节后纤维末梢释放ACh，可使心率加快、搏出量增多。 （ ）
14. 房室瓣的关闭发生在等容收缩期，并产生第一心音。 （ ）
15. 在组织液的生成中，毛细血管血压和血浆胶体渗透压之和是促使液体由毛细血管内

向血管外滤过的力量。 ( )

二、选择题

(一)A 型选择题(单项选择题)。每题有 A、B、C、D、E 五个备选答案,请从中选出一个最佳答案

1. 在血管系统中,主要起弹性储器作用的血管是 ( )
A. 大动脉 B. 小动脉 C. 毛细血管
D. 大静脉 E. 小静脉

2. 下列哪项对心脏每搏输出量的影响称为异长自身调节 ( )
A. 动脉血压 B. 心率 C. 心肌收缩能力
D. 心室舒张期末容积 E. 心室收缩期末容积

3. 心肌不会发生完全强直收缩的原因是 ( )
A. 心肌的有效不应期特别长 B. 肌质网不发达,储存的 Ca^{2+} 少
C. 心肌是功能上的合胞体 D. 心肌有自律性,能自动节律收缩
E. 以上均是正确的

4. 心室肌的前负荷可以用下列哪项来表示 ( )
A. 心室收缩末期容积或压力 B. 心室舒张末期容积或压力
C. 等容收缩期容积或压力 D. 快速射血期容积或压力
E. 等容舒张期容积或压力

5. 心室肌细胞动作电位与骨骼肌细胞动作电位的主要区别是 ( )
A. 0 期去极化的幅度 B. 2 期平台期 C. 3 期复极速度
D. 阈电位水平 E. 0 期去极化速度

6. 下列关于心室肌细胞动作电位离子基础的论述哪一项是错误的 ( )
A. 0 期主要是 Na^+ 内流 B. 1 期主要是 Cl^- 内流
C. 2 期主要是 Ca^{2+} 内流和 K^+ 外流 D. 3 期主要是 K^+ 外流
E. 1 期主要是 K^+ 外流

7. 在一般情况下,收缩压的高低主要反映 ( )
A. 心率的快慢 B. 外周阻力的大小 C. 主动脉管壁的弹性
D. 心脏每搏输出量的多少 E. 血管容量的大小

8. 正常心率过快(超过 180 次/min)时,心输出量减少的原因是 ( )
A. 快速射血期缩短 B. 心室充盈期缩短 C. 等容收缩期缩短
D. 等容舒张期缩短 E. 减慢射血期缩短

9. 心动周期中,心室血液的充盈主要取决于 ( )
A. 心房收缩的挤压作用 B. 胸内负压促进静脉血回流
C. 心室舒张时的“抽吸”作用 D. 骨骼肌活动的挤压作用
E. 静脉回流血突然增多的作用

10. 心肌自律性的高低主要取决于 ( )
A. 0 期去极化速度 B. 阈电位水平 C. 4 期自动去极化速度
D. 动作电位的幅度 E. 最大复极电位水平

11. 主动脉在维持舒张压中起重要作用,这主要是由于主动脉 ( )

A. 口径大　B. 管壁的扩张性和弹性　C. 管壁厚
D. 血流速度快　E. 对血流的摩擦阻力小

12. 心交感神经节后纤维释放的神经递质是 ( )
A. 肾上腺素　B. 去甲肾上腺素　C. γ-氨基丁酸
D. 5-羟色胺　E. 乙酰胆碱

13. 兴奋由心房传导至心室,在房室交界要经过房-室延搁,它的生理意义是 ( )
A. 使心室肌不会产生完全强直收缩　B. 使心房和心室不会同时收缩
C. 使心室肌有效不应期延长　D. 增强心室肌的收缩力
E. 增强心肌的传导性

14. 心室肌细胞动作电位 2 期平台时程的长短,主要取决于 ( )
A. Na^+ 内流速度　B. Cl^- 内流速度　C. K^+ 外流速度
D. Ca^{2+} 内流及 K^+ 外流速度　E. Cl^- 内流及 K^+ 外流速度

15. 在一次心动周期中,左心室压力升高速度最快的是 ( )
A. 心房收缩期　B. 等容收缩期　C. 快速射血期
D. 减慢射血期　E. 等容舒张期

(二)B 型题(配伍选择题)。每组题共用一组备选答案,每题只有一个正确答案,备选答案可重复选用

(1~2 题共用备选答案)
A. 舒张末期心室内压　B. 等容舒张期心室内压　C. 快速射血期心室内压
D. 减慢射血期心室内压　E. 大动脉血压

1. 心室肌收缩的后负荷是指 ( )
2. 在生理情况下,能代表心室肌前负荷的指标是 ( )

(3~4 题共用备选答案)
A. 等容收缩期末　B. 等容舒张期末　C. 快速射血期末
D. 快速充盈期末　E. 减慢射血期末

3. 左心室内压最高的是 ( )
4. 左心室容积最小的是 ( )

(5~6 题共用备选答案)
A. 每搏输出量　B. 每分输出量　C. 射血分数
D. 心指数　E. 动脉血压

5. 比较不同个体之间的心泵功能,宜选用的评定指标是 ( )
6. 心室扩大早期,泵血功能减退时,宜选用的评定指标是 ( )

(7~9 题共用备选答案)
A. 因 Na^+ 内流而产生　B. 因 Ca^{2+} 内流而产生　C. 因 Cl^- 内流而产生
D. 因 K^+ 内流而产生　E. 因 K^+ 外流而产生

7. 窦房结 P 细胞动作电位 0 期去极化 ( )

8. 浦肯野细胞动作电位 0 期去极化 （ ）
9. 心室肌细胞静息电位主要 （ ）

（10～12 题共用备选答案）
A. 毛细血管血压增高
B. 血浆胶体渗透压降低
C. 毛细血管通透性增高
D. 淋巴回流受阻
E. 有效晶体渗透压降低
10. 在心力衰竭时水肿的原因是 （ ）
11. 营养不良或者肝肾疾病时水肿的原因是 （ ）
12. 感染、烧伤、过敏时水肿的原因是 （ ）

（13～15 题共用备选答案）
A. 肾上腺素
B. 去甲肾上腺素
C. 乙酰胆碱
D. 多巴胺
E. 神经肽
13. 心迷走神经节后纤维释放的递质是 （ ）
14. 心交感神经节后纤维释放的递质是 （ ）
15. 交感缩血管神经节后纤维释放的递质是 （ ）

（四）X 型选择题（多项选择题）。每题有 A、B、C、D、E 五个备选答案，请从中选出两个或两个以上正确答案

1. 血液循环的功能有 （ ）
A. 运输营养物质、氧和二氧化碳等物质
B. 在机体组织中通过毛细血管进行物质交换
C. 维持内环境的稳态
D. 帮助实现机体的体液调节
E. 对机体的防卫功能也有作用
2. 等容收缩期的特点是 （ ）
A. 心室容积不发生改变
B. 心室内压上升速度最快
C. 房室瓣和半月瓣都关闭
D. 心室内压低于主动脉压
E. 心室收缩，开始产生第一心音
3. 与骨骼肌细胞相比，心室肌细胞的特点是 （ ）
A. 同步收缩
B. 对细胞外钙离子依赖性大
C. 平台期的存在
D. 不发生完全强直收缩
E. 动作电位持续时间较长
4. 影响组织液生成的因素是 （ ）
A. 毛细血管血压
B. 血浆胶体渗透压
C. 组织液静水压
D. 组织液胶体渗透压
E. 血浆晶体渗透压
5. 减压反射的特点是 （ ）
A. 是一种正反馈调节

B. 对动脉血压急升急降不起作用
C. 当动脉血压升高时,压力感受器传入冲动减少
D. 生理意义在于维持动脉血压的相对稳定
E. 是一种负反馈调节

6. 决定和影响心肌自律细胞的自律性和兴奋性的共同因素是　（　　）
A. 阈电位水平　B. 最大复极电位水平
C. 4 期自动去极化速度　D. 0 期去极化速度和幅度
E. 引起 0 期去极化的离子通道性状

三、填空题

1. 在安静情况下,正常成年人的心率为________,每分心动周期持续时间为________。

2. 在等容收缩期,________瓣被关闭,________瓣仍然处于关闭状态,心室容积________。

3. 心率加快时,心动周期________,收缩期和舒张期都会相应________,而________更为明显。

4. 第一心音产生在________,主要是由于________关闭引起的振动而形成的,标志着心室________的开始,第二心音产生在________,是由于________关闭所引起的振动而形成的,标志着心室________的开始。

5. 心室肌细胞动作电位的平台期的外向离子流是________,内向离子流主要是________。

6. 心肌细胞的有效不应期特别________,相当于整个________和________,这是心肌细胞不会发生________的生理学基础。

7. 形成动脉血压的前提是________________,而________和________则是形成动脉血压的两个基本因素,________________则是缓冲和维持动脉血压的调节因素。

8. 微循环中,________是血液与组织之间的物质交换通路,而________的血流途径主要功能是使一部分血液能迅速回流,________在体温调节中发挥作用。

9. 心交感神经兴奋时,节后纤维释放________,与心肌细胞膜上的________结合,产生正性________、________和________等效应。

10. 心迷走神经兴奋时,节后纤维释放________,与心肌细胞膜上的________结合,产生负性________、________和________等效应。

11. 房室交界的兴奋传导速度________,从而产生________,可使________和________的收缩先后交替进行,从而保证心室的充盈和射血。

12. 单位时间内的静脉回心血量取决于________与________的差,以及静脉对血流的________。

13. 因肾脏疾病导致大量蛋白尿,使________,造成毛细血管中有效滤过压________,组织液的生成________形成水肿。

14. 舒张压随总外周阻力的升高而________,随心率的升高而________。

四、名词解释

1. 心动周期

2. 心输出量

3. 射血分数

4. 脉搏压

5. 中心静脉压

6. 异长自身调节

7. 有效不应期

8. 心指数

五、问答题

1. 在每个心动周期中(以左心室为例),压力、容积、瓣膜开闭和血流方向各有何变化?

2. 试述影响心输出量的因素。

3. 试述心室肌细胞动作电位的特点及形成机制。

4. 试述组织液的生成及其影响因素。

5. 在正常情况下,动脉血压是如何保持相对稳定的?

六、病案分析题

患者,男性,65岁,一年前因头晕、头痛就诊。查体发现血压升高(190/120mmHg),其余未发现异常。现已服降压药1年,治疗后症状好转,舒张压已降至正常,但收缩压仍保持在较高水平(150/70mmHg)。诊断:高血压病。

问题:

1. 高血压的诊断标准是什么?

2. 为什么患者服用降压药后,舒张压降至正常,而收缩压仍保持在较高水平?

【参考答案】

一、是非判断题

1. B 解析:在一定范围内,心率加快可使心输出量增加。但如果心率过快,当超过160次/min时,心动周期缩短,心舒期缩短更明显,心舒期血液充盈量明显减少,故搏出量也明显减少,心输出量也将减少。

2. B 解析:在心室舒张期的最后0.1s,心房才开始收缩,使房内压上升,将血液进一步推动进入仍处于舒张状态的心室,使心室充盈量达到最大值,称为心房收缩期。此期充盈量通常仅占心室总充盈量的25%左右,由于心房壁薄,收缩力不强,收缩时间短,其收缩对心室的充盈起辅助作用。

3. A 解析:窦房结P细胞0期去极化是当膜电位从最大复极电位(-70mV)去极化达到阈电位水平(-40mV)时,细胞膜上的L型钙通道被激活,使钙离子缓慢内流,引起去极化而形成。

4. B 解析:此期复极化极其缓慢,膜电位基本上停滞在0mV水平,持续100~150ms,记录的波形比较平坦,故又称平台期。参与平台期的阳离子主要有两种,一种是K^+外向离子流,另一种主要是Ca^{2+}内向离子流,在2期早期两者处于平衡状态,使膜电位持续保持在0mV上下。

5. B　解析：第二心音标志着心室舒张的开始，发生在心室舒张期；第二心音是由于心室舒张时主动脉瓣和肺动脉瓣迅速关闭，血流返回冲击主动脉壁和肺动脉根部，引起血液、管壁和心室壁的振动而产生。

6. A　解析：外周阻力主要影响舒张压，当外周阻力增高时，心室舒张期流向外周的血量减少，心室舒张末期主动脉内剩余的血量增多，舒张压明显升高。由于舒张末期主动脉内剩余血量明显增多，致使心室进入收缩期后主动脉内的血量增多，收缩压也升高。但血压升高可使血流速度加快，从而使心室期内有较多的血液流到外周，故收缩压升高的程度不如舒张压显著，脉压减小。

7. B　解析：等容收缩期后心室继续收缩，当室内压超过主动脉压时，血液冲开动脉瓣被射入主动脉，心室容积明显缩小，但此时期内由于心室肌强烈收缩，室内压上升并达到峰值。

8. B　解析：影响心肌兴奋性的因素中，最主要的是静息电位（最大复极电位）与阈电位之间的差距，在一定范围内静息电位（最大复极电位）减小或阈电位水平下移，使两者的差值减小，可使兴奋性升高；反之，当静息电位（最大复极电位）增大或阈电位水平上移，使两者的差值增大，可使兴奋性降低。

9. A　解析：在一般情况下，收缩压的高低主要反映搏出量的多少。

10. A　解析：在最大复极电位和阈电位水平不变的情况下，4 期自动去极化速度越快，达到阈电位所需时间越短、自律性越高；反之，则自律性降低。

11. A　解析：通过改变心肌初长度而引起心肌收缩力（收缩强度）改变的调节，称为异长自身调节。

12. A　解析：当心交感神经兴奋时，其节后纤维末梢释放去甲肾上腺素（NE），与心肌细胞膜上的 β_1 受体结合，对心脏具有兴奋作用，具体表现为使心率加快、心肌收缩力增强及房室传导速度加快，即具有正性变时、变力和变传导作用。

13. B　解析：当心迷走神经兴奋时，其节后纤维末梢释放乙酰胆碱（ACh），与心肌细胞膜上的 M 受体结合，对心脏具有抑制作用，具体表现为使心率减慢、心肌收缩力减弱及房室传导速度减慢，即具有负性变时、变力和变传导作用。

14. A　解析：心室充分充盈后开始收缩（心房收缩完成），室内压迅速升高。当室内压超过房内压时，心室内的血液推动房室瓣关闭，因而血就不会倒流入心房。由于心室肌收缩开始时房室瓣关闭，引起心室内血液和室壁的振动，以及心室射血冲击动脉壁和血液湍流引起的振动。

15. B　解析：组织液是由血浆经毛细血管壁滤过而生成的。组织液生成的动力是有效滤过压。有效滤过压的大小取决于四个因素，即毛细血管血压、组织液胶体渗透压、血浆胶体渗透压和组织液静水压。其中，毛细血管血压与组织液胶体渗透压之和是促进液体从毛细血管内向外滤过的动力，而血浆胶体渗透压与组织液静水压则是促进液体从毛细血管外向内重吸收的动力。

二、选择题

(一)A 型选择题

1. A　解析：在血液循环系统中弹性储器血管是指主动脉、肺动脉的主干及其发出的最大分支。

2. D　解析：心室肌在收缩之前所承受的负荷称为前负荷，心室肌的初长度取决于心室舒张末期容积。在一定范围内,心室舒张末期容积增大,心肌的初长度就延长,心肌收缩力增强,搏出量就增多,但超出一定范围后,搏出量就减少。这种通过改变心肌初长度而引起心肌收缩力改变继而影响搏出量的调节,称为异长自身调节。

3. A 解析:细胞发生一次兴奋后,从动作电位0期去极化开始到复极化3期膜电位达到-60mV这段时间内,无论给予多强的刺激,都不会产生动作电位,称为有效不应期(ERP)。与骨骼肌相比,心肌细胞的有效不应期特别长(数百毫秒),包括整个收缩期和舒张早期,在此期内任何刺激均不能引起新的动作电位及收缩,故心肌不会出现骨骼肌那样的完全强直收缩。

4. B 解析:心室肌在收缩之前所承受的负荷,称为前负荷,可使心肌在收缩之前处于某种被拉长状态,即具有一定的初长度。心室肌的初长度取决于心室舒张末期的血液充盈量。换言之,心室舒张末期容积相当于心室肌的前负荷。

5. B 解析:心室肌细胞动作电位2期复极化速度极其缓慢,膜电位基本停滞在0mV水平,持续100~150ms,记录的波形比较平坦,故又称平台期。平台期的存在是快反应心肌细胞动作电位时程较短的主要原因,也是区别于神经、骨骼肌细胞动作电位的主要特征。

6. B 解析:心室肌细胞复极1期(快速复极化初期),膜内电压从+30mV迅速下降到0mV左右,历时10ms。1期的快速复极主要由瞬时性外向电流(I_{to})引起,其主要成分是K^+。

7. D 解析:当每搏输出量增大时,心室收缩期射入主动脉的血量增多,主动脉管壁所承受的压强也增大,故收缩压明显增高。

8. B 解析:心率的增加可使每分输出量明显增加,但若心率超过160次/min,心动周期将缩短,将使心室舒张期明显缩短,心舒期充盈量和搏出量明显减少,导致心输出量下降。

9. C 解析:心室结束收缩期后射血中止,心室开始舒张,室内压下降,当低于主动脉压时,主动脉瓣关闭,防止血液倒流入心室。但此时室内压仍高于房内压,房室瓣仍处于关闭状态。心室须继续舒张,室内压继续下降,一旦低于房内压,血液冲开房室瓣,沿房室之间的压力梯度快速流入心室。此时,由于心室舒张、室内压下降,甚至成为负压,心房和心室之间形成很大的压力梯度,可对心房内的血液形成“抽吸”作用,使心房甚至大静脉的血液快速流入心室。

10. C 解析:在最大复极电位和阈电位水平不变的情况下,4期自动去极化速度越快,达到阈电位所需时间越短,自律性越高;反之,则自律性降低。

11. B 解析:主动脉、肺动脉主干及其发出的最大分支称为弹性储器血管。此类血管的管壁厚,含有丰富的弹性纤维,具有良好的弹性和扩张性。当心室舒张射血时,大动脉管壁发生弹性扩张,可容纳较多的血液,并使射血期动脉血压(收缩压)不至于过高。当心室舒张时,大动脉管壁发生弹性回缩,推动大动脉内的血液继续流向外周,这一方面将心室间断的射血转变为动脉内连续的血流,另一方面又使舒张期动脉血压(舒张压)不至于过低。

12. B 解析:心脏受心交感神经和心迷走神经双重支配。心交感神经节后纤维组成心脏神经丛,支配心脏各个部分(包括窦房结、房室交界、房室束、心房肌和心室肌)。当心交感神经兴奋时,末梢释放去甲肾上腺素,作用于心肌细胞膜上的β_1受体,引起正性变时、变力和变传导作用,表现为心率加快,心缩力和心传导增强,心输出量增加,血压升高。

13. B 解析:兴奋在心脏不同部位传导的速度不同。兴奋从窦房结开始传导到各个心室大约需要 0.22s，其中兴奋传遍左右心房仅需 0.06s，两侧心房肌细胞几乎同步兴奋和收缩；兴奋传遍左右心室也仅需 0.06s，故两侧心室也几乎同步收缩。但兴奋通过房室结区的传导速度很慢，约需 0.1s 的时间延搁，称为房-室延搁。房-室延搁的意义在于使心房收缩完毕后心室才开始收缩，避免心房和心室收缩重叠的现象，保证心室内有足够的血液充盈，从而有利于心室射血。

14. D 解析：心室肌细胞 1 期复极到接近于零电位时，便进入动作电位的复极 2 期。在 2 期内，复极化速度极其缓慢，膜电位几乎停滞于同一水平而形成平台，故 2 期又称平台期。平台期的形成是由于该期间外向电流(K^+)外流和内向电流(主要是 Ca^{2+})内流同时存在。平台期在心室肌细胞占时约 100～150ms，是快反应心肌细胞动作电位时程较长的原因，也是区别于神经、骨骼肌细胞动作电位的主要特征。

15. C 解析：心室收缩期后，心室继续收缩，当心室内压升高超过主动脉压时血液冲开动脉瓣被射入主动脉。由于心室和主动脉之间的压力差，以及心室的强烈收缩，心室内血液快速射入主动脉。此期射血量大，流速快，心室射出的血液量占总射血量的 2/3，故称为快速射血期，历时 0.1s。由于心室内的血液很快被射入主动脉，心室容积明显缩小，此时期内由于心室肌强烈收缩，室内压上升并达到峰值。

(二)B 型题

1～2. E、A 心室肌开始收缩后所遇到的负荷称为后负荷，即大动脉血压。心室肌在收缩前所承受的负荷称为前负荷，心室舒张末期容积相当于心室肌的前负荷(心室舒张末期心室内压)。

3～4. C、E 快速射血期，历时约 0.1s。由于心室内的血液很快被射入主动脉，心室容积明显缩小，此时期内由于心室肌强烈收缩，室内压上升并达到峰值。减慢射血期，历时约 0.15s。此时室内压已略低于主动脉压，但因血液具有较高的动能，故仍能依靠惯性作用逆压力梯度继续流入主动脉。此期射血量约占总射血量的 1/3，心室容积继续缩小至最低值。

5～6. D、C 心指数是评价不同身材、不同个体心功能较好的指标。当心功能减退，心室异常扩大时，由于心室舒张末期容积增加，即使搏出量可能与正常无明显差异，但射血分数已明显下降。因此，与搏出量相比，射血分数更能准确地反映心脏的泵血功能，对早期发现心脏泵血功能异常具有十分重要的意义。

7～9. B、A、E 窦房结细胞 0 期去极化是当膜电位从最大复极电位(−70mV)自动去极化达阈电位水平(−40mV)时，细胞膜上 L 型 Ca^{2+} 通道被激活，使 Ca^{2+} 缓慢内流，引起去极化而形成。浦肯野细胞 0 期由快钠通道介导，去极化速度比心室肌细胞还快、幅度还大，属快反应自律细胞。心室肌细胞的静息电位稳定，为−90～−80mV。其形成机制与神经、骨骼肌细胞的静息电位形成机制基本相同，即在静息状态下细胞膜对 K^+ 具有较高通透性，主要由 K^+ 顺浓度梯度由膜内向膜外扩散，最终达到 K^+ 的平衡电位而产生。

10～12. A、B、C 在心力衰竭时，中心静脉压升高。体循环静脉回流受阻，使体循环毛细血管血压升高而导致全身水肿。营养不良时蛋白质摄入不足、肝脏疾病使蛋白质合成减少或某些肾脏疾病使蛋白质随尿液排出体外均可使血浆蛋白质浓度降低，血浆胶体渗透压下降及有效滤过压升高，使组织液生成增多而发生水肿。在正常情况下，血浆蛋白几乎不能通过毛细血管壁。但在感染、烧伤及过敏时毛细血管壁通透性增高，则可使部分血浆蛋白滤出和血浆胶体渗透压降低，而组织液胶体渗透压及有效滤过压升高，导致组织液生成增多而发生水肿。

13～15. C、B、B 支配心脏的心迷走神经属于副交感神经，心迷走神经节后纤维末梢释放递质乙酰胆碱（ACh），作用于心肌细胞膜上的 M 型胆碱能受体，引起心房肌收缩减弱、心率减慢和房室传导速度减慢，即具有负性变时、变力和变传导作用。支配心脏的心交感神经节后纤维末梢释放去甲肾上腺素（NE），作用于心肌细胞膜上的 β 肾上腺素能受体（以 β_1 受体为主），引起心肌收缩力增强、心率加快和房室传导速度加快，即具有正性变时、变力和变传导作用。交感缩血管神经纤维节后神经纤维末梢释放的递质为去甲肾上腺素（NE）。血管平滑肌上有 α 和 β_2 两类肾上腺素能受体。去甲肾上腺素与 α 受体结合的能力较强，而与 β_2 受体结合的能力较弱，故交感缩血管神经纤维兴奋时的主要效应是收缩血管。

（三）X 型选择题

1. ABCDE 解析：血液在循环系统内沿一定方向周而复始地流动，称为血液循环。血液循环的主要功能是完成体内的物质运输（如营养物质、代谢产物、激素、氧气、二氧化碳和水等），保证新陈代谢的正常进行，实现机体的体液调节。机体内环境稳态的维持和血液免疫防御功能的实现也依赖于血液的循环流动。血液循环的功能一旦发生障碍，机体的新陈代谢便不能正常进行，机体的稳态将遭到破坏，甚至危及生命。

2. ABCDE 解析：心室收缩首先进入等容收缩期，心室是充分充盈后开始收缩，室内压迅速升高。当室内压超过房内压时，心室内的血液推动房室瓣使之关闭，此时产生了第一心音，因而血液不会倒流入心房，但此时室内压仍低于主动脉压，因此，主动脉瓣仍处于关闭状态，心室暂时成为一个封闭的腔。由于封闭的心室腔内充满了不可压缩的血液，心室肌强烈收缩而不射血，使室内压急剧升高，但心室的收缩不能改变心室的容积，故此期称为等容收缩期。

3. ABCDE 解析：心室肌细胞动作电位与神经和骨骼肌细胞动作电位有很大区别，主要在于复极化过程较复杂。动作电位去极相与复极相不对称。动作电位分为 0、1、2、3、4 五个时期，2 期时 Ca^{2+} 缓慢而持久地内流与膜内 K^+ 外流处于平衡状态，使膜电位持续保持在 0mV 上下，这期持续时间为 100～150ms，故 2 期又称为平台期。平台期的存在使快反应心肌细胞的动作电位时程较长，这也是区别于神经、骨骼肌细胞动作电位的主要特征。同时，心肌细胞（工作细胞）还有能接受刺激发生收缩反应的能力，称心肌的收缩性。尽管收缩机制与骨骼肌相似，但不完全相同，具有其自身的特点，即由于心肌细胞兴奋性周期的有效不应期特别长，相当于整个收缩期和舒张早期，在有效不应期内，心肌细胞不会接受任何刺激而产生兴奋收缩反应，因此心肌细胞不会产生完全强直收缩现象。心肌细胞之间有低电阻的闰盘存在，兴奋可通过缝隙连接在心肌细胞间迅速传播，使整个心房或整个心室成为一个功能合胞体，从而保证了心房或心室几乎同步收缩，也称为“全或无”式收缩。由于心肌细胞的肌质网不如骨骼肌发达，Ca^{2+} 储备量很少，因此心肌兴奋-收缩耦联过程中所要的 Ca^{2+} 高度依赖于细胞外 Ca^{2+} 的内流。

4. ABCD 解析：组织液是由血浆经毛细血管壁滤出而形成的。组织液生成的动力是有效滤过压，而有效滤过压的大小取决于四个因素，毛细血管血压、组织液胶体渗透压是促进液体从毛细血管内向外滤过的动力，而血浆胶体渗透压和组织液静水压则是促进液体从毛细血管外向内重吸收的动力。有效滤过压＝（毛细血管血压＋组织液胶体渗透压）－（血浆胶体渗透压＋组织液静水压）。

5. DE 解析:颈动脉窦主动脉弓压力感受性反射属于负反馈调节,对主动脉血压具有双向调节作用,是维持动脉血压相对稳定的重要反射。需要强调的是,压力感受器对血压突然变化敏感,而对血压的缓慢变化不敏感,故该反射在动脉血压的长期调节中并不起重要作用。当动脉血压突然升高时,颈动脉窦、主动脉弓压力感受器的传入冲动增多,通过心血管中枢的整合作用,使心迷走紧张性加强,心交感紧张性和交感缩血管紧张性降低,从而使心迷走神经兴奋,心交感神经和交感缩血管神经抑制,最终使心率减慢,心肌收缩力减弱,心输出量减少,血管舒张,外周阻力降低,动脉血压下降;反之,当动脉血压突然降低时,通过反射的升压效应使降低的血压升高恢复到正常。

6. AB 解析:决定和影响心肌自律细胞自律性和兴奋性的共同因素是:最大复极电位与阈电位之间的差距。

三、填空题

1. 75 次/min 0.8s
2. 房室 动脉 不变
3. 缩短 缩短 舒张期缩短
4. 等容收缩期初 房室瓣 收缩 等容舒张期初 主、肺动脉瓣 舒张
5. K^+ 外流 Ca^{2+} 内流
6. 长 收缩期 舒张早期 完全强直收缩
7. 循环系统内有足够的血液充盈 外周血管阻力 心肌收缩 大动脉的弹性储器作用
8. 迂回通路 直捷通路 A-V 吻合支
9. 去甲肾上腺素 β_1 受体 变力 变时 变传导
10. 乙酰胆碱 M 受体 变力 变时 变传导
11. 很慢 房-室延搁 心房 心室
12. 外周静脉压 中心静脉压 阻力
13. 血浆蛋白浓度降低 升高 增多
14. 升高 升高

四、名词解释

1. 心动周期:心脏一次收缩和舒张,构成一个机械活动周期,称为心动周期。

2. 心输出量:指每分钟一侧心室收缩射出的血量。它等于每搏输出量乘以心率。正常成年人安静时的心输出量约为 5L/min。

3. 射血分数:搏出量占心室舒张末期容积的百分比。射血分数=搏出量/心室舒张末期容积×100%。安静状态健康成年人的射血分数为 55%~65%。

4. 脉搏压:收缩压与舒张压的差值称为脉搏压。

5. 中心静脉压:通常将腔静脉和右心房内的压力称为中心静脉压。中心静脉压的大小可反映心脏的功能状态和静脉回心血量的多少。

6. 异长自身调节:即心脏前负荷对搏出量的影响。心脏前负荷通常用心室舒张末期容积和压力表示。一定限度内,心脏前负荷愈大,搏出量愈多。由于这种变化是通过改变心肌的初长度实现的,故称异长自身调节。

7. 有效不应期:细胞发生一次兴奋后,从动作电位的 0 期去极化开始到复极化 3 期膜电

位达到－60mV这段时间内，无论给予多强的刺激也不会产生动作电位，称为有效不应期。

8. 心指数：以每平方米体表面积计算的心输出量称为心指数。空腹和安静状态下的心指数称为静息心指数。我国中等身材成年人的体表面积为1.6～1.7m^2，空腹和安静状态下的心输出量为5.0～6.0L/min，心指数为3.0～3.5L/(min·m^2)。但同一个体在不同生理状况下也可发生变化，心指数是评价不同身材、不同个体心功能较好的指标。

五、问答题

1. 在每个心动周期中(以左心室为例)，压力、容积、瓣膜开闭和血流方向各有何变化？

答：在一个心动周期中，心脏泵血过程包括射血和充盈过程。通常以心房开始收缩作为描述一个心动周期的起点。

(1)心房收缩与舒张期：心房收缩开始之前，心脏正处于全心舒张期，心房、心室内压都较低，但心房压相对高于心室压，房室瓣处于开启状态，而此时心室内压远比主动脉压低，故半月瓣处于关闭状态，于是心房开始收缩，心房内压升高，心房内血液被挤入已经充盈了血液但仍处于舒张状态的心室，使心室内压力升高，心室血液充盈量得到进一步的增加。心房收缩持续0.1s后进入舒张期。

(2)心室收缩期：又可分为等容收缩期和射血期。

①等容收缩期：心房进入舒张期后不久，心室开始收缩，心室内压力开始升高，当室内压超过房内压时房室瓣关闭。这时，室内压尚低于主动脉压，半月瓣仍处于关闭状态，此时两瓣膜均处于关闭状态，心室成为一个封闭腔，血液暂时停留在心室内，此时心室容积并没改变，持续约0.05s。

②快速射血期：等容收缩期后，心室肌继续收缩，室内压进一步升高，当超过主动脉压时，半月瓣开放，血液快速射入主动脉。此期特点是心室容积迅速缩小，此期末室内压升至最高，射血速度很快，主动脉压也随之升高，持续0.10s。

③减慢射血期：在快速射血期后，由于大量血液从心室射入主动脉，心室内血液减少，心室肌收缩减弱，心室容积缩小相应变得缓慢，射血速度逐渐减慢，射血量减少。在其后段，心室内压已低于主动脉压，但由于受到心室肌收缩的挤压作用，血液仍具有较大的动能和惯性，使心室内血液还在继续射入主动脉，持续0.15s。

(3)心室舒张期：又可分为等容舒张期和充盈期。

①等容舒张期：心室开始舒张后，室内压急剧下降，当其低于主动脉压时，主动脉的血流逆流向心室，推动半月瓣关闭。这时室内压仍高于房内压，房室瓣仍处于关闭状态，心室又成了封闭腔。此时心室肌继续舒张，心室内压以极快的速度大幅度下降，但容积并没有改变(持续0.06～0.08s)。

②快速充盈期：心室肌继续舒张，室内压继续下降，一旦室内压低于房内压，血液由心房迅速流入心室，即靠心室舒张的抽吸作用使心室充盈。

③减慢充盈期：心室快速充盈后，随着心房内血液不断流入心室，使房室和大动脉之间的压力梯度逐渐减小，血液继续以较慢的速度充盈心室，心室容积进一步增大。

心室泵血过程概括如下：心室开始收缩→室内压升高＞房内压→房室瓣关闭→心室继续收缩，室内压继续升高，超过主(肺)动脉压→主(肺)动脉瓣开放→血液由心室流向动脉→室内容积减小。

心室开始舒张→室内压＜主(肺)动脉压→主(肺)动脉瓣关闭→心室继续舒张，室内压继续降低＜房内压→房室瓣开放→血液由心房流入心室，室内容积增大，随后心房收缩→心室充盈量进一步增多。

2. 试述影响心输出量的因素。

答：心输出量是指心每分输出量，等于心率与搏出量的乘积，所以能影响两者的因素均可影响心输出量。

(1)搏出量的调节：搏出量的多少取决于心室肌收缩的强度和速度，心肌收缩愈强、速度愈快，射出的血量也就愈多。因此，凡能影响心肌收缩强度和速度的因素都能影响搏出量，而搏出量的调节正是通过改变心肌收缩强度和速度来实现的，主要是由心肌初长度改变引起的异长自身调节、心肌收缩能力改变引起的等长自身调节和动脉血压改变引起的后负荷的调节实现的。

①异长自身调节：是指心肌细胞本身初长度的变化而引起心肌收缩强度的改变。在心室其他条件不变的情况下，凡是影响心室充盈量的因素，都能引起心肌细胞本身初长度的变化，从而通过异长自身调节使搏出量发生改变。心室充盈量是静脉回心血量和心室射血后余血量的总和，因此，凡是影响两者的因素都能影响心室充盈量。静脉回心血量受心室舒张充盈持续时间和静脉回流速度的影响，心室舒张充盈持续时间长，充盈量大，搏出量增加；静脉回流速度愈快，充盈量愈大，搏出量愈多。余血量的增减对心输出量的影响，主要取决于心室总充盈量是否改变以及发生何种变化。异长自身调节也称 Starling 机制，其主要作用是对搏出量进行精细调节。体位改变或动脉压突然增高，以及在左、右心室搏出量不平衡等情况下出现充盈量的微小改变，可以通过异长自身调节来改变搏出量，使之与充盈量达到新的平衡；其他情况下其调节作用不大。

②等长自身调节：是指心肌收缩能力的改变而影响心肌收缩强度和速度，使心脏搏出量发生改变。横桥联结数和肌凝蛋白的 ATP 酶活性是控制收缩能力的主要因素。凡能增加兴奋后胞浆 Ca^{2+} 浓度和(或)肌钙蛋白对 Ca^{2+} 的亲和力的因素，均可增加横桥联结数，使收缩能力增强。儿茶酚胺能激活 β 受体，使 CAMP 浓度增加，导致胞浆 Ca^{2+} 浓度增加，从而使横桥结合增多，收缩能力增强。如果肌钙蛋白对 Ca^{2+} 的亲和力增加，那么横桥联结数增多，收缩力增强。

③后负荷对搏出量的影响：心室肌后负荷是就动脉血压而言的。在心率、前负荷(心肌初长度)和收缩力不变的情况下，如动脉压增高，则等容收缩期延长而射血期缩短，同时心室肌缩短的程度和速度均减小，射血速度减慢，搏出量减少。另一方面，搏出量减少造成心室内余血量增加，通过异长自身调节，使搏出量恢复正常。随着搏出量的恢复，并通过神经体液调节加强心肌收缩能力，使心室舒张末期容积也恢复到原有水平。

(2)心率对心输出量的影响：正常成年人在安静状态下，心率为 60～100 次/min，平均 75 次/min。在一定范围内，心率增快，心输出量增加。但是，如果心率过快，超过每分钟 160～180 次时，心动周期缩短，心舒期缩短得更多，致心室充盈时间明显缩短，充盈量减少，心输出量亦开始下降。心率低于每分钟 40 次时，心舒期则又过长，心室充盈接近最大限度，再延长心舒时间，也不会增加心室充盈量，尽管每搏输出量增加，但由于心率过慢而致心输出量减少。由此可见，心率最适宜时心输出量最大，而心率过快或过慢时心输出量都会减少。

3. 试述心室肌细胞动作电位的特点及形成机制。

答：心室肌细胞动作电位的波形去极相(上升支)与复极相(下降支)不对称。动作电位可分为 0、1、2、3、4 五个时期。

(1)0 期(快速去极化期):心室肌细胞受到窦房结传来的刺激,心肌细胞上部分 Na^+ 通道开放和少量 Na^+ 内流,造成膜的部分去极化,当刺激强度达到阈值时,去极化即达到阈电位(-70mV),膜上电压门控 Na^+ 通道大量、全部开放,Na^+ 顺电-化学梯度由膜外快速进入膜内,进一步使膜去极化,膜内电位向正电位转化,约为+30mV,即形成 0 期。

(2)1 期:此时 Na^+ 通道失活而关闭,同时有瞬时性外向电流(I_{to})的激活,K^+ 是 I_{to} 主要离子成分,故 1 期主要由 K^+ 瞬时性外向电流所引起。

(3)2 期:是同时存在的内向离子流(主要由 Ca^{2+} 及少量 Na^+ 负载)和外向离子流(称 I_{k1},由 K^+ 携带)处于平衡状态的结果,膜电位稳定于 0 电位水平。

(4)3 期:此时 Ca^{2+} 通道完全失活而关闭,内向离子流终止,外向 K^+ 流(I_{k1})随时间而递增,膜内电位越负,K^+ 的通透性就越高,使膜的复极化越来越快,直到复极化完成。

(5)4 期:4 期开始后,细胞膜的离子主动转运能力加强,排出内流的 Na^+ 和 Ca^{2+},摄回外流的 K^+,使细胞内外离子浓度得以恢复。

4. 试述组织液的生成及其影响因素。

答:组织液是血浆滤过毛细血管壁而形成的,其生成量主要取决于有效滤过压。生成组织液的有效滤过压=(毛细血管血压+组织液胶体渗透压)-(血浆胶体渗透压+组织液静水压)。毛细血管动脉端有液体滤出,而静脉端液体被重吸收,组织液中少量液体进入毛细淋巴管,形成淋巴液。上述与有效滤过压有关的四个因素变化时,均可影响组织液生成。

(1)毛细血管血压:假设其他因素不变,如果毛细血管血压升高,有效滤过压则增大,组织液的生成就增多,从而导致水肿。当右心衰竭时,中心静脉压升高,体循环静脉回流受阻,使体循环毛细血管血压增高而导致全身水肿;当左心衰竭时,肺部毛细血管血压升高,从而导致肺水肿。如果局部静脉受到肿瘤压迫或栓塞,将会导致其上游的毛细血管血压升高,引起局部组织水肿。

(2)血浆胶体渗透压:是组织液生成的阻力,当其降低时可使有效滤过压升高,组织液生成增多而导致组织水肿。营养不良时蛋白质摄入不足、肝脏疾病使蛋白质合成减少或某些肾脏疾病导致蛋白质随尿液排出体外,均可使血浆蛋白浓度降低,血浆胶体渗透压下降及有效滤过压升高,使组织液生成增多而出现水肿。

(3)毛细血管壁通透性:在正常情况下,血浆蛋白几乎不能通过毛细血管壁,但在感染、烧伤及过敏时毛细血管壁通透性增高,则可使部分血浆蛋白滤出和血浆胶体渗透压降低,而组织液胶体渗透压及有效滤过压升高,导致组织液生成增多而发生水肿。

(4)淋巴液回流:由于大约有 10%的组织液需经淋巴系统回流入血,故淋巴循环是否通畅会影响组织液的回流。丝虫病或肿瘤压迫导致淋巴管阻塞时,淋巴回流受阻,在受阻部位以前的组织间隙中则有组织液积聚而出现局部水肿。

5. 在正常情况下,动脉血压是如何保持相对稳定的?

答:主要是通过颈动脉窦主动脉弓压力感受性反射。当动脉血压升高时,动脉管壁被扩张,颈动脉窦、主动脉弓压力感受器兴奋,分别经窦神经和主动脉神经传入冲动至延髓孤束核后,再到延髓腹外侧等区域的心血管运动中枢,使心迷走紧张性加强,心交感和交感缩血管紧张性降低,导致心率减慢,心肌收缩力减弱,心输出量减少,血管舒张,外周阻力降低及动脉血压下降;反之,当动脉血压降低时,颈动脉窦、主动脉弓压力感受器的传入冲动减少,使心迷走紧张性降低，心交感和交感缩血管紧张性加强，从而使心率加快，心肌收缩力增强，心输出量增加，血管收缩，外周阻力增加，血压升高。由此可见，此反射属于负反馈调节，是维持动脉血压相对稳定的最重要反射。

六、病案分析题

答：1. 高血压的定义是指收缩压和（或）舒张压持续升高。国际诊断高血压的统一标准是收缩压≥140mmHg 和（或）舒张压≥90mmHg。

2. 高血压是临床上的常见病，随着年龄的增长，发病率也就逐渐升高。老年人血管壁硬化，顺应性降低。若主动脉硬化，则其弹性储器作用降低，当心脏射血时，主动脉缓冲收缩压升高的作用减弱，引起收缩压升高，而维持舒张压的作用减弱，导致舒张压降低，从而使脉压增大。由于老年人微小动脉也硬化，引起外周阻力增大，于是心舒期留在大动脉内的血液增多，导致舒张压也会升高。绝大多数降压药是通过舒张小血管，降低外周阻力来达到治疗目的的。该患者年龄较大，存在一定程度的动脉硬化，管壁的顺应性下降，对血压的缓冲作用减弱，药物虽然能降低舒张压，但收缩压仍保持在较高水平，导致脉压明显增大。

（周文琪　付朝波）

第五章　呼　吸

第一节　肺通气

【教学目标】

掌握　肺通气原理(包括肺通气的原动力、直接动力,肺内压、胸膜腔负压、肺通气的弹性阻力和顺应性)。

熟悉　肺总量、深吸气量、功能余气量、肺活量、用力呼气量、无效腔和肺泡通气量的概念。

【知识要点】

呼吸(respiration)是机体与外界环境之间进行气体交换的过程。

整个过程由三个紧密联系并同时进行的环节组成。①外呼吸(external respiration),是指外界环境与血液在肺部进行的气体交换,它包括肺通气(肺与外界环境之间的气体交换过程)和肺换气(肺泡与肺毛细血管血液之间的气体交换过程)。②气体在血液中的运输。③内呼吸(internal respiration),是指组织细胞与组织毛细血管血液之间的气体交换以及组织细胞内的生物氧化过程。

一、肺通气的原理

(一)肺通气的动力

肺通气(pulmonary ventilation)是指肺与外界环境之间的气体交换过程。肺内压和大气压之间的压力差是肺通气的直接动力。呼吸肌的收缩和舒张是肺通气的原动力。

1. 呼吸运动

呼吸肌的收缩和舒张引起的胸廓节律性运动称为呼吸运动(respiratory movement),分为吸气运动和呼气运动。平静呼吸时,吸气是由主要吸气肌(膈肌和肋间外肌)主动收缩实现的,因此吸气是一个主动过程;呼气时呼气肌基本上没有收缩活动,而是因膈肌和肋间外肌的舒张而实现的,因此它是一个被动过程。当机体活动增强或通气阻力增大时,呼吸运动将加深加快,吸气时更多的吸气肌参与收缩;而呼气时,不仅有吸气肌舒张,呼气肌也主动参与收缩,这种呼吸形式称为用力呼吸(forced breathing),此时吸气、呼气都是主动的过程。

2. 肺内压

肺内压(intrapulmonary pressure)是指肺泡内的压力,其在呼吸运动中呈周期性变化。平静吸气初,肺内压＜大气压;平静呼气初,肺内压＞大气压;平静吸气末和平静呼气末,肺内压＝大气压。

3. 胸膜腔内压

在肺和胸廓之间存在一个潜在密闭的腔隙，它是由覆于肺表面的脏层胸膜和紧贴胸廓内壁的壁层胸膜组成，即胸膜腔（pleural cavity）。胸膜腔内的压力称为胸膜腔内压（intrapleural pressure），平静呼吸过程中，胸膜腔内压始终比大气压低（即负压），它的形成与脏层胸膜和壁层胸膜所受到的压力有关，即胸膜腔内压＝肺内压－肺回缩压。它的生理意义在于：①肺的扩张；②促进血液和淋巴液的回流。胸膜腔负压存在的前提条件是胸膜腔必须是密闭的，一旦胸膜腔密闭性丧失，胸膜腔与大气相通，形成气胸，胸膜腔负压不复存在，肺因其弹性回缩而萎陷，影响肺通气。

（二）肺通气的阻力

肺通气的阻力分为弹性阻力和非弹性阻力。

1. 弹性阻力和顺应性

弹性物体受到外力作用时发生变形而复位的力称为弹性阻力（elastic resistance），可用顺应性来衡量。

（1）肺的顺应性（lung compliance，C_L）：顺应性是指弹性组织在外力作用下发生变形的难易程度，它与弹性阻力呈反变关系。

（2）肺的弹性阻力：肺在被扩张时产生弹性阻力。肺虽是弹性组织，但其本身不具有主动张缩的能力，在呼吸运动过程中，由于胸膜腔的存在，它始终被胸廓牵引而呈被动扩张的状态，故其弹性阻力就是肺依其弹性回缩产生的回缩力，它与肺扩张的方向是相反的，故为吸气的阻力，但却有助于呼气。

肺弹性阻力的来源，一是由肺组织本身的弹性成分（占 1/3）组成，二是肺泡表面的液体层与肺泡内气体之间的液-气界面形成的表面张力（占 2/3）组成。肺泡表面张力（surface tension）力图使肺泡回缩，且与肺泡半径呈反比。

肺泡表面活性物质由肺泡Ⅱ型细胞合成、分泌，主要成分是二棕榈酰卵磷脂，其作用是降低肺泡表面张力。其生理意义是：①稳定大小肺泡的稳定性；②防止肺水肿发生；③降低吸气阻力，利于肺扩张。

临床上发生肺气肿时，肺弹性成分大量破坏，肺回缩力减小，顺应性增大，弹性阻力减小，患者表现为呼气困难。在肺充血（肺炎、肺水肿）、肺纤维化或是肺表面活性物质减少时，肺顺应性降低，弹性阻力增加，患者表现为吸气困难。

（3）胸廓的弹性阻力：胸廓的弹性阻力来自胸廓的弹性成分，且视胸廓所处的位置而定。当胸廓处于自然位置时，胸廓无变形，不表现出弹性阻力；当胸廓回缩时，弹性阻力向外，是吸气的动力，呼气的阻力；当胸廓扩大时，弹性阻力向内，成为吸气的阻力，呼气的动力。

2. 非弹性阻力

肺通气过程中的非弹性阻力包括惯性阻力、黏滞阻力和气道阻力，其中气道阻力来自气体流经呼吸道时气体分子间和气体分子与气道壁之间的摩擦，占 80%～90%，它的增加是临床上引起通气障碍的常见原因。

二、肺通气功能的评价

(一)肺容积(表 5-1)和肺容量(表 5-2)

表 5-1 肺容积

潮气量(TV)	补吸气量(IRV)	补呼气量(ERV)	余气量(RV)
每次呼吸吸入或呼出的气量	平静吸气末再尽力吸气所能吸入的最大气量	平静呼气末再尽力呼气所能呼出的最大气量	最大呼气后仍残留于肺内不能呼出的气量
400～600ml	1500～2000ml	900～1200ml	1000～1500ml

表 5-2 肺容量

深吸气量(IC)	功能余气量(FRC)	肺活量(VC)
平静呼气末做最大吸气时所能吸入的气量	平静呼气末所残留于肺内的气量	尽力吸气后,再尽力呼气,所能呼出的最大气量
补吸气量＋潮气量	补呼气量＋残气量 2500ml	潮气量＋补吸气量＋补呼气量 正常成年男性:3500ml 正常成年女性:2500ml

1. 用力肺活量

让受试者尽力吸气至肺总容量后,再尽力尽快呼气所能呼出的最大气体量,称为用力肺活量(forced vital capacity, FVC)。用力呼气量(forced expiratory volume)也称为时间肺活量(timed vital capacity, FEV),指尽力吸气后再尽力尽快呼气,在一定的时间内所能呼出的气量,以第 1 秒、第 2 秒、第 3 秒内所呼出的气量占用力肺活量的百分数表示,FEV_1/FVC 为 83%,FEV_2/FVC 为 96%,FEV_3/FVC 为 99%,其中 FEV_1/FVC 临床价值最大,在阻塞性肺疾病和限制性肺疾病的鉴别中起重要意义。在哮喘等阻塞性肺疾病患者,FEV_1 的降低比 FVC 更明显,因而 FEV_1/FVC 变小,要呼出相当于 FVC 的气体量往往需要更长的时间,此外余气量也增大;而在肺纤维化等限制性肺疾病患者,FEV_1 和 FEV 均降低,但 FEV_1/FVC 仍可基本正常,余气量减少。

2. 肺总量

肺总量是指肺内所能容纳的最大气量,正常成年男性为 5000ml,女性为 3500ml。

(二)肺通气量和肺泡通气量

1. 肺通气量

每分钟吸入或呼出的气体总量为肺通气量(minute ventilation volume),等于呼吸频率×潮气量,正常成人为 6～9L。受试者在尽力做最深而快的呼吸时,每分钟所能吸入或呼出的最大气体量为最大随意通气量,它反映单位时间内充分发挥全部通气能力所能达到的通气量,可作为评价一个人能进行多大运动量的生理指标之一。最大随意通气量与每分平静通气量之差值,占最大随意通气量的百分数,称为通气储量百分比,它反映通气功能的储备能力,正常人在 93%以上,若小于 70%,表明通气储备功能不良。

2. 肺泡通气量

每分钟真正吸入肺泡的新鲜空气量为肺泡通气量(alveolar ventilation volume),它等于(潮气量－无效腔)×呼吸频率,即每分钟吸入肺泡的真正气体交换量。由于无效腔的存在

(容积为150ml),故一定程度深而慢的呼吸形式能有效提高肺泡通气量,浅而快的呼吸形式却使肺泡通气量减少,这将不利于肺换气。

第二节 肺换气和组织换气

【教学目标】

掌握 影响肺换气的因素。

熟悉 气体交换原理;气体在肺和组织的交换过程。

【知识要点】

一、气体交换的基本原理

机体中 O_2 和 CO_2 的交换是以扩散方式进行的。气体扩散的速率(单位时间内气体扩散的容积)与气体的分压差、温度、溶解度、扩散面积和该气体的扩散系数呈正比,与扩散距离、相对分子质量的平方根呈反比。

二、肺换气

(一)肺换气过程

肺泡与肺毛细血管血液之间的气体交换过程称为肺换气(pulmonary gas exchange),当静脉血流经肺动脉到达肺泡毛细血管时,O_2 和 CO_2 从分压高的一侧向分压低的一侧扩散。在正常情况下,O_2 和 CO_2 在血液和肺泡间的扩散都极为迅速,当血液流经肺毛细血管全长约1/3时,肺换气过程基本完成,通过肺换气静脉血转变为动脉血。

(二)影响肺换气的因素

肺泡气体通过呼吸膜与血液气体进行气体交换。呼吸膜是由六层结构组成的,非常薄,所以气体扩散距离短,面积大,交换速率非常快。

1.呼吸膜的厚度(呈反比)

任何使呼吸膜增厚或扩散距离增加的疾病(如肺纤维化、肺水肿等)都会降低扩散速率,减少气体扩散的量。

2.呼吸膜的面积(呈正比)

正常人呼吸膜的总面积为 $50 \sim 100m^2$,但安静时仅有约 $40m^2$ 的呼吸膜参与气体交换,故储备面积非常大。剧烈运动时,由于肺泡毛细血管开放的数量和开放程度增加,参与气体交换的面积也大大增加。若在肺不张、肺气肿、肺叶切除等导致呼吸膜面积减少时,气体扩散的量也减少。

3.通气/血流比值(V_A/Q)

每分钟肺泡通气量(V_A)和每分钟肺血流量(Q)之间的比值称为通气/血流比值(ventilation/perfusion ratio, V_A/Q),反映肺通气与肺血流的匹配程度,正常时等于0.84,此时肺泡通气量和肺血流量之间最匹配,气体交换效率最高。若 V_A/Q 比值增大(如肺血管栓塞),则意味着通气过度或血流相对不足,部分肺泡气体未能与血液气体充分交换,导致肺泡无效腔增大；反之，若 V_A/Q 比值减小（如支气管痉挛），则意味着通气不足或血流相对过多，部分血液流经通气不良的肺泡，使得静脉血中的气体不能得到充分更新，犹如发生了功能性动-静脉短路，气体交换效率降低。

（三）肺扩散容量

气体在单位分压差（1mmHg）的作用下，每分钟通过呼吸膜扩散的气体毫升数称为肺扩散容量（diffusing capacity of lung，D_L），它是衡量呼吸气体通过呼吸膜能力的一个指标。

三、组织换气

组织毛细血管血液与组织细胞之间的气体交换过程称为组织换气（tissue gas exchange）。当动脉血流经组织毛细血管时，O_2 顺分压差从血液扩散至组织细胞，CO_2 则由组织向毛细血管血液扩散，通过组织换气动脉血转变为静脉血。

第三节　气体在血液中的运输

【教学目标】

掌握　O_2 运输和 CO_2 运输的形式，氧解离曲线的特征，影响氧解离曲线的因素。

熟悉　O_2 和 CO_2 在血液中存在的形式；CO_2 解离曲线。

【知识要点】

O_2 和 CO_2 在血液中的运输形式有两种，即物理溶解和化学结合（为主）。进入血液的 O_2 和 CO_2 都是先溶解在血浆中，物理溶解是 O_2 和 CO_2 化学结合的“桥梁”，物理溶解和化学结合两种形式之间处于动态平衡。

一、氧的运输

血液中以物理溶解形式存在的 O_2 量仅占血液总量的 1.5%，约 98.5%的 O_2 是以化学结合形式运输。红细胞内的血红蛋白（hemoglobin，Hb）是有效的运 O_2 工具。

（一）Hb 的分子结构

一个 Hb 分子由 1 个珠蛋白和 4 个血红素（又称亚铁原卟啉）组成。每个血红素又由 4 个吡咯基组成一个环，其中心为一个 Fe^{2+}。血红素基团中心的 Fe^{2+} 可与 O_2 结合，使 Hb 形成氧合血红蛋白（oxyhemoglobin，HbO_2）。没有结合 O_2 的 Hb 称为去氧血红蛋白（通常也简写为 Hb），因此 Hb 既可以称为血红蛋白，也可以指去氧血红蛋白。

（二）Hb 与 O_2 结合的特征

Hb 与 O_2 的结合可用下式表示：

$$Hb+O_2 \rightleftharpoons HbO_2$$（反应方向受 PO_2 高低影响）

（1）反应迅速、可逆、不需要酶的催化。

（2）两者的结合是氧合而非氧化反应。（无电子转移）

（3）1 分子 Hb 可结合 4 分子 O_2。

每 100ml 血液中，Hb 所能结合的最大 O_2 量称血氧容量，简称氧容量（oxygen capacity）；

Hb 实际结合的 O_2 量称血氧含量，简称氧含量(oxygen content)；血氧含量占血氧容量的百分比，称血氧饱和度，简称氧饱和度(oxygen saturation)。HbO_2 呈鲜红色，Hb 呈紫蓝色，当浅表毛细血管床中去氧 Hb 含量超过 5g/100ml 时，皮肤黏膜、口唇或甲床等处可出现青紫色，称为发绀或紫绀(一般为缺氧的标志)。

(4)氧解离曲线呈近似 S 形。Hb 有两种构型，即去氧血红蛋白(紧密型，T 型)和氧合血红蛋白(疏松型，R 型)。当 O_2 与 Hb 的 Fe^{2+} 结合后，Hb 的 4 个亚基间的盐键逐步断裂，Hb 分子由 T 型转变为 R 型，R 型 Hb 对 O_2 的亲和力逐渐增加，R 型 Hb 与 O_2 的亲和力为 T 型的数百倍。反之，当 O_2 与 Hb 解离后，又促使 Hb 分子由 R 型转变为 T 型。在 O_2 与 Hb 结合和解离的过程中，Hb 构型因变构效应发生相应转换，逐渐使 Hb 与 O_2 亲和力发生变化，而这一特点就决定了氧解离曲线呈近似 S 形。

(三)氧解离曲线

氧解离曲线(oxygen dissociation curve)表示 PO_2 与 Hb 氧饱和度关系的曲线，即在正常情况下，不同 PO_2 时，Hb 与 O_2 结合或解离的情况。根据氧解离曲线的变化特点和功能意义，人为地将曲线分为以下三段：

1. 氧解离曲线的上段

血液 PO_2 为 60～100mmHg，曲线较平坦，表明血液 PO_2 在此范围内变化对 Hb 氧饱和度和血氧含量影响不大，反映 Hb 与 O_2 仍处于结合。意义：保证机体在吸入气 PO_2 降低(不低于 60mmHg)时，血液仍有较高携 O_2 能力。

2. 氧解离曲线的中段

血液 PO_2 为 40～60mmHg，曲线变陡直，反映 Hb 与 O_2 解离，此时 O_2 的利用系数为 25%左右(安静时，血液流经组织时释放出的 O_2 容积占动脉血液氧含量的百分数称为氧利用系数)。意义：维持正常时组织的氧供。

3. 氧解离曲线的下段

血液 PO_2 为 15～40mmHg，曲线更陡直，反映 Hb 与 O_2 解离，且 PO_2 在此范围内稍有下降，Hb 氧饱和度急剧下降。意义：维持剧烈活动时组织的氧供。

(四)影响 O_2 运输的因素

氧解离曲线上的 P_{50} 可作为反映 Hb 与 O_2 亲和力的指标，它指的是使 Hb 氧饱和度达到 50%时的 PO_2。P_{50} 增大表明 Hb 与 O_2 的亲和力降低，氧解离曲线右移；P_{50} 降低表明 Hb 与 O_2 的亲和力增加，氧解离曲线左移。

1. 血液 pH 和 PCO_2 的影响

血液 pH 降低和 PCO_2 升高，Hb 与 O_2 的亲和力降低，P_{50} 增大，氧解离曲线右移，氧易解离；反之，Hb 与 O_2 的亲和力增加，P_{50} 减小，氧解离曲线左移，有利于氧的结合。PCO_2 与 $[H^+]$ 的改变对 O_2 运输的影响称为波尔效应。波尔效应的发生与 pH 改变时 Hb 的构型发生变化有关，其生理意义在于：①在肺泡毛细血管促进氧结合形成 HbO_2；②在组织毛细血管促进 HbO_2 解离释放氧。

2. 温度的影响

温度改变对 O_2 运输的影响同波尔效应。温度升高时，Hb 与 O_2 的亲和力降低，P_{50} 增大，氧解离曲线右移，氧易解离；温度降低时，作用相反。

3. 红细胞内2,3-二磷酸甘油酸(2,3-DPG)

红细胞内2,3-DPG浓度改变对O_2运输的影响也同波尔效应。2,3-DPG是红细胞无氧糖酵解产物,在慢性缺氧、贫血、高山低氧等情况下,糖酵解加强,红细胞内2,3-DPG浓度升高,Hb与O_2的亲和力降低,P_{50}增大,氧解离曲线右移,有利于HbO_2释放较多的O_2,改善组织的缺氧状况;当2,3-DPG浓度降低时,作用相反。

4. CO

CO可占据Hb分子中与O_2结合的位点,使血氧含量和Hb氧饱和度下降;同时还会增加Hb与O_2的亲和力,使氧解离曲线左移,氧不易解离释放。

5. 其他因素

二、二氧化碳的运输

(一)CO_2的运输形式

血液中物理溶解的CO_2约占CO_2总运输量的5%,约95%以上的CO_2是以化学结合形式运输。化学结合的形式主要是碳酸氢盐和氨基甲酰血红蛋白,前者约占CO_2总运输量的88%,后者约占7%。

1. 碳酸氢盐形式

在血浆中CO_2主要以碳酸氢盐的形式运输。从组织扩散入血的CO_2首先溶解在血浆中,形成的HCO_3^-与血浆中的Na^+结合形成$NaHCO_3$,而H^+则被缓冲。红细胞内含有较高浓度的碳酸酐酶,血浆中的CO_2进入红细胞后,生成的一部分HCO_3^-与K^+结合形成$KHCO_3$,H^+主要被Hb缓冲,另一部分HCO_3^-顺着浓度梯度通过红细胞膜扩散入血浆。在肺部,形成的碳酸氢盐($NaHCO_3$和$KHCO_3$)则不断产生CO_2,就这样以$NaHCO_3$和$KHCO_3$形式运输的CO_2在肺部被释放出来。

2. 氨基甲酰血红蛋白

扩散入红细胞中的一部分CO_2与Hb的氨基结合,形成氨基甲酰血红蛋白,该反应发生迅速、可逆,不需要酶的催化。

(二)CO_2解离曲线

CO_2解离曲线是表示血液中CO_2含量与PCO_2的关系曲线。CO_2解离曲线接近线性而不是呈S形,血液中的CO_2含量无饱和点。

(三)影响CO_2运输的因素

Hb是否与O_2结合是影响CO_2运输的主要因素。Hb与O_2结合可促进CO_2释放,而释放O_2之后的Hb则容易与CO_2结合,这一现象称为何尔登效应。O_2与CO_2的运输相互影响,CO_2通过何尔登效应影响Hb对O_2的结合和释放,O_2又通过何尔登效应影响Hb对CO_2的结合和释放。

第四节 呼吸运动的调节

【教学目标】

掌握 化学感受性呼吸反射;CO_2、H^+和低O_2对呼吸运动的调节。

熟悉　肺牵张反射。

了解　呼吸中枢和呼吸节律的形成。

【知识要点】

一、呼吸中枢与呼吸节律的形成

(一)呼吸中枢

1.脊髓

脊髓中有支配呼吸肌的运动神经元。在相应脊髓前角运动神经元的支配下，呼吸肌发生节律性收缩和舒张，引起呼吸运动。脊髓本身以及呼吸肌和支配呼吸肌的传出神经不能产生呼吸节律，脊髓的呼吸运动神经元是联系高位呼吸中枢和呼吸肌的中继站。

2.低位脑干

低位脑干是呼吸节律的起源部位。三级呼吸中枢学说表明呼吸节律的基本中枢位于延髓，呼吸调整中枢位于脑桥上部。

3.高位脑

呼吸运动还受脑桥以上中枢，如下丘脑、边缘系统、大脑皮层的影响。大脑皮层一方面可通过皮质脑干束调节低位脑干呼吸中枢的基本节律性活动；另一方面可通过皮层脊髓束和皮层脑干束，调节脊髓和脑干呼吸运动神经元的活动，一定程度上随意调节呼吸运动。

(二)呼吸节律的形成

关于正常呼吸节律的形成机制尚不清楚，主要有两种学说，即起步细胞学说和神经元网络学说。

二、呼吸的反射性调节

(一)化学感受性呼吸反射

化学因素对呼吸运动的调节是一种反射性活动，称为化学感受性呼吸反射(chemoreceptor reflex)，这里的化学因素是指动脉血液、组织液或脑脊液中的 O_2、CO_2、H^+。

1.化学感受器

化学感受器是指其适宜刺激为 O_2、CO_2 和 H^+ 等化学物质的感受器。根据其所在部位的不同，化学感受器分为外周化学感受器和中枢化学感受器。

(1)外周化学感受器：外周化学感受器位于颈动脉体和主动脉体，其在动脉血 PO_2 降低、PCO_2 或 H^+ 浓度升高时受到刺激，冲动分别沿窦神经和迷走神经传入延髓孤束核，反射性引起呼吸加深、加快，肺通气量增多；同时也参与调节心血管系统的活动。

(2)中枢化学感受器：中枢化学感受器位于延髓腹外侧浅表部位。中枢化学感受器的适宜刺激是脑脊液中的 H^+，但因为血液中的 H^+ 不易透过血-脑脊液屏障，所以就限制了血液中 H^+ 对中枢化学感受器的刺激。尽管血液中的 CO_2 不是中枢化学感受器的生理性刺激物，但血液中的 CO_2 能迅速透过血-脑脊液屏障，使化学感受器周围细胞外液中的 H^+ 浓度升高，从而刺激中枢化学感受器，进而影响呼吸中枢的活动。由于脑脊液中碳酸酐酶含量较少，所以 CO_2 与 H_2O 的水合反应很慢，因此对 CO_2 的反应有一定时间的延迟。

2.CO_2、H^+ 和低 O_2 对呼吸运动的调节

(1)CO_2 对呼吸运动的调节：一定量的 CO_2 在体内蓄积是兴奋呼吸中枢的必要条件。

CO_2 通过两条途径刺激呼吸中枢兴奋：一是通过刺激中枢化学感受器（CO_2 通过血-脑脊液屏障，间接改变脑脊液中的[H^+]）；二是通过刺激外周化学感受器，冲动经窦神经和迷走神经传入延髓，两者均可反射性引起呼吸运动加深、加快，肺通气量增多，其中以中枢途径为主。

（2）H^+ 对呼吸运动的调节：血液中的 H^+ 难以通过血-脑脊液屏障，这就限制了它对中枢化学感受器的作用，故血液中 H^+ 浓度升高对外周化学感受器兴奋呼吸中枢的作用占主导。

（3）低 O_2 对呼吸运动的调节：PaO_2 下降通过刺激外周化学感受器兴奋呼吸，使呼吸加深、加快；但与此同时，PaO_2 下降还对呼吸中枢有一直接抑制作用。当轻、中度缺氧时，来自外周化学感受器兴奋呼吸的作用足以抵抗低氧对呼吸中枢的直接抑制作用，导致呼吸兴奋。当严重缺氧时，来自外周化学感受器兴奋呼吸的作用不足以抵抗低氧对呼吸中枢的直接抑制作用，导致呼吸抑制，甚至停止。

（二）肺牵张反射

由肺扩张引起的呼吸抑制或由肺萎陷引起的吸气兴奋的反射称为肺牵张反射，包括肺扩张反射和肺萎陷反射两种形式。

1. 肺扩张反射

肺扩张时抑制吸气活动的反射称为肺扩张反射。其生理意义在于加速吸气向呼气转换，使呼吸频率增加。

2. 肺萎陷反射

肺萎陷时增强吸气活动或促进呼气转换为吸气的反射称为肺萎陷反射。

（三）防御性呼吸反射

1. 咳嗽反射

咳嗽反射的感受器位于喉、气管和支气管黏膜，受刺激时其传入冲动经迷走神经传至延髓，反射性引起咳嗽反射。其生理意义在于清除呼吸道内的刺激物。

2. 喷嚏反射

喷嚏反射的感受器位于鼻黏膜。传入冲动经三叉神经传入延髓，反射性引起喷嚏反射。其生理意义在于清除鼻腔内的刺激物。

【同步综合练习】

一、是非判断题（正确填 A，错误填 B）

1. 肺通气的直接动力是呼吸运动。（　　）
2. 二氧化碳主要以碳酸氢盐的形式在血浆中运输。（　　）
3. 胸膜腔负压的生理意义是维持肺的扩张状态，促进静脉血液和淋巴液回流。（　　）
4. PCO_2 和 pH 对 Hb 与 O_2 亲和力的影响称为波尔效应。（　　）
5. 主要的吸气肌是膈肌和肋间外肌。（　　）
6. 肺活量是潮气量、补吸气量与补呼气量之和。（　　）
7. 气道阻力是非弹性阻力的主要成分。（　　）
8. 通气/血流比值越大，越有利于肺换气。（　　）
9. 中枢化学感受器是颈动脉体和主动脉体。（　　）

10. 呼吸频率越快，越有利于呼吸。 ( )

11. 肺泡表面活性物质的主要作用是增加肺泡液-气界面的表面张力。 ( )

12. 平静呼吸时，吸气是主动的，而呼气是被动的。 ( )

13. 肺与外界环境之间的气体交换过程称为肺换气。 ( )

14. 氧和二氧化碳的血液运输形式主要以化学结合运输为主。 ( )

二、选择题

(一)A 型选择题(单项选择题)。每题有 A、B、C、D、E 五个备选答案，请从中选出一个最佳答案

1. 呼吸频率从 12 次/min 增加到 24 次/min，潮气量从 500ml 减少到 250ml，则 ( )

A. 肺通气量增加　B. 肺泡通气量增加　C. 肺泡通气量不变
D. 肺通气量减少　E. 肺泡通气量减少

2. 缺氧对呼吸的刺激主要是通过 ( )

A. 直接刺激中枢的呼吸神经元
B. 刺激中枢化学敏感区
C. 刺激颈动脉体和主动脉体外周化学感受器
D. 刺激颈动脉窦和主动脉弓压力感受器
E. 刺激心肺感受器

3. 肺通气的原动力来自 ( )

A. 肺的舒缩运动　B. 肺的弹性回缩　C. 呼吸肌的舒缩
D. 胸内负压的周期性变化　E. 胸膜腔内压与胸内压之差

4. 若潮气量为 500ml，呼吸频率为 12 次/min，则肺泡通气量约为 ( )

A. 3L　B. 4L　C. 5L
D. 6L　E. 7L

5. 评价肺通气功能，下列哪个指标较好 ( )

A. 潮气量　B. 功能余气量　C. 肺活量
D. 补吸气量　E. 时间肺活量

6. 内呼吸是指 ( )

A. 肺泡和肺毛细血管之间的气体交换
B. 组织、细胞和组织毛细血管血液之间的气体交换
C. 细胞器之间的气体交换
D. 线粒体膜内外的气体交换
E. 肺与细胞之间的气体交换

7. 平静呼吸时，下列关于呼吸的描述，哪一项是错误的 ( )

A. 吸气时肋间外肌收缩　B. 吸气时膈肌收缩
C. 呼气时呼气肌收缩　D. 呼气时膈肌和肋间外肌舒张
E. 呼气时胸骨和肋骨恢复原位

8. 肺的弹性回缩力见于 ( )

A. 吸气初　B. 呼气初　C. 呼气末
D. 吸气末　E. 以上都存在

9. 下列关于胸廓回缩时弹性阻力的描述，正确的是 ( )

A. 开放性气胸时
B. 胸廓的自然位置时
C. 胸廓回缩时，弹性阻力指向外
D. 此时胸廓的弹性阻力是吸气的阻力
E. 深吸气末时不存在

10. 下列关于胸膜腔负压生理意义的叙述，哪项不正确 ( )

A. 维持肺的扩张状态
B. 在肺与胸廓间起“纽带”作用
C. 降低气道阻力，使肺通气的非弹性阻力减小
D. 维持大小肺泡的稳定性
E. 有利于静脉血和淋巴液的回流

11. 肺通气量和肺泡通气量之差等于 ( )

A. 潮气量×呼吸频率
B. 功能余气量×呼吸频率
C. 余气量×呼吸频率
D. 无效腔容量×呼吸频率
E. 肺活量×呼吸频率

12. 关于气体扩散速率与下列因素的关系，哪一项是不正确的 ( )

A. 与温度呈正比
B. 与扩散距离呈正比
C. 与气体溶解度呈正比
D. 与气体相对分子质量的平方根呈反比
E. 与扩散面积呈正比

13. 体内二氧化碳由高到低的顺序通常是 ( )

A. 呼出气，肺泡气，组织细胞，静脉血
B. 静脉血，呼出气，肺泡气，组织细胞
C. 肺泡气，静脉血，组织细胞，呼出气
D. 组织细胞，静脉血，肺泡气，呼出气
E. 呼出气，组织细胞，静脉血，肺泡气

14. 下列关于通气/血流比值的描述，哪一项是不正确的 ( )

A. 肺动脉栓塞时，比值增大
B. 通气/血流比值减小，意味着生理无效腔增大
C. 肺尖部增大，可达 3
D. 肺下部部分血液得不到充分气体交换，比值减小
E. 安静时正常值为 0.84

15. 血液的氧解离曲线左移 ( )

A. 发生在肺毛细血管
B. 发生在温度升高时
C. 有利于氧从血液进入组织
D. 发生在血液 pH 值降低时
E. 发生在红细胞中 2,3-二磷酸甘油酸含量增加时

16. 下列关于动脉血 PCO_2 升高的叙述，哪一条是错误的 ( )

A. 可引起动脉血中 H^+ 浓度升高
B. 可通过外周化学感受器刺激呼吸
C. 可通过中枢化学感受器刺激呼吸
D. 可反射性地引起动脉血压升高
E. 可通过刺激压力感受器兴奋呼吸

17. 动脉血液中 H^+ 浓度升高对呼吸的刺激主要是通过 ( )

A. 直接刺激中枢的呼吸神经元
B. 刺激中枢化学敏感区

C. 刺激颈动脉体和主动脉体外周化学感受器
D. 刺激颈动脉窦和主动脉弓压力感受器
E. 刺激心肺感受器

(二)B 型题(配伍选择题)。每组题共用一组备选答案,每题只有一个正确答案,备选答案可重复选用

(1～5 题共用备选答案)

A. 肺内压　B. 肺表面活性物质　C. 胸膜腔内压
D. 顺应性　E. 弹性阻力

1. 由肺泡Ⅱ型细胞分泌、能降低肺泡表面张力的脂蛋白混合物是　(　)
2. 弹性组织在外力作用下发生变形而复位的作用力是　(　)
3. 与弹性阻力呈反变关系的是　(　)
4. 在呼吸运动中呈周期性变化的是　(　)
5. 起到"纽带"作用,不仅能扩张肺,还能使肺随胸廓的张缩而张缩的是　(　)

(6～9 题共用备选答案)

A. 氧分压　B. 氧含量　C. 氧容量
D. P_{50}　E. Hb 氧饱和度

6. 在 100ml 血液中,Hb 所能结合的最大 O_2 量称为　(　)
7. 在 100ml 血液中,Hb 所能结合的实际 O_2 量称为　(　)
8. 氧含量与氧容量的百分比称为　(　)
9. 使 Hb 氧饱和度达 50%时的 PO_2 称为　(　)

(10～14 题共用备选答案)

A. 残气量　B. 潮气量　C. 肺活量
D. 时间肺活量　E. 深吸气量

10. 安静时,每次吸入或呼出的气体量为　(　)
11. 可避免肺泡在低容积条件下发生萎陷的气量为　(　)
12. 可作为反映肺一次通气最大能力的指标为　(　)
13. 衡量最大通气潜力的一个重要指标为　(　)
14. 评价气道狭窄患者肺通气功能的指标为　(　)

(三)X 型选择题(多项选择题)。每题有 A、B、C、D、E 五个备选答案,请从中选出两个或两个以上正确答案

1. 下列哪些属于 Hb 与 O_2 结合的特征　(　)
A. 结合反应迅速而可逆　B. 是氧合反应
C. 反应方向取决于 PO_2 的高低　D. 结合和解离不需要酶的催化
E. 1 分子 Hb 可结合 4 分子 O_2

2. 下列哪些情况可导致氧解离曲线左移　(　)
A. pH 降低　B. PCO_2 降低　C. 温度降低
D. 2,3-DPG 降低　E. $[H^+]$降低

3. 下列哪些情况可导致氧解离曲线右移 ( )

A. pH 升高 B. PCO_2 升高 C. 温度升高

D. 2,3-DPG 升高 E. [H^+]升高

4. 肺泡的弹性阻力来自 ( )

A. 胸膜腔负压 B. 肺泡表面活性物质

C. 肺泡表面张力 D. 肺的弹力纤维

E. 肺泡内压

5. 下列关于肺泡表面活性物质生理意义的叙述，正确的有 ( )

A. 防止液体渗入肺泡

B. 保持大小肺泡的稳定性

C. 成人患肺炎时，可因此物减少而发生肺不张

D. 新生儿可因缺乏此物发生呼吸窘迫综合征

E. 肺泡表面活性物质增多可以发生肺不张

6. 影响肺换气的主要因素是 ( )

A. 呼吸膜的厚度 B. 通气/血流比值 C. 呼吸膜的面积

D. 肺泡表面张力 E. 肺泡表面活性物质

7. 肺内气体的容积称为肺容积，下列哪些属于肺容积 ( )

A. 肺活量 B. 补吸气量 C. 潮气量

D. 补呼气量 E. 肺泡通气量

三、填空题

1. 呼吸基本节律产生于________，调整呼吸节律的高位中枢为________。

2. 决定肺部气体交换方向的主要因素是________。

3. 肺的弹性回缩力主要来源于________，它是吸气的________。

4. 肺通气的直接动力来自________________________，原动力来自________________________。

5. 肺换气是________________________。

6. 能实现有效气体交换量的通气量为____________。

7. 胸膜腔负压等于________和________的代数和。

8. 中枢化学感受器的敏感性刺激是________。

9. 通气/血流比值的正常值是________，通气/血流比值增大，表明____________。

10. PCO_2、温度、2,3-二磷酸甘油酸升高，氧解离曲线________，血红蛋白与氧的亲和力________，氧易________。

11. 酸度对 Hb 与 O_2 亲和力的影响称为____________。

12. 氧解离曲线呈________曲线，是反映____________关系的曲线。

13. 维持胸内负压的必要条件是________________。

14. 肺表面活性物质是由________合成和分泌的，主要成分是________，若其分泌量减少，则____________。

15. 血氧饱和度是________和________的百分比，动脉血的血氧饱和度是________。

四、名词解释

1. 肺表面活性物质
2. 肺活量(VC)
3. 肺通气量
4. 肺泡通气量
5. 通气/血流比值
6. 血氧饱和度
7. 氧解离曲线

五、问答题

1. 试述氧解离曲线的特点及影响因素。
2. 吸入气中 CO_2 含量轻度增加对家兔呼吸有何影响？机制如何？
3. 试述不同程度缺氧对呼吸的影响及其机制。
4. 氢离子对呼吸的影响是什么？

六、病案分析题

患者，男性，30 岁，无固定职业，因与路人发生口角而被用刀刺伤，随即倒地，在他的右胸口可见一明显伤口，且在呼吸过程中有气体通过伤口进出，经“120”急救送往医院救治，血气分析显示 PO_2 下降，PCO_2 升高，pH 降低，立即给患者行外科手术治疗。

问题：

1. 患者诊断是什么？为什么患者院内血气分析会出现 PO_2 下降，PCO_2 升高，pH 降低？
2. 结合诊断用生理学知识简述胸内负压是如何形成的，有何生理意义。

【参考答案】

一、是非判断题

1. B　解析：肺通气的直接动力来自大气压和肺内压之间的压力差，这一压力差的建立主要取决于随呼吸呈周期性变化的肺内压，肺内压受到肺张缩引起的肺容积变化的影响，但肺虽属于弹性组织，但本身却不能主动张缩，因此在胸膜腔的作用下，由胸廓的扩张和缩小带动肺被动张缩，而胸廓的张缩又是由呼吸肌的收缩和舒张实现的，故呼吸肌的收缩和舒张是肺通气的原动力。

2. A　解析：CO_2 在血液中的运输形式有两种，即物理溶解(占总运输量的 5%)和化学结合(占总运输量的 95%)。化学结合中 88%的 CO_2 是以碳酸氢盐的形式在血浆中运输的。

3. A　解析：胸膜腔负压的生理意义是使肺保持扩张状态，并有利于血液和淋巴液的回流。一旦胸膜腔密闭性被破坏，胸膜腔与外界大气相通，形成气胸，胸膜腔负压消失，导致肺萎陷，影响肺通气功能。

4. A　解析：PCO_2 和 pH($[H^+]$)的变化对 O_2 与 Hb 亲和力的影响称为波尔效应。PCO_2 或$[H^+]$升高时，O_2 与 Hb 亲和力降低，P_{50}增大，氧解离曲线右移，氧易解离；PCO_2 或$[H^+]$降低时，O_2 与 Hb 亲和力增加，P_{50}减小，氧解离曲线左移，氧不易解离。

5. A　解析：呼吸肌收缩和舒张引起的胸廓节律性扩大和缩小称为呼吸运动。吸气肌主要是膈肌和肋间外肌，呼气肌主要有腹肌和肋间内肌。此外，还有一些辅助呼吸肌，如斜角肌、胸锁乳突肌等。

6. A　解析：在做一次最深吸气后尽力呼气，能呼出的最大气体量称为肺活量（VC）。肺活量是潮气量、补吸气量和补呼气量三者之和。

7. A　解析：肺通气过程中遇到的阻力称为肺通气阻力，分为弹性阻力（占总阻力的70%）和非弹性阻力（占总阻力的30%）两类。非弹性阻力包括气道阻力、惯性阻力和组织的黏滞力，其中气道阻力来自气体流经呼吸道时气体分子之间和气体分子与气道壁之间的摩擦，是非弹性阻力的主要成分，占80%～90%。

8. B　解析：通气/血流比值是指每分钟肺泡通气量（V_A）与每分钟肺血流量（Q）之间的比值。正常成人安静时 V_A/Q 约为0.84。气体交换是在肺泡与流经肺泡毛细血管血液之间进行，只有当 V_A/Q 等于0.84时，气体交换效率才最佳。V_A/Q 比值增大（如肺血管栓塞），意味着通气过度或血流相对不足，部分肺泡气体未能与血液气体充分交换，导致肺泡无效腔增大，气体交换量减少。

9. B　解析：化学感受器分为外周和中枢化学感受器两种。外周化学感受器是指颈动脉体和主动脉体化学感受器；中枢化学感受器是指位于延髓腹外侧浅表部位，能够感受呼吸变化的化学敏感区。

10. B　解析：由于无效腔的存在，每次吸入的新鲜空气不能全部到达肺泡与血液进行气体交换，因而为了计算真正有效的气体交换量，应以肺泡通气量为准，它等于潮气量和无效腔气量之差乘以呼吸频率。呼吸频率越快，潮气量越少，这将使肺泡气体的更新率降低，不利于肺换气。

11. B　解析：肺泡表面活性物质是一种主要由肺泡Ⅱ型上皮细胞合成和分泌的含脂质（主要是二棕榈酰卵磷脂）与蛋白质的混合物。它以单分子层的形式分布于肺泡液-气界面上，主要作用是降低肺泡表面张力。

12. A　解析：平静呼吸时，呼气运动并不是由呼气肌收缩引起的，而是由吸气肌（膈肌和肋间外肌）舒张所致，是一个被动过程。

13. B　解析：肺与外界环境之间的气体交换过程称为肺通气。肺泡与肺毛细血管血液之间的气体交换称为肺换气。

14. A　解析：氧和二氧化碳在血液中均以物理溶解和化学结合两种形式进行运输。其中化学结合形式是两者在血液中的主要存在形式，虽然血液中以物理溶解形式存在的氧和二氧化碳所占比例极小，但它起着很重要的“桥梁”作用。

二、选择题

（一）A型选择题

1. E　解析：正常成年人平静呼吸时，潮气量为500ml，呼吸频率为12～18次/min。肺通气量等于潮气量与呼吸频率的乘积；肺泡通气量等于潮气量和无效腔气量之差乘以呼吸频率。在潮气量减半和呼吸频率加倍时，肺泡通气量保持不变，但是肺通气量明显减少。

2. C　解析：低氧对呼吸运动的刺激作用完全是通过外周化学感受器实现的。切断动物外周化学感受器的传入神经后，急性低氧对呼吸运动的刺激效应便完全消失。

3. A　解析：呼吸肌的收缩和舒张是肺通气的原动力。

4. B　解析：肺泡通气量等于潮气量（500ml）和无效腔气量（150ml）之差乘以呼吸频率

(12 次/min)。肺泡通气量=(500ml−150ml)×12 次/min=4200ml。

5.E 解析:尽力吸气后,从肺内所能呼出的最大气体量称为肺活量。肺活量测定方法简单、重复性好,可反映一次通气的最大能力,是肺功能测定的常用指标。但由于测定肺活量时不限制呼气的时间,在某些肺组织弹性降低或呼吸道狭窄的患者,虽通气功能已经受损,但是如果延长呼气的时间,所测得的肺活量仍可正常。因此,肺活量难以充分反映通气功能的状况。时间肺活量,是一个动态指标,能更好地反映肺通气功能。

6.B 解析:内呼吸也称组织换气,是指组织毛细血管血液与组织细胞之间的气体交换过程,有时也将细胞内的生物氧化过程包括在内。

7.C 解析:平静呼吸时,吸气运动主要是由吸气肌(膈肌和肋间外肌)的收缩而实现的,是一个主动过程。而呼气运动并不是由呼气肌收缩引起的,而是由吸气肌(膈肌和肋间外肌)舒张所致,是一个被动过程。

8.E 解析:肺的弹性回缩力即肺的弹性阻力。肺是弹性组织,但其本身不具有主动张缩的能力,在胸膜腔的存在下,它始终被胸廓牵引而呈被动扩张的状态,因此产生了弹性回缩力,它与肺扩张的方向相反,且整个呼吸过程均存在。

9.C 解析:胸廓的弹性阻力应视胸廓的位置而定。当胸廓处于自然位置时胸廓无变形,不表现出弹性阻力;当胸廓回缩时,其弹性阻力向外,是吸气的动力,呼气的阻力;当胸廓扩大时,其弹性阻力向内,是吸气的阻力,呼气的动力。因此,胸廓回缩的弹性阻力与肺扩张的方向相同,见于深吸气末。

10.D 解析:胸膜腔负压的存在牵引肺和气道扩张,有利于维持肺的扩张状态和降低气道阻力;同时还作用于胸腔内壁薄而可扩张性大的腔静脉和胸导管等,有利于静脉血和淋巴液的回流。而维持大小肺泡的稳定性是通过肺表面活性物质降低肺泡表面张力的作用实现的,不是胸膜腔负压存在的生理意义。

11.D 解析:肺通气量等于潮气量与呼吸频率的乘积;肺泡通气量等于潮气量和无效腔气量之差乘以呼吸频率。故每分通气量和肺泡通气量之差为无效腔容量×呼吸频率。

12.B 解析:单位时间内气体扩散的容积称为气体扩散速率。气体扩散速率与某气体的分压差(P)、温度(T)、气体扩散面积(A)、气体分子溶解度(S)呈正比,与气体扩散距离(d)、气体的相对分子质量(MW)呈反比。

13.D 解析:因组织 PCO_2 高于组织毛细血管血液,故在组织,经组织换气扩散入血(静脉血)的 CO_2 首先溶解于血浆,溶解于血浆中的绝大部分 CO_2 扩散入红细胞内形成碳酸氢盐,并以碳酸氢盐形式被运输至肺毛细血管血液,因肺泡气 PCO_2 比静脉血低,所以血浆中溶解的 CO_2 扩散入肺泡,经肺通气排出体外。

14.B 解析:通气/血流比值是指每分钟肺泡通气量(V_A)与每分钟肺血流量(Q)之间的比值。正常成人安静时 V_A 为 4.2L/min,Q 为 5L/min,故 V_A/Q 约为 0.84。如果 V_A/Q 增大意味着通气过度,血流相对不足,部分肺泡气体未能与血液气体充分交换,致使肺泡无效腔增大。反之,V_A/Q 减小则意味着通气不足,血流相对过多,部分血液流经通气不良的肺泡,混合静脉血中的气体不能得到充分更新,犹如发生了功能性动-静脉短路。如人取直立位时,由于重力作用,从肺底部到肺尖部,肺泡通气量和肺毛细血管血流量都逐渐减少,但血流量的减少更为显著,所以肺尖部的 V_A/Q 较大,可高达 3.3,而肺底部的 V_A/Q 较小,可低至 0.63。

15. A　解析：Hb 与 O_2 的亲和力高低取决于血液中 PO_2 的高低，肺泡毛细血管血液经肺换气 PO_2 增高，Hb 对 O_2 的亲和力增加，促进氧合。血液中 pH 增高和 PCO_2、温度、红细胞中 2,3-二磷酸甘油酸含量降低均可引起氧解离曲线左移，使 Hb 对 O_2 的亲和力增加。

16. E　解析：动脉血 PCO_2 升高，可引起动脉血中 H^+ 浓度升高。CO_2 刺激呼吸运动是通过两条途径实现的，即刺激中枢化学感受器和外周化学感受器。外周化学感受器兴奋呼吸的同时还可反射性影响心血管活动，外周化学感受器的传入冲动可在引起呼吸加深、加快的同时出现心率加快，心输出量增大，外周阻力增大，血压增高。

17. C　解析：动脉血液中 H^+ 浓度升高可通过刺激外周化学感受器和中枢化学感受器实现对呼吸运动的调节。中枢化学感受器对 H^+ 的敏感性较外周化学感受器高，但因血液中的 H^+ 通过血-脑脊液屏障的速度较慢，限制了它对中枢化学感受器的作用。因此，血液中的 H^+ 主要通过刺激外周化学感受器而起作用。脑脊液中 H^+ 才是中枢化学感受器最有效的刺激物。

(二)B 型题

1～5. B、E、D、A、C　解析：肺表面活性物质是由肺泡Ⅱ型细胞分泌的复杂的脂类和蛋白质混合物，主要成分为二棕榈酰卵磷脂，它的作用是降低肺泡表面张力而使肺泡的回缩力减小。弹性组织在外力作用下发生变形而复位的作用力称为弹性阻力，与顺应性(弹性物体在外力作用下发生变形的难易程度)呈反比关系。肺通气过程中肺内压的周期性变化实现了呼吸运动，即平静吸气初：肺内压＜大气压；平静吸气末：肺内压＝大气压；平静呼气初：肺内压＞大气压；平静呼气末：肺内压＝大气压。在平静呼吸过程中胸膜腔内压始终低于大气压(负压)，它的生理意义是将肺与胸廓耦联在一起，并始终维持肺的扩张状态。

6～9. C、B、E、D　解析：略

10～14. B、A、C、E、D　解析：每次吸入和呼出的气体量为潮气量，正常成人平静呼吸时，潮气量为 400～500ml。最大呼气末尚留在肺内不能呼出的气体量称为残气量，正常成人为 1000～1500ml，残气量的存在可避免肺泡在低容积条件下发生萎陷。在最大吸气后，再做尽力呼气时所能呼出的气量称为肺活量，等于潮气量＋补吸气量＋补呼气量，它反映肺一次通气的最大能力。平静呼气末做最大吸气所能吸入的气体量称为深吸气量，等于潮气量＋补吸气量，是衡量最大通气潜力的一个重要指标。时间肺活量指尽力吸气后再尽力尽快呼气，在一定的时间内所能呼出的气量，它是一个动态指标，用于评价气道狭窄患者的肺通气功能。

(三)X 型选择题

1. ABCDE　解析：Hb 与 O_2 的结合反应快，不到 0.01s，可逆，且解离也很快。Hb 与 O_2 的结合和解离不需要酶的催化，但反应方向受到 PO_2 的影响，PO_2 高的肺部，Hb 与 O_2 结合，形成 HbO_2；当血液流经 PO_2 低的组织时，HbO_2 迅速解离，释放 O_2，成为 Hb。Hb 与 O_2 结合的反应是氧合，不是氧化，因为 Fe^{2+} 与 O_2 结合后仍是二价铁，且 1 分子 Hb 可结合 4 分子 O_2。

2. BCDE　解析：氧解离曲线的位置发生偏移则反映 Hb 与 O_2 的亲和力发生了变化。P_{50} 是使 Hb 氧饱和度达 50%时的 PO_2，正常时约为 26.5mmHg。P_{50} 降低时氧解离曲线左移，表示 Hb 与 O_2 的亲和力增加，Hb 氧饱和度达 50%时所需要的 PO_2 降低。使 P_{50} 降低(曲线左移)的因素有血液中 pH 增高和 PCO_2、温度、红细胞中 2,3-DPG(2,3-二磷酸甘油酸)含量降低。

3. BCDE 解析:氧解离曲线的位置发生偏移则反映 Hb 与 O_2 的亲和力发生了变化。P_{50}是使 Hb 氧饱和度达 50%时的 PO_2,正常时约为 26.5mmHg。P_{50}增大时氧解离曲线右移,表示 Hb 与 O_2 的亲和力降低,需要更高的 PO_2 才能使 Hb 氧饱和度达到 50%。使 P_{50}增大(曲线右移)的因素有血液中 pH 降低和 PCO_2、温度、红细胞中 2,3-DPG(2,3-二磷酸甘油酸)含量升高。

4. CD 解析:肺泡的弹性阻力来自肺的弹性成分和肺泡表面张力。肺的弹性成分包括肺自身的弹性纤维和胶原纤维等结构。肺泡表面张力源于肺泡的液-气界面。肺泡表面活性物质是降低肺泡表面张力的物质,肺泡内压与呼吸运动有关,而胸膜腔负压与维持肺的扩张状态有关。

5. ABCD 解析:肺泡表面活性物质的主要作用是降低肺泡表面张力,减小肺泡的回缩力。其生理意义有降低吸气阻力,减少吸气做功;维持大小肺泡的稳定性;防止液体渗入肺泡引发肺水肿。胎儿在六七个月或更后,肺泡Ⅱ型上皮细胞才开始合成和分泌肺表面活性物质,因此早产儿可因肺泡Ⅱ型上皮细胞尚未成熟,缺乏肺泡表面活性物质而引起肺泡极度缩小,产生肺不张,且由于肺泡表面张力过高,吸引肺毛细血管血浆进入肺泡,在肺泡内壁形成一层"透明膜"阻碍气体交换,出现新生儿呼吸窘迫综合征(NRDS)。成人患肺炎时,也可因此肺泡表面活性物质减少而引发肺不张。

6. ABC 解析:肺泡与血液进行气体交换(肺换气)须通过呼吸膜才能进行。影响肺换气的主要因素有:呼吸膜的厚度,与气体扩散速率呈反比;呼吸膜的面积,与气体扩散速率呈正比;通气/血流比值,正常成人安静时约为 0.84,此时气体交换效率最佳,通气/血流比值增大或减小都表明两者匹配不佳,气体交换效率均降低,导致机体缺氧和 CO_2 潴留。

7. BCD 解析:不同状态下肺所能容纳的气体量称为肺容积,随呼吸运动而变化。通常肺容积可分为潮气量、补吸气量、补呼气量和余气量,它们互不重叠,全部相加后等于肺总量。

三、填空题

1. 延髓 脑桥
2. 气体的分压差
3. 肺泡表面张力 阻力
4. 肺内压和大气压之间的压力差 呼吸肌的收缩和舒张
5. 肺泡与肺毛细血管血液之间的气体交换过程
6. 肺泡通气量
7. 肺内压 肺回缩压
8. 脑脊液中的[H^+]
9. 0.84 肺泡无效腔增大
10. 右移 下降 解离
11. 波尔效应
12. 近似 S 形 血液 PO_2 与 Hb 氧饱和度
13. 胸膜腔密闭性
14. 肺泡Ⅱ型细胞 二棕榈酰卵磷脂 肺泡表面张力增大

15. 血氧含量　血氧容量　98%

四、名词解释

1. 肺表面活性物质：由肺泡Ⅱ型上皮细胞分泌的二棕榈酰卵磷脂(DPL 或 DPPC)和表面活性物质结合蛋白(SP)的脂蛋白混合物。肺表面活性物质可降低肺泡表面张力而使肺泡的回缩力减小(弹性阻力减小，顺应性增大)。

2. 肺活量(VC)：尽力吸气后，从肺内所能呼出的最大气体量。肺活量等于潮气量＋补吸气量＋补呼气量。男性 VC 为 3500ml，女性 VC 为 2500ml。

3. 肺通气量：每分钟吸入或呼出的气体总量。肺通气量＝潮气量×呼吸频率。

4. 肺泡通气量：每分钟吸入肺泡的新鲜空气量(真正有效的气体交换量)。肺泡通气量＝(潮气量－无效腔气量)×呼吸频率。

5. 通气/血流比值：是指每分肺泡通气量(V_A)和每分钟肺血流量(Q)之间的比值。健康成人 V_A/Q 比值＝4.2L/5L＝0.84。

6. 血氧饱和度：血氧含量与血氧容量的百分比。

7. 氧解离曲线：表示血液 PO_2 与 Hb 氧饱和度关系的曲线，反映在正常情况下，不同 PO_2 时 Hb 与 O_2 结合或解离的情况。

五、问答题

1. 试述氧解离曲线的特点及影响因素。

答：氧解离曲线是表示 PO_2 与 Hb 氧饱和度关系的曲线，反映在正常情况下，不同 PO_2 时 Hb 与 O_2 结合或解离的情况。根据氧解离曲线的变化特点和功能意义，人为地将曲线分为三段。

(1)氧解离曲线的上段。血液 PO_2 为 60～100mmHg，曲线较平坦，表明血液 PO_2 在此范围内变化对 Hb 氧饱和度和血氧含量影响不大，反映 Hb 与 O_2 仍处于结合。意义：保证机体在吸入气 PO_2 降低(不低于 60mmHg)时，血液仍有较高携 O_2 能力。

(2)氧解离曲线的中段。血液 PO_2 为 40～60mmHg，曲线变陡直，反映 Hb 与 O_2 解离，此时 O_2 的利用系数为 25%左右(安静时，血液流经组织时释放出的 O_2 容积占动脉血液氧含量的百分数称为氧利用系数)。意义：维持正常时组织的氧供。

(3)氧解离曲线的下段。血液 PO_2 为 15～40mmHg，曲线更陡直，反映 Hb 与 O_2 解离，且 PO_2 在此范围内稍有下降，Hb 氧饱和度急剧下降。意义：维持剧烈活动时组织的氧供。

血液 pH 降低和 PCO_2 升高，Hb 与 O_2 的亲和力降低，P_{50} 增大，氧解离曲线右移，氧易解离；反之，作用相反。PCO_2 与[H^+]的改变对 O_2 运输的影响称为波尔效应。温度改变、红细胞内 2,3-DPG 浓度改变对 O_2 运输的影响同波尔效应。

2. 吸入气中 CO_2 含量轻度增加对家兔呼吸有何影响？机制如何？

答：呼吸会加深加快。二氧化碳刺激呼吸是通过两条途径实现的：一是通过刺激中枢化学感受器再兴奋呼吸中枢；二是刺激外周化学感受器(颈动脉体和主动脉体)，冲动经窦神经和迷走神经传入延髓，反射性地使呼吸加深加快、肺通气量增加。以通过刺激中枢化学感受器兴奋呼吸中枢途径为主。

3. 试述不同程度缺氧时对呼吸的影响及其机制。

答：轻度缺氧时：通过外周化学感受器的传入冲动兴奋呼吸中枢的作用，能对抗缺氧对呼吸中枢的直接抑制作用，表现为呼吸增强。

严重缺氧时：来自外周化学感受器的传入冲动，对抗不了缺氧对呼吸中枢的直接抑制作用，因而可使呼吸减弱，甚至停止。

4. 氢离子对呼吸的影响是什么？

答：在一定范围内，动脉血的氢离子浓度升高，可导致呼吸运动加深加快，肺通气量增加；氢离子浓度降低，呼吸运动抑制，肺通气量降低。氢离子对呼吸的调节是通过外周化学感受器和中枢化学感受器实现的。中枢化学感受器对其敏感性较外周化学感受器高约25倍。但是氢离子通过血-脑脊液屏障的速度较慢，因此限制了它对中枢化学感受器的作用。

六、病案分析题

答：1. 患者右胸口有一明显伤口，且随呼吸运动有气体通过伤口进出，患者被诊断为开放性气胸。在正常情况下，在肺与胸廓之间存在一个潜在的密闭腔隙，即胸膜腔，它由紧贴于肺表面的脏层胸膜和紧贴于胸廓内壁的壁层胸膜组成。胸膜腔内没有气体，有一薄层浆液，这使得两层胸膜紧贴在一起，不易分开，肺可随胸廓运动而运动。当胸壁受损，导致胸膜腔与外界大气相通时，空气将由破口进入胸膜腔，肺依其弹性回缩塌陷，呼吸急促，肺通气功能受阻，致使 PO_2 下降，PCO_2 升高，pH 降低。

2. 胸膜腔负压的形成与作用于胸膜腔的两种力有关，一是肺内压，使肺泡扩张；二是肺的弹性回缩产生的压力，使肺泡缩小。胸膜腔负压＝肺内压（等于大气压）－肺回缩压＝－肺回缩压。

生理意义：随胸廓运动带动肺的扩大缩小（纽带作用）；维持肺处于扩张状态；促进血液和淋巴液的回流。

（周　平）

第六章　消化和吸收

第一节　消化生理概述

【教学目标】

掌握　胃肠激素的概念，3 种主要胃肠激素的分布、作用和释放的刺激物。

【知识要点】

一、消化和吸收

消化(digestion)是食物在消化道内被分解为小分子物质的过程，包括机械性消化和化学性消化。吸收(absorption)是食物经过消化后，通过消化道黏膜进入血液和淋巴循环的过程。

二、消化道平滑肌的一般生理特性

①兴奋性较低；②富有伸展性；③具有紧张性收缩活动；④具有自动节律性；⑤对化学、温度和机械牵拉刺激敏感。

三、消化道平滑肌的电生理特性

与其他组织细胞一样具有静息电位和动作电位；静息膜电位幅值为－50～－60mV，主要是 K^+ 外流形成；动作电位的去极化主要是 Ca^{2+} 内流，复极化是 K^+ 外流，动作电位的频率越快引起的收缩就越强。此外还有慢波电位，是在静息电位的基础上产生自发性去极化和复极化的节律性电位波动，其频率较慢，也称为基本电节律(basal electric rhythm, BER)，它的产生可能与细胞膜上生电性钠泵活动的周期性变化有关。

四、消化道的神经支配及其作用

(一)外来神经

1. 交感神经

末梢释放去甲肾上腺素，可抑制胃肠道的运动和分泌。

2. 副交感神经

传出神经纤维释放乙酰胆碱，大部分对胃肠运动和分泌起兴奋作用。

(二)内在神经

内在神经包括黏膜下神经丛和肌间神经丛，可独立地调节胃肠运动、分泌、血流量以及水、电解质的转运。

五、胃肠激素

消化道从胃到大肠的黏膜层内存在多种内分泌细胞，这些内分泌细胞合成和释放多种激素在消化道内发挥作用，因此把这些激素合称为胃肠激素(gastrointestinal hormone)。胃肠激素的作用方式包括：①内分泌；②旁分泌；③神经分泌；④管腔分泌；⑤自分泌。其主要生理作用有：①调节消化腺的分泌和消化道的运动；②调节其他激素的释放；③营养作用。

六、三种主要胃肠激素的分布、作用及释放的刺激物(表 6-1)

表 6-1　主要胃肠激素比较

激素名称	主要生理作用	引起释放的刺激物
促胃液素	促进胃酸和胃蛋白酶分泌，使胃窦和幽门括约肌收缩，延缓胃排空，促进胃肠运动和胃肠上皮生长	蛋白质消化产物、迷走神经递质、扩张胃
缩胆囊素	刺激胰液分泌和胆囊收缩，增强小肠和大肠运动，抑制胃排空，增强幽门括约肌收缩，松弛壶腹括约肌，促进胰腺外分泌部的生长	蛋白质消化产物、脂肪酸
促胰液素	刺激胰液及胆汁的分泌，抑制胃酸分泌和胃肠运动，收缩幽门括约肌，抑制胃排空，促进胰腺外分泌部生长	盐酸、脂肪酸

第二节　口腔内消化和吞咽

【教学目标】

了解　口腔内消化。

【知识要点】

食物在口腔内通过咀嚼和唾液中酶的作用得到初步消化，被唾液浸润和混合的食团经吞咽动作进入胃内。

第三节　胃内消化

【教学目标】

掌握　胃液的主要成分和生理作用，神经和体液因素对胃液分泌的调节。

熟悉　胃的运动形式；胃的排空。

【知识要点】

一、胃液的性质、成分和作用

胃液(gastric juice)是无色酸性(pH 0.9～1.5)液体，主要成分的作用见表 6-2。

表 6-2 胃液主要成分及作用

主要成分	分泌来源	作用
盐酸	壁细胞	①激活胃蛋白酶,并为其提供适宜的酸性环境;②使蛋白变性,易于水解;③杀菌;④促进促胰液素、缩胆囊素的释放,从而促进胰液、肠液和胆汁的分泌;⑤促进铁、钙的吸收
胃蛋白酶	主细胞	分解蛋白质
黏液	黏液颈细胞	①润滑;②保护胃黏膜;③发挥"黏液屏障"作用
内因子	壁细胞	与维生素 B_{12} 结合成复合物,使其免受破坏,并能促进维生素 B_{12} 的吸收

二、胃液分泌的调节

(一)促进胃液分泌的因素

进食后胃液的分泌分为三个期。

1.头期胃液分泌

其分泌机制包括条件反射性和非条件反射性调节两种(图 6-1)。

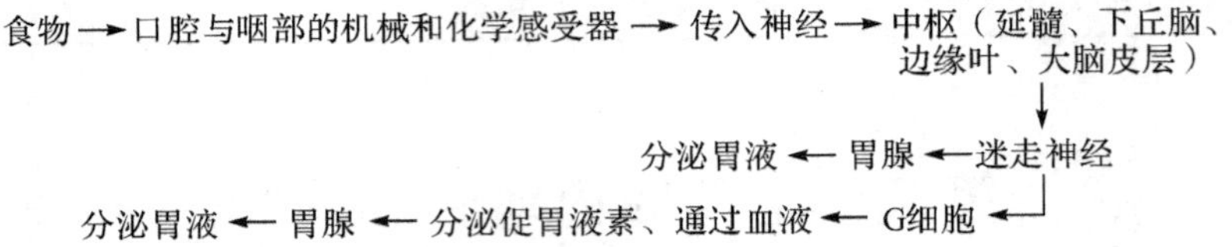

食物 → 口腔与咽部的机械和化学感受器 → 传入神经 → 中枢(延髓、下丘脑、边缘叶、大脑皮层)
↓
分泌胃液 ← 胃腺 ← 迷走神经
分泌胃液 ← 胃腺 ← 分泌促胃液素、通过血液 ← G细胞

图 6-1 头期胃液分泌机制

头期分泌胃液的量和酸度较高,且所含的胃蛋白酶含量尤其高。

2.胃期胃液分泌

其分泌机制包括神经调节和体液调节(图 6-2)。

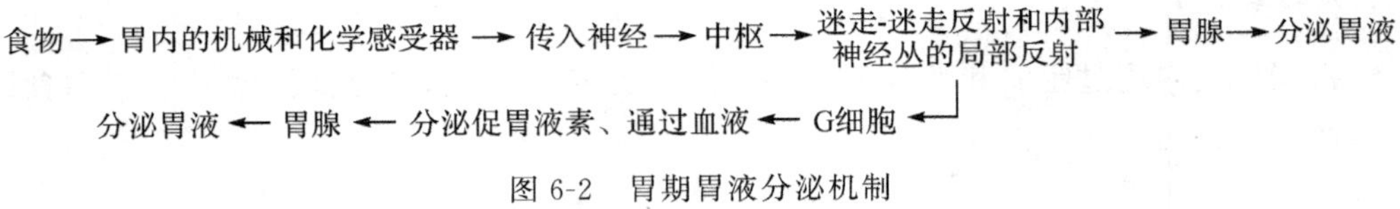

食物 → 胃内的机械和化学感受器 → 传入神经 → 中枢 → 迷走-迷走反射和内部神经丛的局部反射 → 胃腺 → 分泌胃液
分泌胃液 ← 胃腺 ← 分泌促胃液素、通过血液 ← G细胞

图 6-2 胃期胃液分泌机制

胃期分泌的胃液酸度也较高,但胃蛋白酶含量较头期少。

3.肠期胃液分泌

其主要通过体液调节,分泌量少。

(二)抑制胃液分泌的主要因素

盐酸、食物中的脂肪、十二指肠内的高渗液,均可通过胃肠反射及其抑制性激素等途径,对胃液分泌起抑制作用。

三、胃的运动形式

容受性舒张;紧张性收缩;蠕动。

四、胃排空及控制胃排空的因素

食物由胃排入十二指肠的过程称为胃排空(gastric emptying)。胃内的食物促进胃排空，食物进入十二指肠后抑制胃排空。

第四节 小肠内消化

【教学目标】

掌握 胰液和胆汁的主要成分和生理作用，神经和体液因素对胰液和胆汁分泌的调节。
熟悉 小肠的运动形式。

【知识要点】

一、胰液的成分和作用

胰液(pancreatic juice)中含有水解三大营养物质的消化酶，是所有消化液中消化力最强和最重要的。

(一)HCO_3^-

HCO_3^- 由胰腺内的小导管细胞分泌，作用包括：①中和进入十二指肠的胃酸；②为肠液中各种酶的活动提供弱碱性环境。

(二)消化酶

消化酶由胰腺的腺泡细胞分泌，包含能分解三大营养物质的各种酶。

1. 胰淀粉酶

胰淀粉酶分解淀粉为麦芽糖和葡萄糖。

2. 胰脂肪酶

胰脂肪酶分解脂肪为脂肪酸、单酰甘油和甘油。

3. 胰蛋白酶原和糜蛋白酶原

进入十二指肠后，胰蛋白酶原被肠激酶激活为胰蛋白酶，胰蛋白酶可自身激活及激活糜蛋白酶原，它们共同作用于蛋白质，将其分解为多肽和氨基酸。

二、胰液分泌的调节

(一)神经调节

食物的性状、气味以及食物对口腔、食管、胃和小肠的刺激都可通过神经反射引起胰液分泌。反射的传出神经主要是迷走神经，迷走神经可通过其末梢释放乙酰胆碱直接作用于胰腺，也可通过引起促胃液素的释放，间接引起胰腺分泌。

(二)体液调节

体液因素中只有促胰液素和缩胆囊素，也称为促胰酶素(pancreozymin,PZ)。

1. 促胰液素

促胰液素由小肠黏膜S细胞释放，主要作用于胰腺小导管上皮细胞，使其分泌大量的水和 HCO_3^-，而酶的含量较少。影响其释放的因素中，盐酸是其最强的刺激因素，其次为蛋白质分解产物和脂酸钠。

2. 缩胆囊素

缩胆囊素由小肠黏膜Ⅰ细胞释放，促进胰腺的腺泡细胞分泌各种消化酶，水和 HCO_3^-

含量少，含酶量大，消化力强。

三、胆汁的成分和作用

胆汁(bile)中含有大量的水、胆色素、胆盐、胆固醇和各种离子，不含消化酶。主要作用有：①乳化脂肪，促进脂肪消化；②促进脂肪酸及脂溶性维生素的吸收；③利胆，促进肝胆汁合成及分泌；④中和胃酸。进入十二指肠内的胆盐约有95%被肠黏膜吸收入血，随后经门静脉回到肝脏，再随胆汁被分泌入十二指肠，这一过程称为胆盐的肠-肝循环(enterohepatic circulation of bile salt)。

四、胆汁分泌和排出的调节

(一)神经调节

进食动作或食物对胃、小肠黏膜的刺激均可反射性引起迷走神经兴奋。迷走神经一方面释放乙酰胆碱直接作用于肝细胞，促进分泌，作用于胆囊引起胆囊收缩排放胆汁；另一方面刺激促胃液素分泌，促进胆汁分泌。

(二)体液调节

1. 促胃液素

促胃液素可直接作用于肝细胞，促进分泌，也可先引起盐酸分泌，然后通过盐酸的作用使十二指肠黏膜释放促胰液素，从而刺激肝细胞分泌。

2. 促胰液素

促胰液素的主要作用是促进胰液分泌，对肝胆汁分泌也有一定刺激作用。

3. 缩胆囊素

通过血液循环作用于胆囊平滑肌和壶腹括约肌，引起胆囊收缩，壶腹括约肌舒张，促使胆汁排出。

4. 胆盐

通过胆盐的肠-肝循环返回肝脏的胆盐有刺激肝胆汁分泌的作用，称为胆盐的利胆作用。

五、小肠的运动形式

小肠的运动形式包括紧张性收缩、分节运动(segmentad motility)和蠕动。分节运动是小肠特有的运动形式。

第六节　大肠的功能

【教学目标】

了解　大肠的消化。

【知识要点】

大肠的主要功能在于吸收水分和无机盐，同时还为消化吸收后的食物残渣提供暂时储存的场所，并将食物残渣转变为粪便。

第七节　吸　收

【教学目标】

熟悉　消化和吸收的概念；糖、蛋白质、脂肪的吸收方式和吸收途径。

【知识要点】

一、糖的吸收

糖类必须经过消化水解为单糖后才能被吸收，吸收场所主要在小肠。葡萄糖的吸收通过载体进行，并有钠依赖性。

二、蛋白质的吸收

蛋白质在小肠内被消化分解为氨基酸与小分子肽后再被吸收，也属于继发性主动转运。

三、脂肪的吸收

脂肪主要是在十二指肠和近侧空肠中被吸收，吸收途径以淋巴为主。

四、水和无机盐的吸收

无机盐和水能直接被吸收，盐类的吸收主要在小肠，大肠也可吸收一小部分盐类。

(一)钠的吸收

钠可顺着电-化学梯度通过扩散过程进入细胞，但钠转运出黏膜细胞进入组织液需通过钠泵。通常在钠转运的过程中，可伴随水的转运。

(二)钙的吸收

钙主要在十二指肠被吸收，属于主动吸收，酸性环境和维生素 D 促进钙的吸收，脂肪酸和胆汁酸与钙结合形成水溶性复合物，可促进钙的吸收。

(三)铁的吸收

铁是主动吸收。三价铁不易被吸收，需还原为亚铁才被吸收。维生素 C、胃酸均可促进铁的吸收。

五、胆固醇的吸收

食物中酯化的胆固醇需经胆固醇酯酶和胰酶水解为游离胆固醇才被吸收。胆固醇和脂肪分解产物通过形成微胶粒在小肠上部被吸收。

六、维生素的吸收

水溶性维生素以简单扩散方式在小肠上部被吸收。维生素 B_{12} 与内因子结合，在回肠被吸收。脂溶性维生素以与脂肪相同方式在小肠上部被吸收。

【同步综合练习】

一、是非判断题(正确填 A，错误填 B)

1. 消化道对电刺激、温度变化、机械牵张比较敏感。　(　　)

2. 消化道平滑肌的动作电位主要由 Na^+ 内流引起。 ( )

3. 胃液的性质：黄色，pH 为 0.9～1.5，是体内 pH 最低的液体。 ( )

4. 盐酸是由主细胞主动分泌的。 ( )

5. 胃黏液- HCO_3^- 屏障具有较高的黏滞性和形成凝胶的特性，可保护胃黏膜不受胃酸的伤害。 ( )

6. HCl 作用于十二指肠引起释放促胰液素进而抑制胃酸分泌。 ( )

7. 食物中的淀粉均不需要消化为单糖（葡萄糖、半乳糖和果糖）就能直接被重吸收。 ( )

8. 头期胃液分泌量占 70％，酸度和消化力（胃蛋白酶量）都很高。 ( )

9. 蛋白质的吸收机制为原发性主动转运。 ( )

10. 胃内容物促进胃排空而十二指肠内容物抑制胃排空。 ( )

11. 胆汁虽不含消化酶，但与脂肪的消化和吸收有关。 ( )

12. 脂肪主要通过血液循环途径被吸收。 ( )

13. 促胰液素主要作用于胰腺小导管细胞，使胰液中的水和 HCO_3^- 分泌增多，促胰液素酶含量较少。 ( )

14. 只有当食物进入消化道时消化液才会开始分泌。 ( )

15. 维生素 B_{12} 必须与内因子结合形成复合物，才能在回肠被吸收。 ( )

二、选择题

(一)A 型选择题(单项选择题)。每题有 A、B、C、D、E 五个备选答案，请从中选出一个最佳答案

1. 支配胃肠道的副交感神经末梢释放的神经递质是 ( )

A. 去甲肾上腺素　B. 乙酰胆碱　C. 5-羟色胺
D. 谷氨酸　E. 血管活性肠肽

2. 下列关于胃肠激素生理作用的叙述，错误的是 ( )

A. 调节消化道活动　B. 调节消化腺的分泌
C. 促进消化道组织代谢和生长　D. 调节其他激素的释放
E. 调节小肠内营养物质的吸收

3. 下列关于胃液分泌的描述，错误的是 ( )

A. 主细胞分泌胃蛋白酶　B. 壁细胞分泌盐酸和内因子
C. 黏液细胞分泌糖蛋白　D. 幽门腺分泌黏液
E. 黏液颈细胞、贲门腺分泌黏液和碳酸氢盐

4. 刺激胃酸分泌的主要内源性物质是 ( )

A. 盐酸　B. 脂肪　C. 乙酰胆碱
D. 高张溶液　E. 去甲肾上腺素

5. 下列关于胃黏膜屏障的描述，错误的是 ( )

A. 胃黏膜屏障可防止 Na^+ 侵入黏膜
B. 胃黏膜上皮细胞更新很快，小的损伤可及时弥补
C. 酒精、胆盐、阿司匹林等可破坏屏障作用
D. 进入黏膜的 H^+，可引起组织胺释放，加重黏膜损伤

E. 胃黏膜屏障的破坏，在胃溃疡的发病中有重要作用

6. 肠胃反射可 (　　)

A. 促进胃的排空，抑制胃酸分泌　B. 促进胃的排空，促进胃酸分泌

C. 抑制胃的排空，抑制胃酸分泌　D. 抑制胃的排空，促进胃酸分泌

E. 对胃排空和胃酸分泌无影响

7. 激活胰蛋白酶原的物质是 (　　)

A. 盐酸　B. 组织液　C. 肠激酶

D. 胰蛋白酶本身　E. 糜蛋白酶

8. 胆汁中与消化有关的成分是 (　　)

A. 脂肪酸　B. 胆固醇　C. 胆色素

D. 胆盐　E. 无机盐和水

9. 引起胆囊收缩的一个重要的体液因素是 (　　)

A. 促胰液素　B. 促胃液素　C. 胆盐

D. 盐酸　E. 缩胆囊素

10. 对脂肪和蛋白质的消化作用最强的消化液是 (　　)

A. 唾液　B. 胰液　C. 胃液

D. 小肠液　E. 胆汁

(二)B 型题(配伍选择题)。每组题共用一组备选答案，每题只有一个正确答案，备选答案可重复选用

(1～3 题共用备选答案)

A. K^+ 外流　B. Ca^{2+} 内流　C. Na^+ 内流

D. Cl^- 内流　E. Na^+-K^+ 泵的周期性改变

1. 胃肠平滑肌细胞的动作电位产生机制主要是 (　　)

2. 胃肠平滑肌细胞的静息电位产生机制主要是 (　　)

3. 胃肠平滑肌细胞的慢波电位产生机制是 (　　)

(4～7 题共用备选答案)

A. 壁细胞　B. 主细胞　C. 黏液细胞

D. 幽门黏膜中的 G 细胞　E. 胃黏膜表面上皮细胞

4. 分泌 HCl 的是 (　　)

5. 分泌胃蛋白酶原的是 (　　)

6. 分泌促胃液素的是 (　　)

7. 分泌内因子的是 (　　)

(8～10 题共用备选答案)

A. 蛋白质消化产物　B. 盐酸　C. 脂酸钠

D. 糖类　E. 无机盐

8. 抑制胃液分泌的因素是 (　　)

9. 引起促胰液素分泌最强的因素是 (　　)

10. 引起缩胆囊素分泌最强的因素是 ( )

(11～13 题共用备选答案)

A. 紧张性收缩　B. 蠕动　C. 分节运动

D. 容受性舒张　E. 集团运动

11. 小肠特有的运动形式是 ( )

12. 胃特有的运动形式是 ( )

13. 消化道平滑肌共有的运动形式是 ( )

(14～16 题共用备选答案)

A. 胰脂肪酶　B. 胰蛋白酶　C. 胰淀粉酶

D. 肠激酶　E. 胃蛋白酶

14. 分解淀粉为麦芽糖的是 ( )

15. 激活糜蛋白酶原的是 ( )

16. 分解蛋白质为朊和胨的是 ( )

(三)X 型选择题(多项选择题)。每题有 A、B、C、D、E 五个备选答案,请从中选出两个或两个以上正确答案

1. 影响胃肠运动的激素有 ( )

A. 促胃液素　B. 胃动素　C. 促胰液素

D. 抑胃肽　E. 以上都对

2. 胃液分泌的胃期是通过以下哪些途径引起胃液分泌的 ( )

A. 交感神经　B. 迷走神经　C. 迷走神经和促胃液素

D. 壁内神经丛反射　E. 以上都对

3. 下列能诱发肠胃反射的因素有 ( )

A. 小肠受刺激　B. 十二指肠内压增加

C. 十二指肠内酸性食糜增加　D. 十二指肠内蛋白质分解产物增加

E. 以上都对

4. 调节胆汁分泌的神经体液因素有 ( )

A. 促胃液素　B. 促胰液素　C. 迷走神经兴奋

D. 胆盐　E. 以上都对

5. 下列哪些物质的吸收间接需钠泵分解 ATP 完成 ( )

A. 葡萄糖　B. 氨基酸　C. 水

D. 脂溶性维生素　E. 以上都是

6. 可以消化淀粉的消化液有 ( )

A. 唾液　B. 胃液　C. 胰液

D. 胆汁　E. 以上都是

三、填空题

1. 消化道平滑肌经常保持微弱持续的收缩状态称为________________。

2. 胃液的主要成分有________、________、________、________和________。

3. 胃黏膜对盐酸的屏障功能，一是________________，二是________________。

4. 胃底及胃体部的壁细胞分泌________；主细胞分泌________。

5. ____________因素促进胃排空；____________因素抑制胃排空。

6. 食物入胃的机械扩张及蛋白质消化产物引起________释放________而促进胃排空。

7. 迷走神经兴奋引起胰液分泌的特点是________及________含量少，________含量多。

8. 消化液中的蛋白酶原需要激活后才起作用，胃蛋白酶原的激活物是________，胰蛋白酶原的激活物是________，而糜蛋白酶原的激活物是________。

9. 小肠的运动形式有____________、____________、____________。

10. 胆汁中促进脂肪消化的乳化剂为________、________和________。

11. 引起缩胆囊素释放的刺激物有____________和____________。

12. 消化道平滑肌细胞动作电位去极化主要依赖________内流，而复极化是由________外流所致。

13. 抑制胃液分泌的主要因素有________、________、________。

14. 脂肪的吸收部位在________，吸收途径以________为主。

15. 水和无机盐的吸收部位在________。

四、名词解释

1. 消化
2. 胃肠激素
3. 胃黏液-碳酸氢盐屏障
4. 分节运动
5. 胃的容受性舒张
6. 胆盐的肠-肝循环
7. 内因子
8. 肠-胃反射

五、问答题

1. 胃肠激素的作用方式和主要生理作用有哪些？
2. 胃液的主要成分及其生理作用是什么？
3. 胰液主要成分有哪些？各有何生理作用？
4. 胆汁的成分和作用是什么？
5. 影响胃排空的因素有哪些？

六、病案分析题

患者，男性，36 岁，饮酒后突感上腹部剧烈疼痛，伴有腹胀、呕吐而急诊入院。查体：体温 38.2℃，脉搏 96 次/min，呼吸 25 次/min，血压 130/70mmHg，神志清，精神欠佳；心肺检查无特殊；腹部无包块，腹壁静脉无曲张，肝脾未触及；全腹有压痛，上腹最重，无反跳痛、无腹肌紧张，腹部移动性浊音阴性，肠鸣音减弱，约 2～3min 1 次。上腹部 CT：胰头肿大伴周围渗出，并累及十二指肠降段。化验检查如下（括号内为正常参考值）：

尿淀粉酶（UAMY）	1200U/L（100～330U/L）
血清淀粉酶（AMS）	239U/L（20～90U/L）

白细胞(WBC) $18.9\times10^9/L$

中性粒细胞比例 87.01%(50%~70%)

患者给予禁食、禁水等胰腺休息疗法及其他相应治疗。10d 后症状消失，复查淀粉酶正常，进食观察两天后无异常而出院。

问题：

1. 患者的血清淀粉酶、尿淀粉酶为什么会异常升高？

2. 患者在治疗过程中为什么要禁食、禁水？

【参考答案】

一、是非判断题

1. B 解析：消化道主要由平滑肌组成，平滑肌的生理特性是对电刺激不敏感，而对牵张刺激、温度变化和化学刺激比较敏感。

2. B 解析：消化道平滑肌细胞动作电位去极化主要依赖 Ca^{2+} 内流。

3. B 解析：胃液是一种无色的酸性液体，pH 为 0.9~1.5。

4. B 解析：盐酸是由壁细胞主动分泌的。

5. A 解析：胃黏液具有较高的黏滞性和形成凝胶的特性，分泌后即覆盖于胃黏膜表面，另外，组织液中少量的 HCO_3^- 也能渗入胃腔，形成的胃黏液-HCO_3^- 屏障能有效地保护胃黏膜免受胃内盐酸和胃蛋白酶的损伤。

6. A 解析：盐酸分泌过多可使胃液分泌受到抑制，其作用机制之一是作用于十二指肠引起促胰液素释放，进而抑制胃液分泌。

7. B 解析：食物中的淀粉均需要消化为单糖才能被小肠上皮细胞吸收。

8. B 解析：头期胃液的分泌量占消化期分泌总量的 30%，酸度和胃蛋白酶原的含量均很高。

9. B 解析：食物中的蛋白质经消化分解为氨基酸后，几乎全部被小肠吸收。氨基酸的吸收与单糖相似，属于继发性主动转运。

10. A 解析：胃排空是间断进行的，胃内因素促进胃排空，而十二指肠内因素抑制胃排空，两个因素互相消长，互相更替，使胃内容物的排空能较好地适应十二指肠内消化和吸收的速度。

11. A 解析：胆汁中的胆盐、卵磷脂和胆固醇等均可作为乳化剂，降低脂肪的表面张力，使脂肪乳化成微滴分散在水性肠液中，促进脂肪的分解消化。

12. B 解析：膳食中的动、植物油中含有的长链脂肪酸很多，长链脂肪酸在肠上皮细胞中合成乳糜微粒，最后以出胞的方式释放入细胞间液再扩散入淋巴，所以脂肪的吸收途径以淋巴为主。

13. A 解析：胰液中的 HCO_3^- 和水由小导管细胞分泌，促胰液素主要作用于小导管细胞，促进 HCO_3^- 和水的分泌量大为增加，而酶的含量却很低。胰酶主要由腺泡细胞分泌。

14. B 解析：进食时，食物的颜色、形状、气味、声音以及咀嚼、吞咽动作，可刺激眼、耳、鼻、口腔、咽等处的感受器，通过传入冲动反射性地引起消化液分泌。

15. A 解析：大部分维生素在小肠上段被吸收，只有维生素 B_{12} 是在回肠被吸收的，且须先与内因子结合形成复合物后再到回肠被主动吸收。

二、选择题

(一)A 型选择题

1. B　解析:副交感神经的大部分节后纤维释放的递质是乙酰胆碱,通过激活 M 受体,促进消化道的运动和消化腺的分泌。

2. E　解析:胃肠激素没有调节吸收的作用。

3. A　解析:胃泌酸腺的主细胞分泌的是胃蛋白酶原,需要在盐酸的作用下,才能转变成有活性的胃蛋白酶。

4. C　解析:迷走神经中有传出纤维直接到达胃黏膜泌酸腺中的壁细胞,其末梢释放乙酰胆碱,从而引起胃酸分泌。

5. A　解析:胃黏膜屏障可防止胃腔内的 H^+ 向黏膜上皮细胞扩散,不是 Na^+。

6. C　解析:当食糜进入十二指肠后,可使肠腔内出现高张溶液,可刺激小肠内的渗透压感受器,通过肠胃反射抑制胃液分泌;另外,食糜中的酸、脂肪和高渗性以及对肠壁的机械扩张,均可刺激十二指肠壁上的多种感受器,通过胃肠反射可抑制胃的运动,使胃排空减慢。

7. C　解析:肠激酶是激活胰蛋白酶原的特异性酶。

8. D　解析:胆汁中不含消化酶,胆盐的主要作用是促进脂肪的消化和吸收;胆色素是血红素的分解产物,是决定胆汁颜色的主要成分;胆固醇是肝脏脂肪代谢的产物。

9. E　解析:缩胆囊素可引起胆囊收缩,壶腹括约肌舒张,促使胆汁排出;促胃液素的作用是促进胆汁分泌,促胰液素的主要作用是促进胰液分泌,胆盐有刺激胆汁分泌的作用,三者对胆囊的运动并无明显影响。

10. B　解析:胰液中含有水解糖、脂肪和蛋白质三类营养物质的消化酶,是最重要的消化液;胰液分泌障碍时,食物中的脂肪和蛋白质不能被完全消化和吸收,但糖的消化和吸收一般不受影响。

(二)B 型题

1. B　解析:消化道平滑肌细胞动作电位去极化主要依赖 Ca^{2+} 内流。

2. A　解析:消化道平滑肌细胞静息电位主要因 K^+ 平衡电位而产生,但静息电位较小,且不稳定。

3. E　解析:产生慢波电位的离子机制尚不十分清楚,可能与细胞膜上生电性钠泵的波动性活动有关。

4. A　解析:胃液中的盐酸也称胃酸,由壁细胞分泌。

5. B　解析:颈黏液细胞、贲门腺和幽门腺的黏液细胞以及十二指肠近端的腺体也能分泌胃蛋白酶原,但主要还是由胃泌酸腺的主细胞合成和分泌。

6. D　解析:促胃液素是促进胃酸分泌的一种胃肠激素,可强烈刺激壁细胞分泌胃酸。促胃液素是由胃幽门黏膜中的 G 细胞分泌的。

7. A　解析:壁细胞在分泌盐酸的同时也分泌内因子。

8. B　解析:消化期在食物入胃后可刺激盐酸分泌。当盐酸分泌过多时,可负反馈抑制胃酸分泌。

9. B　解析:当酸性食糜进入小肠后,可刺激小肠黏膜释放促胰液素。盐酸是促胰液素释放的最强刺激因素,其次为蛋白质分解产物和脂酸钠。

10.A 解析:缩胆囊素的一个重要作用是促进胰液中各种酶的分泌,引起其释放的因素由强至弱的顺序为蛋白质分解产物、脂酸钠、盐酸、脂肪。

11.C 解析:分节运动是一种以环行肌为主的节律性收缩和舒张交替进行的运动,这是小肠特有的运动形式。

12.D 解析:容受性舒张是指在咀嚼和吞咽时,食物刺激胃底、胃体等处的感受器,反射性地引起胃底、胃体肌肉舒张。容受性舒张是胃特有的一种运动形式。

13.A 解析:紧张性收缩是胃肠进行其他运动的基础,并使胃和小肠等消化道保持一定的形状和位置。

14.C 解析:胰淀粉酶分解淀粉为麦芽糖。

15.B 解析:胰蛋白酶激活糜蛋白酶原。

16.E 解析:胃蛋白酶分解蛋白质。

(三)X 型选择题

1.ABCDE 解析:选项中的四种激素都属于胃肠激素,这些激素的主要作用就是调节消化腺分泌及胃肠运动。

2.BCD 解析:胃期食物进入胃后,通过迷走-迷走神经长反射和壁内神经丛的短反射刺激胃液分泌;此外,通过壁内神经丛的作用和食糜中的消化产物直接作用于G细胞引起促胃液素的释放,进而导致胃液分泌增加。

3.ABCDE 解析:在十二指肠壁上存在着多种感受器,当食糜进入十二指肠后,食糜中的酸、脂肪和高渗性以及对肠壁的机械扩张均可刺激这些感受器,通过肠-胃反射抑制胃的运动。选项中的因素均可刺激肠壁上的感受器,诱发肠-胃反射。

4.ABCDE 解析:迷走神经兴奋其末梢可释放ACh直接作用于肝细胞,促进胆汁分泌。体液因素中,促胃液素、促胰液素和胆盐都参与促进胆汁分泌,此外,缩胆囊素也有较弱的促胆汁分泌作用。

5.AB 解析:葡萄糖和氨基酸的吸收过程都属于继发性主动转运,都需要钠泵分解ATP来完成。

6.AC 解析:唾液和胰液中的淀粉酶可将淀粉水解为麦芽糖。胃液及胆汁中不含消化淀粉的酶。

三、填空题

1.平滑肌的紧张性

2.盐酸 胃蛋白酶原 内因子 黏液 碳酸氢盐

3.黏液-碳酸氢盐屏障 胃-黏膜屏障

4.盐酸 胃蛋白酶原

5.胃内 十二指肠内

6.胃窦黏膜 促胃液素

7.水分 碳酸氢盐 酶

8.盐酸 肠激酶 胰蛋白酶

9.紧张性收缩 分节运动 蠕动

10.胆盐 胆固醇 卵磷脂

11.蛋白质消化产物 脂肪酸

12. Ca^{2+}　K^{+}

13. 盐酸　脂肪　高张溶液

14. 小肠　淋巴

15. 大肠

四、名词解释

1. 消化：是指人体所需要的营养物质（如蛋白质、脂肪和糖类等）在消化道内被分解为可被吸收的小分子物质的过程，包括机械性消化和化学性消化两种方式，是食物能被吸收的先决条件。

2. 胃肠激素：是指胃肠黏膜中散在的内分泌细胞分泌的多肽类物质的总称。

3. 胃黏液-碳酸氢盐屏障：胃腺黏液细胞分泌的黏液含有碳酸氢根，这层厚约1mm的黏液保护胃黏膜避免机械损伤和盐酸的腐蚀作用，称为黏液-碳酸氢盐屏障。

4. 分节运动：当小肠受食物牵张刺激，可引起肠管环行肌同时收缩，随后原来收缩的部位发生舒张，而原舒张的部位发生收缩，如此反复。

5. 胃的容受性舒张：咀嚼和吞咽食物时，进食动作和食物对咽、食管等处感受器的刺激，可反射性地通过迷走神经中的抑制性纤维，引起胃底和胃体肌肉的舒张，胃容积扩大，以利于食物入胃，这种舒张称为胃的容受性舒张。

6. 胆盐的肠-肝循环：胆盐进入小肠后，90%以上被回肠末端黏膜吸收，通过门静脉又回到肝脏，再成为合成胆汁的原料，然后胆汁又分泌入肠，这一过程称为胆盐的肠-肝循环。

7. 内因子：由胃黏膜的壁细胞产生的糖蛋白，相对分子质量为55000，它与维生素B_{12}结合，形成内因子-维生素B_{12}复合物，能保护维生素B_{12}免受消化酶的破坏，并通过回肠黏膜上特异受体的介导，促进维生素B_{12}在回肠远端的重吸收。内因子缺乏时可发生巨幼红细胞性贫血。

8. 肠-胃反射：指十二指肠壁上的多种感受器受到食物中的化学成分（如酸、脂肪）和机械扩张等刺激后，通过神经反射抑制胃的运动、胃排空和分泌的一种神经反射。

五、问答题

1. 胃肠激素的作用方式和主要生理作用有哪些？

答：胃肠激素的作用方式有四种：①内分泌方式：由内分泌细胞释放，经血液循环运送至靶器官；②旁分泌方式：释放后经细胞外液扩散到邻近的靶细胞，在局部起作用；③外分泌方式：释放后在胃肠腔内起作用；④神经分泌方式：某些激素由神经末梢释放，作为递质起作用。

胃肠激素的主要生理作用可以归纳为三方面：①调节消化道的运动和消化腺分泌，如促胃液素可促进胃液分泌，促进胃窦收缩等；②营养作用，即刺激消化道组织的代谢，促进黏膜生长，如促胰液素能促进胰腺外分泌部生长；③调节其他激素的释放，如抑胃肽刺激胰岛素的释放，生长抑素抑制促胃液素、胰岛素的释放。

2. 胃液的主要成分及其生理作用是什么？

答：胃液的组成和作用如下：①盐酸：可激活胃蛋白酶原，并为胃蛋白酶的作用提供酸性环境；杀死进入胃内的细菌；促进胰液和胆汁的分泌；有益于Ca^{2+}和Fe^{2+}的吸收。②胃蛋白酶原：被激活为胃蛋白酶后，可水解蛋白质。③黏液：保护胃黏膜免受机械和化学损伤。

④内因子：保护维生素 B_{12} 并促进它在回肠的吸收。

3. 胰液主要成分有哪些？各有何生理作用？

答：胰液的成分和作用：①水和碳酸氢盐（无机物）：由小导管管壁细胞分泌，主要作用为中和胃酸，保护肠黏膜不受胃酸的侵蚀；为小肠内多种消化酶的活动提供最适 pH 环境。②有机物：a. 蛋白水解酶：主要有胰蛋白酶、糜蛋白酶、弹性蛋白酶、羧基肽酶、RNA 酶和 DNA 酶，可以把蛋白质分解为多肽和氨基酸。b. 胰淀粉酶：胰淀粉酶水解淀粉为麦芽糖和葡萄糖，对生熟淀粉都能水解，效率高、速度快。c. 胰脂肪酶：胰脂肪酶（三酰甘油水解酶）是消化脂肪的主要消化酶，必须在胰腺分泌的辅脂酶的协同作用下才能发挥作用。

4. 胆汁的成分和作用是什么？

答：胆汁的主要成分是胆盐、卵磷脂、胆固醇等，它们的作用是使得脂肪乳化成乳糜微粒，使脂肪酶能够有效地消化脂肪。胆盐还可以与脂肪的消化产物及脂溶性维生素一起，形成微胶粒，帮助它们的吸收。所以胆汁的主要作用是促进脂肪的消化和吸收。

5. 影响胃排空的因素有哪些？

答：食糜由胃进入十二指肠的过程称为胃排空。胃的排空受到以下因素的影响：①胃内食物作为扩张胃的机械刺激，通过壁内神经丛反射或迷走-迷走神经反射，引起胃运动加强，胃内压升高，促进排空；食物的扩张刺激和蛋白质消化分解产物，可引起胃窦黏膜释放促胃液素，进而刺激胃运动，促进胃的排空。②当酸性食糜进入十二指肠后，其中的酸、脂肪、渗透压及机械刺激，均可作用于十二指肠黏膜上的多种感受器，通过肠-胃反射抑制胃的运动，减缓排空；并促使十二指肠黏膜释放肠抑胃素，抑制胃的运动，减慢胃排空。

六、病案分析题

答：1. 患者饮酒后，酒精能刺激胃窦部 G 细胞分泌促胃液素，使胃酸分泌增加，十二指肠内 pH 值下降，使促胰液素分泌旺盛，胰腺外分泌增加，胰管阻塞、胰管内压力骤然增高等引起胰腺消化酶在胰腺组织内激活而对其自身消化，引起胰腺组织坏死而使胰淀粉酶大量释放入血，引起血和尿淀粉酶升高。

2. 在非消化期，胰液分泌量很少，仅占最大分泌量的 10%～20%。食物是刺激胰液分泌的自然因素，进食后，胰酶和胰液开始分泌或分泌增多。禁食、禁水将有助于胰腺休息，减少胰液的分泌和胰酶对胰腺的损伤。

（李维礁）

第七章　能量代谢与体温

第一节　能量代谢

【教学目标】

掌握　能量代谢的概念，能量的来源与利用，能量的平衡。能量代谢的测定：食物的热价、食物的氧热价、呼吸商和非蛋白呼吸商。影响能量代谢的因素，基础代谢，基础代谢率(BMR)的概念及测定意义。

了解　机体能量代谢的测定原理和方法。

【知识要点】

一、能量的来源与利用

(一)能量代谢的概念

能量代谢(energy metabolism)指物质代谢过程中所伴随的能量释放、转移、储存和利用的过程。

(二)能量的来源和转化

1. 能量的来源

机体生理活动所需的能量来源于三大营养物质，即糖、脂肪和蛋白质。糖是主要的供能物质，糖的供能方式分为有氧氧化和无氧酵解。脂肪是主要的储能和供能物质。蛋白质一般不氧化供能。

2. 机体能量的转化

ATP是体内重要的储能物质，又是直接供能物质。磷酸肌酸常被看作是ATP的储存库。人体从三大营养物质中获得的能量，除完成骨骼运动所需的机械能外，其余最终都以热量形式向体外散发。

二、能量代谢的测定

(一)测定原理

机体的能量代谢过程遵循能量守恒定律。测定单位时间内机体所散发的总热量就可以得到机体的能量代谢率。

(二)食物的热价、氧热价和呼吸商

1. 食物的热价

1g食物在体内完全氧化(或在体外燃烧)所释放的热量，称为食物的热价(thermal

equivalent of food)。

2.食物的氧热价

某种营养物质被氧化时,每消耗 1L 氧所产生的热量称为食物的氧热价(thermal equivalent of oxygen)。

3.呼吸商

某种营养物质在体内氧化时,一定时间内 CO_2 产生量与耗 O_2 量的比值称为呼吸商(respiratory quotient, RQ)。非蛋白呼吸商指糖和脂肪氧化时 CO_2 的产生量与耗 O_2 量的比值。

(三)能量代谢率的测定

常用的是简化测定法。具体方法为:①将测得的混合呼吸商值(即测得的一定时间内总的 CO_2 产生量与耗 O_2 量的比值)认为是非蛋白呼吸商;②根据呼吸商查出对应的氧热价;③用耗 O_2 量乘以氧热价,即可得出该时间内的产热量。

三、影响能量代谢的因素

(一)肌肉活动

骨骼肌产热量安静时占 20%,剧烈运动时占 90%。肌肉活动是影响能量代谢的最显著因素。

(二)环境温度

在 20~30℃的环境中能量代谢率最稳定。当环境温度低于 20℃或高于 30℃时,能量代谢率会增高。

(三)食物的特殊动力效应

特殊动力效应是指食物能使机体"额外"产热的作用。蛋白质的特殊动力效应最高。

(四)精神活动

精神紧张或情绪激动时使能量代谢升高。

四、基础代谢

基础代谢(basal metabolism)是指基础状态下的能量代谢。所谓基础状态,是指满足以下条件的一种状态:清晨、清醒、静卧,未做肌肉活动;前夜睡眠良好,测定时无精神紧张;测定前至少禁食 12h;室温保持在 20~25℃。在这种状态下,体内能量的消耗只用于维持一些基本的生命活动,能量代谢比较稳定,所以把这种状态下单位时间内的能量代谢称为基础代谢率(basal metabolism rate, BMR)。

实际测得的基础代谢率与正常平均值比较,超过±20%时可能出现病理变化。这是临床诊断甲状腺疾病的辅助方法。

第二节 体温及其调节

【教学目标】

熟悉 体温的概念及其调节,机体的产热和散热过程,主要产热器官和产热形式,产热活动，散热的主要部位和方式，体温调定点学说。

了解　体温及生理变动。

【知识要点】

一、体温

(一)体温的概念

体温(body temperature)指机体深部的平均温度。正常的体温是机体进行新陈代谢和生命活动的必要条件。临床上通常用直肠、口腔和腋窝等处的温度来代表体温，直肠温度为36.9～37.9℃，口腔温度为36.7～37.7℃，腋窝温度为36.0～37.4℃。

(二)体温的生理变动

体温是相对稳定的，这并不意味着其数值是一成不变的。在生理情况下，体温可随昼夜、年龄、性别等因素而有所变化，但这种变化的幅度一般不超过1℃。

1. 昼夜变化

清晨2—6时体温最低，午后1—6时最高。

2. 性别

成年女性的体温比男性平均高0.3℃，月经期和排卵前较低，排卵日最低，排卵后体温升高0.2～0.5℃，直到下次月经来潮恢复正常。

3. 年龄

新生儿，特别是早产儿体温易受环境温度的影响。老年人基础代谢率低，其体温低于正常成年人。

4. 肌肉活动

肌肉活动使代谢增强，产热量明显增加，导致体温升高。

5. 其他因素

情绪激动、精神紧张、环境温度、进食和使用麻醉药等情况都会影响体温。

二、机体的产热反应和散热反应

(一)机体的产热

1. 主要的产热器官

主要的产热器官是内脏器官(安静时)和骨骼肌(运动或劳动时)。主要产热器官内的热量是由三大营养物质在各组织器官中进行分解代谢时产生的。安静状态下，体内温度最高的器官是肝。

2. 产热形式

当机体处于寒冷环境中时，散热量显著增加，机体通过寒战产热和非寒战产热两种形式产热。

(1)寒战产热：在寒冷环境中骨骼肌发生不随意节律性收缩。

(2)非寒战产热：即代谢产热。

(二)机体的散热

1. 主要散热部位

主要散热部位是皮肤。

2.散热方式

(1)辐射散热(thermal radiation):是机体以热射线的形式将体热传给外界较冷物体的散热方式。影响因素包括体表面积的大小、皮肤与周围物体的温度差。

(2)传导散热(thermal conduction):是机体将热量直接传递给与其接触的较冷物体的散热方式。影响因素包括温度差、物体的导热性和接触面积大小。在临床上常使用冰帽和冰袋给高热患者降温。

(3)对流散热(thermal convection):是通过气体流动进行热量交换的散热方式,是散热的一种特殊形式。影响因素包括风速、皮肤与周围环境之间的温度差、机体的有效散热面积。

(4)蒸发散热(evaporation):是体表水分汽化时吸收热量而散热的方式。蒸发散热分为不感蒸发(insensible perspiration)和发汗(sweating)两种形式。不感蒸发(不显汗)是指体内的水分直接透出皮肤和呼吸道黏膜,在未形成明显的水滴之前就蒸发掉的一种散热方式,一般每天为1000ml左右。发汗(可感蒸发)为汗腺分泌汗液。劳动的强度、环境温度和湿度、风速都能影响发汗。发汗可分为温热性发汗和精神性发汗。温热性发汗是由外界温度升高引起的,一般除手掌和足趾以外,全身其他皮肤都可出汗。通过出汗发散热量调节体温。精神性发汗是由精神兴奋或痛觉刺激等原因所引起的,发汗主要见于手掌、足趾和腋窝3个部位。人在精神紧张时手心会出汗,即属于精神性出汗。

3.散热的调节

皮肤血流量的增加或减少对机体散热有重要作用。温热性发汗与体温调节有关。

交感神经支配小汗腺,节后纤维末梢释放ACh,作用于M受体。

三、体温调节

(一)行为性体温调节

行为性体温调节是指机体通过一定的行为来保持体温的相对稳定。

(二)自主性体温调节

在体温调节中枢的控制下,调节机体产热和散热过程,使体温保持相对恒定的体温调节方式,称为自主性体温调节。

自主性体温调节是体温调节的基础,行为性体温调节是体温调节的补充。体温调节的基本中枢在下丘脑。目前认为,视前区-下丘脑前部(PO/AH)是体温调节中枢整合的关键部位。

(三)体温调定点学说

体温调定点学说认为,体温的调节类似于恒温器的调节,在PO/AH设定了一个调定点,即规定的温度值,如37℃。PO/AH体温整合中枢就是按照这个温度来调节体温的。此学说认为,由细菌所致的发热,是由于在致热原的作用下PO/AH热敏神经元的温度反应阈值升高,而冷敏神经元的温度反应阈值下降,调定点因而上移。因此,发热开始前先出现恶寒战栗等产热反应,直到体温升高到39℃以上时才出现散热反应。只要致热因素不消除,产热和散热过程就继续在此新的体温水平上保持平衡。这就是说,发热时体温调节功能并无障碍,而只是由于调定点上移,体温才升高到发热的水平的。当机体中暑时,体温升高则是由于体温调节功能失调引起的。

【同步综合练习】

一、是非判断题(正确填 A,错误填 B)

1. 机体的能量代谢遵循能量守恒原理。　(　　)
2. 能量代谢率通常以单位时间内的产热量为衡量单位。　(　　)
3. 人群中女性的基础代谢率是最高的。　(　　)
4. 只要是环境温度低于体温,机体就不会发汗。　(　　)
5. 物质在体内氧化时,在任何情况下呼吸商都是不变的。　(　　)
6. 安静状态下,体内温度最高的器官是肝。　(　　)
7. 一般说的“低热”是指体温低于正常体温的状态。　(　　)
8. 正常人体的基础代谢率处于经常的波动之中,这是因为人体的产热和散热过程在不断地发生变化。　(　　)
9. 热的环境中,交感神经紧张性降低,皮肤血流量大大增加,散热作用增强。　(　　)
10. 支配汗腺的神经是交感神经,释放的神经递质是 ACh。　(　　)

二、选择题

(一)A 型选择题(单项选择题)。每题有 A、B、C、D、E 五个备选答案,请从中选出一个最佳答案

1. 机体 70%的能量来自　(　　)

A. 糖的氧化　B. 脂肪的氧化　C. 蛋白质的氧化
D. 核酸的分解　E. 脂蛋白的分解

2. 机体安静时,能量代谢最稳定的环境温度是　(　　)

A. 0～5℃　B. 5～10℃　C. 15～20℃
D. 20～30℃　E. 30～35℃

3. 基础代谢率的正常变化范围应为　(　　)

A. ±30%　B. ±25%　C. ±20%
D. ±15%　E. ±10%

4. 基础代谢率常用于下列哪种疾病的诊断　(　　)

A. 垂体功能低下　B. 肾上腺皮质功能亢进或低下
C. 甲状腺功能亢进或低下　D. 糖尿病
E. 肥胖病

5. 生理学所指的体温指　(　　)

A. 体表平均温度　B. 机体深部的平均温度
C. 腋窝内的温度　D. 口腔内的温度
E. 脑内的平均温度

6. 体温的昼夜波动不超过　(　　)

A. 1.0℃　B. 0.3℃　C. 0.5℃
D. 0.1℃　E. 0.8℃

7. 临床上用最简便的方法测定能量代谢时,必须测定的数据是　(　　)

A. 食物的热价　　B. 食物的氧热价　　C. 一定时间内的耗 O_2 量

D. 一定时间内的耗 CO_2 量　　E. 一定时间内的产热量

8. 劳动或运动时人体的主要产热器官是　　(　　)

A. 肝脏　　B. 肾脏　　C. 脑

D. 骨骼肌　　E. 心脏

(二)B 型题(配伍选择题)。每组题共用一组备选答案,每题只有一个正确答案,备选答案可重复选用

(1～2 题共用备选答案)

A. 辐射　　B. 传导　　C. 对流

D. 蒸发　　E. 辐射和对流

1. 常温安静状态下机体散热的主要方式是　　(　　)

2. 当环境温度高于皮肤温度时,机体的散热方式是　　(　　)

(3～5 题共用备选答案)

A. 35.7～36.7℃　　B. 36.0～37.4℃　　C. 36.7～37.7℃

D. 36.9～37.9℃　　E. 37.0～37.4℃

3. 腋窝温度正常值是　　(　　)

4. 直肠温度正常值是　　(　　)

5. 口腔温度正常值是　　(　　)

(6～7 题共用备选答案)

A. 增加辐射散热　　B. 增加传导散热　　C. 增加对流散热

D. 增加蒸发散热　　E. 增加辐射散热和传导散热

6. 临床上对体温过高的患者用乙醇进行物理降温,其原理是　　(　　)

7. 临床上用冰袋和冰帽给体温过高的患者降温,其原理是　　(　　)

(8～9 题共用备选答案)

A. 全身　　B. 躯干部分　　C. 手掌、足跖及腋窝等部位

D. 四肢　　E. 口唇周围

8. 温热性发汗见于　　(　　)

9. 精神性发汗主要见于　　(　　)

(三)X 型选择题(多项选择题)。每题有 A、B、C、D、E 五个备选答案,请从中选出两个或两个以上正确答案

1. 下列关于能量代谢的描述,正确的是　　(　　)

A. 在短期饥饿的情况下,体内的主要供能物质是脂肪

B. 蛋白质在一般情况下不用作供能

C. 体内能源的主要储存形式是脂肪

D. ATP 既能储能,又能供能

E. 肌糖原的主要作用是维持血糖水平相对稳定

2. 基础状态是指 (　　)

A. 静卧、肌肉处于松弛状态　B. 禁食 12h 以上　C. 清醒、安静、精神放松

D. 环境温度等于皮肤温度　E. 环境温度保持在 20～25℃

3. 体温调节反射的效应器有 (　　)

A. 胃　B. 骨骼肌　C. 皮肤血管

D. 肠　E. 汗腺

4. 临床上常用简易方法测定能量代谢，不必测定的数据是 (　　)

A. 食物的热价　B. 食物的氧热价　C. 非蛋白呼吸商

D. 一定时间内的耗氧量　E. 一定时间内的二氧化碳产生量

三、填空题

1. 能量代谢是指机体内伴随物质代谢过程而发生的能量________、________、________和________的过程。

2. 机体内能量形式转化的最终形式主要是________。

3. 营养物质在体内氧化时，一定时间内 CO_2 产生量与耗 O_2 量的比值称为________。

4. 营养物质分解氧化时，消耗 1L O_2 所产生的热量称为________。

5. 测定基础代谢应在________、________、________和________条件下进行。

6. 安静时，机体的主要产热器官为________，运动时则为________。

7. 人体体温之所以能经常保持相对恒定，是在体温调节机构的控制下________和________两个生理过程处于动态平衡的结果。

8. 人体产热形式包括________和________两种。

9. 机体的散热有________、________、________和________四条途径。

10. 体温调节的基本中枢位于________，体温调节的方式可分为________和________两类。

四、名词解释

1. 能量代谢

2. 食物的氧热价

3. 基础代谢率

4. 呼吸商

五、问答题

1. 简述人体能量的来源和去路。

2. 为什么用测定热量的方法来测定能量代谢率？

3. 试述影响能量代谢的主要因素。

【参考答案】

一、是非判断题

1. A　解析：人体的能量来源于摄入的食物，利用蕴藏于食物中的化学能。这些化学能参与体内的合成代谢和分解代谢过程。合成代谢为吸热过程，而分解代谢为放能反应，并用

于做功和产热、散热。不管是能量的转化、储存还是释放，始终遵循能量守恒定律。

2. B　解析：机体的能量代谢率是指单位时间、单位表面积所消耗的能量。根据能量守恒定律，机体消耗的能量应该等于产生的热能和所做的外功之和。因此，能量代谢率通常以单位时间内的产热量为衡量单位是错误的。

3. B　解析：少年的基础代谢率比成年人高，老年人稍低，女性比男性稍低。

4. B　解析：机体发汗与否不但与环境温度有关，还与运动等增加代谢的因素有关。即使环境温度较低，剧烈运动也会发汗。此外，精神性发汗也与环境温度无关。

5. B　解析：呼吸商是指机体在一定时间内 CO_2 产生量与耗 O_2 量的比值。机体在酸中毒、碱中毒及肺过度通气等情况下，呼吸商是要发生变化的。

6. A　解析：在安静状态下，肝的代谢产热相对于其他器官是最旺盛的，所以其温度最高。

7. B　解析：低热是指体温稍高于正常体温的发热状态。

8. B　解析：正常人体的基础代谢率是较为稳定的。

9. A　解析：炎热时，支配皮肤的交感神经紧张度下降，小动脉舒张，动-静脉吻合支开放，皮肤血流量增加，散热增加。

10. A　解析：交感神经支配小汗腺，节后纤维末梢释放 ACh，作用于 M 受体。

二、选择题

（一）A 型选择题

1. A　解析：机体所需能量 70%左右由糖类提供，其余能量由脂肪和蛋白质提供。

2. D　解析：影响能量代谢的各种因素在 20～30℃的环境中是最稳定的。当环境温度低于 20℃或高于 30℃时，代谢率会增高。

3. C　解析：实际测得的基础代谢率与正常平均值比较，超过±20%时，可能出现病理变化，这是临床诊断甲状腺疾病的辅助方法。所以基础代谢率的正常变化范围应为±20%。

4. C　解析：五种疾病中，对基础代谢影响最明显的为甲状腺功能亢进或低下，甲亢时基础代谢率可高于正常值 25%～80%。

5. B　解析：体温指机体深部的平均温度。正常的体温是机体进行新陈代谢和生命活动的必要条件。

6. A　解析：体温是相对稳定的，这并不意味着其数值是一成不变的。在生理情况下，体温可随昼夜、年龄、性别等因素而有所变化，但这种变化的幅度一般不超过 1℃。

7. C　解析：临床上最简便的测定能量代谢的方法是将呼吸商定为 0.85（混合食物的呼吸商），只需测定单位时间内的氧耗量，便可计算机体的产热量。

8. D　解析：运动或劳动时的主要产热器官是骨骼肌。运动时骨骼肌的代谢增强，产热量也显著增加。在轻度运动如步行时，骨骼肌的产热量比安静时增加 3～5 倍，剧烈运动时产热量可增加 10～20 倍。

（二）B 型题

1～2. A、D　解析：在常温、安静状态下机体散热的主要方式是辐射；当环境温度高于皮肤温度时，机体的主要散热方式是蒸发。

3～5. B、D、C　解析：在临床上通常用直肠、口腔和腋窝等处的温度来代表体温，直肠温度为 36.9～37.9℃，口腔温度为 36.7～37.7℃，腋窝温度为 36.0～37.4℃。

6～7. D、B　解析：传导散热是机体将热量直接传递给与其相接触的较冷物体的散热方式。在临床上使用冰帽和冰袋给高热患者降温就是利用传导散热原理的典型例子。蒸发散热是体表的水分汽化时吸收热量而散热的方式。在临床上常对体温过高的患者用乙醇擦浴进行物理降温，就是利用蒸发散热原理的典型例子。

8～9. A、C　解析：发汗可分为温热性发汗和精神性发汗。温热性发汗是由外界温度升高而引起的，一般除手掌和足趾以外，全身其他皮肤都可出汗。通过出汗散发热量调节体温。精神性发汗由精神兴奋或痛觉刺激等原因所引起，发汗主要见于手掌、足趾和腋窝 3 个部位。人在精神紧张时手心会出汗，即属于精神性出汗。

（三）X 型选择题

1. ABCD　解析：糖原是由葡萄糖单位构成的高分子多糖，主要储存在肝和肌肉中作为备用能量；在短期饥饿的情况下，体内的主要供能物质是脂肪；蛋白质在一般情况下不用作供能；体内能源的主要储存形式是脂肪。ATP 既能储能，又能供能。

2. ABCE　解析：基础状态是指静卧、肌肉处于松弛状态，禁食 12h 以上，清醒，安静，精神放松，环境温度保持在 20～25℃。

3. BCE　解析：体温调节反射的效应器主要有骨骼肌、皮肤血管、汗腺。调节体温的交感神经支配皮肤血管、汗腺，通过其活动调节机体的散热过程而维持体温的恒定。当环境温度降低时，皮肤血管的收缩还可减少体温散失，起到保温作用。骨骼肌受机体神经支配，通过肌肉紧张性和运动参与机体产热过程。而内脏产热主要与其代谢有关，并不参与主动体温调节过程。

4. ACE　解析：使用简易测定法只需要测定一定时间内的耗氧量，然后乘以混合性食物的氧热价即可。

三、填空题

1. 释放　转移　储存　利用
2. ATP
3. 呼吸商
4. 食物的氧热价
5. 清晨　清醒　静卧　未做肌肉活动
6. 内脏器官　骨骼肌
7. 产热　散热
8. 寒战产热　非寒战产热
9. 辐射散热　传导散热　对流散热　蒸发散热
10. 下丘脑　行为性体温调节　自主性体温调节

四、名词解释

1. 能量代谢：是指机体内物质代谢过程中所伴随的能量释放、转移、储存和利用的过程。
2. 食物的氧热价：氧化某种营养物质时消耗 1L 氧所产生的热量称为食物的氧热价。
3. 基础代谢率：单位时间内的基础代谢称为基础代谢率。
4. 呼吸商：一定时间内机体呼出的 CO_2 的量与吸入的 O_2 量的比值称为呼吸商。

五、问答题

1. 简述人体能量的来源和去路。

答：机体所需能量均来源于体内糖、脂肪和蛋白质的分解氧化。在一般情况下，机体所需要的能量主要由糖提供，其余由脂肪提供。但当糖和脂肪供应不足时，则依靠蛋白质分解提供能量。糖、脂肪、蛋白质在体内氧化分解时所释放的能量，有50%以上迅速转化为热量，用于维持体温，不足50%的能量以自由能的形式储存在ATP的高能磷酸键中。ATP能直接提供细胞活动所需要的能量，完成物质的合成、离子的转运、肌细胞的收缩和舒张等生命活动。除了用于骨骼肌完成运动所需的机械能外，用于生命活动的各种形式能量最终都转化为热能。

2. 为什么用测定热量的方法来测定能量代谢率？

答：营养物质氧化所释放的能量应等于它最终氧化的热能和所做的外功。若避免做外功，则在一定时间内机体的产热量应等于营养物质氧化时所释放的能量。因此，测定单位时间内机体的产热量即可测出机体的能量代谢率。

3. 试述影响能量代谢的主要因素。

答：影响能量代谢的主要因素有：(1)肌肉活动：劳动、运动都可以提高能量代谢。(2)精神活动：精神紧张、情绪激动时可使肌紧张加强，并引起促进产热的激素的释放，使能量代谢显著提高。(3)食物的特殊动力效应：各种食物中，蛋白质的特殊动力效应最大。(4)环境温度：人体安静时的能量代谢，在20～30℃的环境中较为稳定。环境温度超过30℃，能量代谢率增加。

（蒋明茗）

第八章　尿的生成和排出

第一节　肾的功能解剖和肾血流量

【教学目标】

熟悉　肾的功能解剖特点；肾血流量及其调节。

【知识要点】

一、肾的功能解剖和肾血流量

（一）肾的功能

1. 排泄功能

肾是机体主要的排泄器官，可排出机体代谢终产物及进入机体的过剩物质和异物。

2. 调节体液渗透压

调节体液量和体液渗透压。

3. 调节水电解质平衡

保持体液中重要的电解质，如钾、钠、碳酸氢盐和氯离子等的平衡，排出氢离子。

4. 内分泌功能

肾可分泌多种物质，如肾素、促红细胞生成素（EPO）。

（二）肾的功能解剖

1. 肾单位及其分类

肾单位（nephron）是肾的基本结构和功能单位。

2. 肾单位分类

按所在部位不同，肾单位可分为皮质肾单位和近髓肾单位。

（1）皮质肾单位：主要分布于中、外皮质层，数量多，肾小球体积小，髓袢短，入球小动脉管径＞出球小动脉管径。其主要功能是生成尿液、分泌肾素。

（2）近髓肾单位：分布于靠近髓质的内皮质层，数量少，肾小球体积大，髓袢长。近髓肾单位在尿液浓缩过程中起着重要作用。

3. 集合管

集合管不属于肾单位，但在尿生成过程中，特别是在尿液浓缩过程中起着重要作用。

（三）球旁器

球旁器主要分布在皮质肾单位，由球旁细胞、球外系膜细胞和致密斑（macula densa）三种细胞组成。

1. 球旁细胞

球旁细胞位于入球小动脉中膜内，细胞内有分泌颗粒，可分泌肾素。

2. 球外系膜细胞

球外系膜细胞是入、出球小动脉之间的一群细胞，具有吞噬功能。

3. 致密斑

致密斑位于远曲小管起始部，可感受小管液中 NaCl 含量的变化，并将信息传递至球旁细胞，调节肾素的释放。

(四)肾血液循环的特征和调节

1. 肾血流特征

(1)血流量大，分布不均，主要供应肾皮质：正常人安静时每分钟肾血流量为 1200ml，其中 94%的血液供应肾皮质。通常所说的肾血流量主要指肾皮质血流量。

(2)经两次毛细血管分支，两级网压力不同：肾小球毛细血管网血压高，有利于肾小球的滤过；肾小管周围毛细血管网的血压较低，有利于肾小管的重吸收。

2. 肾血流量的调节

(1)肾血流量的自身调节：在没有外来神经支配的情况下，肾血流量在一定的动脉血压变动范围内能保持不变的现象，称为肾血流量的自身调节。自身调节范围为 80～180mmHg。

(2)肾血流量的神经、体液调节：

神经调节：支配肾的神经主要为肾交感神经。肾交感神经兴奋可引起肾血管收缩，肾血流量减少，还引起肾素分泌增加等。

体液调节：肾上腺素、去甲肾上腺素、血管升压素和血管紧张素等可引起肾血管收缩，肾血流量减少。局部舒血管物质则使肾血流量增加。

第二节　肾小球的滤过功能

【教学目标】

掌握　肾小球的滤过功能及其影响因素。

【知识要点】

一、肾小球的滤过功能

(一)肾小球的滤过液及滤过率

1. 肾小球的滤过液

循环血液流经肾小球毛细血管时，除了血细胞和大分子的血浆蛋白外，血浆中的水、小分子溶质可以滤入肾小囊的囊腔形成肾小球滤液，也称原尿。原尿除了蛋白质含量甚少之外，各种晶体物质的浓度都与血浆中非常接近，而且渗透压及酸碱度也与血浆相似，所以肾小球的滤过液就是血浆的超滤液。

2. 肾小球滤过率

单位时间内（每分钟）两肾生成的超滤液量称为肾小球滤过率（glomerular filtration rate，GFR）。正常成人约为125ml/min，每昼夜约为180L。肾小球滤过率的大小取决于滤过系数和有效滤过压。

3. 滤过分数

肾小球滤过率和肾血浆流量的比值称为滤过分数（filtration fraction）。按肾血浆流量为660ml/min计算，滤过分数为125/660×100%＝19%。它表明流过肾脏的血浆约有1/5由肾小球滤入囊腔，其余4/5从出球小动脉流走。

（二）肾小球滤过的结构基础——滤过膜

1. 滤过膜的组成

肾小球滤过膜包括三层结构。

(1)毛细血管内皮细胞层：内皮细胞上的窗孔结构，可防止血细胞通过。

(2)基膜层：是滤过膜的主要滤过屏障。其上有微纤维网结构，该层最厚，网孔最小，对滤过膜的通透性起决定性作用。

(3)肾小囊上皮细胞层：上皮细胞的足突之间形成裂隙，构成滤过的最后屏障。

2. 滤过膜的通透性

滤过膜的通透性取决于被滤过物质的分子大小及其所带的电荷。

(1)滤过量与物质分子的有效半径呈反比。相对分子质量超过69000的不能通过滤过膜。

(2)由于滤过膜各层含有带负电荷的糖蛋白，可排斥带负电荷的血浆蛋白，因此带正电荷的物质易于通过，带负电荷的物质不易通过。

3. 肾小球滤过的动力——有效滤过压

肾小球有效滤过压＝肾小球毛细血管血压－（血浆胶体渗透压＋肾小囊内压）。

二、影响肾小球滤过的因素

（一）滤过膜的改变

1. 面积

在正常情况下，人两侧肾肾小球毛细血管总面积保持稳定，约在1.5m^2以上。在患急性肾小球肾炎时，肾小球毛细血管上皮细胞增生、肿胀使管腔变窄或阻塞，致使有效滤过面积减少，滤过率下降，出现少尿或无尿。

2. 通透性

在某些病理情况下，滤过膜上带负电荷的糖蛋白减少或消失，以致带负电荷的血浆蛋白滤过量明显增加而出现蛋白尿。

3. 肾小球有效滤过压的改变

(1)肾小球毛细血管血压：动脉血压在80～180mmHg范围内变动，由于肾血流量的自身调节机制，肾小球毛细血管血压可保持稳定，肾小球滤过率因而保持不变；若动脉血压降低或升高超出该范围，肾小球毛细血管血压将发生相应的变化，有效滤过压、肾小球滤过率随之改变。

(2)血浆胶体渗透压：血浆胶体渗透压在正常情况下较稳定。在静脉快速注入生理盐水等情况下，使血浆蛋白浓度降低，血浆胶体渗透压下降，有效滤过压升高，肾小球滤过率随之增加。

(3)肾小囊内压:当输尿管阻塞,肾盂内压显著升高时,将引起肾小囊内压升高,有效滤过压降低,肾小球滤过率降低。

4.肾血浆流量的改变

肾血浆流量主要影响滤过平衡的位置。肾血浆流量增加,肾小球毛细血管内血浆胶体渗透压上升速度减慢,滤过平衡位置靠近出球小动脉端,有滤过作用的毛细血管段加长,从而使肾小球滤过率增加。

第三节　肾小管和集合管物质转运功能

【教学目标】

掌握　肾小管与集合管中 Na^+、Cl^-、水、HCO_3、H^+、NH_3、K^+ 和葡萄糖的重吸收与 H^+、NH_3、K^+ 的分泌;掌握肾糖阈的概念和意义。

【知识要点】

一、肾小管与集合管的转运功能

肾小管与集合管的转运包括重吸收(reabsorption)和分泌。

1. Na^+、Cl^- 和水的重吸收

(1)近端小管前半段 Na^+ 的重吸收:

①与葡萄糖、氨基酸的重吸收相耦联。由 Na^+ 主动吸收建立起电化学梯度,小管液中的 Na^+ 与葡萄糖或氨基酸等经同向转运体耦联转运进入上皮细胞而被重吸收。

②与 H^+ 的分泌相耦联。小管液中的 Na^+ 和细胞内的 H^+ 由管腔膜上的 Na^+-H^+ 交换体进行逆向转运,H^+ 分泌入小管液,进入细胞的 Na^+ 再由 Na^+ 泵泵至细胞间隙。

(2)近端小管后半段 NaCl 的重吸收:

①跨上皮细胞途径:过程同前半段。

②细胞旁路:由于近端小管 HCO_3^- 和水的重吸收多于 Cl^- 的重吸收,使后半段小管液中 Cl^- 高于管周组织间液,Cl^- 顺浓度梯度经细胞旁路(通过紧密连接进入细胞间隙)被重吸收回血。由此造成电位梯度,Na^+ 便顺电位差而被动重吸收。

(3)髓袢升支粗段对 NaCl 的重吸收:经 Na^+、K^+、$2Cl^-$ 同向转运进行。

①基侧膜上 Na^+ 泵活动,造成细胞内低 Na^+、低电位。

②Na^+、K^+、$2Cl^-$ 经同向转运体顺电化学梯度转运入细胞。

③进入细胞内的 Na^+ 被泵入组织间液,$2Cl^-$ 经管周膜上 Cl^- 通道进入组织间液,K^+ 顺浓差返回管腔。

④Cl^- 的重吸收和 K^+ 返回管腔造成管腔内正电位,促使另一个 Na^+ 通过细胞旁路而被动重吸收。

(4)远曲小管初段:NaCl 通过 Na^+-Cl^- 同向转运进入细胞,然后由 Na^+ 泵将 Na^+ 泵出细胞,被重吸收回血。

(5)远曲小管后段和集合管:Na^+ 顺电化学梯度通过主细胞管腔膜上的 Na^+ 通道进入细

胞，再由 Na^+ 泵泵至细胞间液而被重吸收。

(6)水的重吸收：溶质吸收后，水靠渗透作用被动重吸收。

髓袢升支粗段对水的通透性很低，水不易被重吸收。

远曲小管和集合管中水、盐的转运是可调节性的，水的重吸收主要受抗利尿激素的调节，Na^+ 和 K^+ 的转运主要受醛固酮调节。

2. HCO_3^- 重吸收和 H^+ 的分泌

HCO_3^- 以 CO_2 的形式被重吸收；

HCO_3^- 优先于 Cl^- 被重吸收；

HCO_3^- 的吸收与 H^+ 的分泌呈正相关，若 HCO_3^- 滤过量超过 H^+ 的分泌量，多余的部分随尿排出。

3. K^+ 的重吸收

肾小球滤过的 K^+ 约 67%在近端小管被主动重吸收。

4. 葡萄糖的重吸收

(1)部位：仅限于近端小管(尤其是近端小管前半段)。在正常情况下，小管液中葡萄糖被全部重吸收回血。

(2)机制：与 Na^+ 耦联，通过继发主动转运而被重吸收。

(3)肾糖阈：当葡萄糖的滤过量达到 220mg/min(即血浆葡萄糖浓度约 180mg/100ml)时，有一部分肾小管对葡萄糖的吸收达到极限，尿中开始出现葡萄糖。将开始出现尿糖时的最低血糖浓度称为肾糖阈(renal glucose threshold)。

5. H^+ 的分泌

远曲小管和集合管闰细胞内的 CO_2 在碳酸酐酶的催化作用下水合生成 H_2CO_3，并解离为 H^+ 和 HCO_3^-，H^+ 由 H^+ 泵泵至小管液，HCO_3^- 则通过基侧膜回到血液中。

第四节　尿液的浓缩和稀释

【教学目标】

了解　尿液浓缩和稀释的机制；影响尿液浓缩和稀释的机制。

【知识要点】

一、尿液的浓缩和稀释

(一)肾髓质渗透梯度的形成

外髓部高渗区是由髓袢升支粗段主动重吸收 Na^+ 和 Cl^- 所形成的。内髓部渗透梯度的形成与尿素的再循环和 NaCl 的重吸收有关。

(二)直小血管在保持肾髓质高渗中的作用

(1)直小血管呈"U"形结构，平行于髓袢。

(2)直小血管降支进入髓质高渗区，NaCl、尿素扩散入血，水从血液进入组织液，使血浆渗透压升高与组织液达到平衡；直小血管升支离开外髓时，带走多余的溶质和水(主要是水)，使髓质高渗梯度得以保持。

第五节 尿生成的调节

【教学目标】

熟悉 球-管平衡的概念及意义。

了解 尿生成的神经调节、体液调节；尿生成调节的生理意义。

【知识要点】

一、尿生成的调节

(一)小管液中溶质的浓度

小管液中溶质所形成的渗透压，可阻碍肾小管对水的重吸收。小管液中溶质浓度增加，渗透压升高，妨碍了水的重吸收，使尿量增多，称渗透性利尿(osmotic diuresis)。

(二)球-管平衡

1. 概念

无论肾小球滤过率是增还是减，近端小管的重吸收率始终占肾小球滤过率的65%～70%，这种现象称为球-管平衡(glomerulotubular balance)。

2. 生理意义

在于使尿中排出的溶质和水不致因肾小球滤过率的增减而出现大幅度的变动。

3. 机制

滤过率变化引起管周毛细血管血压、血浆胶体渗透压改变所致。

(三)抗利尿激素

1. 产生部位

抗利尿激素(antidiuretic hormone, ADH)在下丘脑视上核、室旁核神经元中合成，经下丘脑-垂体束运送到神经垂体储存，然后释放入血。

2. 主要作用

(1)提高远曲小管和集合管对水的通透性；

(2)增加髓袢升支粗段对 NaCl 的重吸收；

(3)提高内髓部集合管对尿素的通透性，使髓质组织间液溶质浓度增加，提高髓质组织间液的渗透浓度，有利于尿液浓缩。

通过以上三方面的作用，引起尿液浓缩，尿量减少。

3. 分泌的调节

引起 ADH 分泌的主要因素是血浆晶体渗透压、循环血量和动脉血压。

大量饮清水后，血浆晶体渗透压降低，使 ADH 分泌减少，肾对水的重吸收减少，尿量增加。这种大量饮清水引起尿量增多的现象，称为水利尿(water diuresis)。

第六节　清除率

【教学目标】

了解　测定清除率的意义。

【知识要点】

血浆清除率(plasma clearance, C)是指在单位时间内,肾能将多少毫升血浆中某种物质完全清除出去。

在正常情况下,尿中葡萄糖为零,所以葡萄糖的血浆清除率为零;而尿素的血浆清除率则为70ml/min。

测定血浆清除率的意义:如果某物质在肾小管和集合管既不分泌也不重吸收,那么该物质的血浆清除率就是肾小球滤过率。菊粉满足上述条件,因此可用菊粉来测定肾小球滤过率。

第七节　尿的排放

【教学目标】

了解　排尿反射。

【知识要点】

尿的生成是个连续的过程,而膀胱排尿(micturation)则是间歇过程,尿液生成后以终尿形式储存于膀胱内,储尿量达到一定程度时,通过反射性排尿排出体外。

排尿是一种反射。当膀胱尿量充盈到一定程度(400～500ml)时,膀胱壁的牵张感受器受到刺激而兴奋,发出冲动沿盆神经传入,到达骶髓的排尿反射初级中枢,同时冲动也到达脑干和大脑皮层的排尿反射高位中枢,引起排尿欲。

排尿反射实现时,冲动沿盆神经传出,逼尿肌收缩,内括约肌松弛,尿液进入尿道。这时尿液又刺激尿道的感受器,冲动沿阴部神经再次传到脊髓排尿中枢,进一步加强其活动,使外括约肌开放,尿液被强大的膀胱内压(可达14.7kPa)驱出。尿液对尿道的刺激可进一步反射性地加强排尿中枢的活动。这是一种正反馈,使排尿反射一再加强,直至尿液排完为止。

若当时环境不适宜排尿,高级排尿反射中枢发出抑制性冲动,使初级排尿反射中枢活动减弱,腹下神经和阴部神经传出冲动增加,以抑制排尿。故在一定范围内,排尿可受意识控制。

【同步综合练习】

一、是非判断题(正确填A,错误填B)

1. ADH和催产素是由神经垂体细胞合成和分泌的。　(　　)

2. 近曲小管对水的重吸收量很大，对终尿量的调节作用也最大。 （ ）

3. HCO_3^- 重吸收与 H^+ 分泌有关，主要以 CO_2 的形式吸收入肾小管上皮细胞内。 （ ）

4. 血压在一定范围内变动，正常人肾血流量依靠自身调节维持相对恒定。 （ ）

5. 近球小管对 H_2O 的重吸收是等渗性重吸收，与人体是否缺水无关。 （ ）

6. Cl^- 在髓袢升支粗段重吸收是继发性主动转运。 （ ）

7. 大量饮清水后尿量增多的主要原因为血浆胶体渗透压降低。 （ ）

8. 肾小管对 NH_3 的分泌和 H^+ 的分泌有相互促进作用。 （ ）

9. 远曲小管和集合管的 H^+-Na^+ 交换与 Na^+-K^+ 交换有相互抑制作用。 （ ）

10. 循环血量增多时，肾素分泌增多，使血中血管紧张素增多，引起醛固酮分泌增多。 （ ）

11. 醛固酮能促进近曲小管对 Na^+ 的重吸收和 K^+ 的分泌。 （ ）

12. 在正常情况下，小管液中的葡萄糖、氨基酸等营养物质，几乎全部在远曲小管和集合管中重吸收。 （ ）

13. 酸中毒时往往出现高血钾。 （ ）

14. 原尿中葡萄糖含量低于血浆。 （ ）

15. 如果肾血浆流量大，滤过平衡点就向出球小动脉端移动，故肾小球滤过率增加。 （ ）

二、选择题

（一）A 型选择题（单项选择题）。每题有 A、B、C、D、E 五个备选答案，请从中选出一个最佳答案

1. 在一定血压范围内肾血流量保持相对稳定主要靠 （ ）

A. 神经调节　B. 体液调节　C. 自身调节
D. 多种调节　E. 负反馈调节

2. 重吸收葡萄糖的部位是 （ ）

A. 近端小管　B. 髓袢升支细段　C. 集合管
D. 髓袢升支粗段　E. 远曲小管

3. 关于肾小球的滤过，下述哪项是错误的 （ ）

A. 出球小动脉收缩，原尿量增加　B. 血浆晶体渗透压升高，原尿量减少
C. 肾小囊内压升高，原尿量减少　D. 肾小球滤过面积减小，原尿量减少
E. 血浆胶体渗透压减小，尿量增加

4. 关于抗利尿激素，下述哪项是错误的 （ ）

A. 由神经垂体释放
B. 使远曲小管和集合管上皮细胞对水的通透性加大
C. 血浆胶体渗透压升高，刺激渗透压感受器增加分泌
D. 大静脉和心房扩张时，抗利尿激素分泌减少
E. 血压升高时，抗利尿激素分泌减少

5. 血浆胶体渗透压降低，肾小球滤过量 （ ）

A. 增多　B. 减少　C. 不变

D. 先减少后增多　E. 先增多后减少

6. 在兔急性实验中，静注 20%葡萄糖溶液 5ml 引起尿量增加的主要原因是（　）

A. 肾小球滤过率增加　B. 肾小管液中溶质浓度增加

C. 肾血流量增加　D. 血浆胶体渗透压升高

E. 肾小球毛细血管血压升高

7. 对引起血管升压素（抗利尿激素）分泌最敏感的因素是（　）

A. 循环血量减少　B. 疼痛刺激　C. 血浆胶体渗透压升高

D. 血浆晶体渗透压升高　E. 血浆胶体渗透压降低

8. 促进醛固酮分泌的主要因素是（　）

A. 血 Na^+ 升高　B. 血 K^+ 降低　C. 肾素减少

D. 血管紧张素Ⅱ增多　E. 肾血流量增加

9. 浓缩尿液的主要部位在（　）

A. 集合管　B. 远曲小管　C. 髓袢

D. 近曲小管　E. 肾小球毛细血管

10. 肾小管实现排酸保碱作用最主要是通过（　）

A. 尿酸排出　B. H^+ 的分泌和 H^+-Na^+ 交换

C. K^+ 的分泌和 K^+-Na^+ 交换　D. 铵盐排出

E. H^+ 的分泌和 H^+-K^+ 交换

（二）B 型题（配伍选择题）。每组题共用一组备选答案，每题只有一个正确答案，备选答案可重复选用

（1～4 题共用备选答案）

A. 肾小管溶质浓度增高　B. 血管升压素分泌减少

C. 血管升压素完全缺乏　D. 血浆晶体渗透压升高

1. 大量出汗时尿量减少的主要原因是（　）

2. 大量饮水后尿量增加的主要原因是（　）

3. 垂体性尿崩症患者尿量增加的主要原因是（　）

4. 糖尿病患者尿量增加的主要原因是（　）

（5～6 题共用备选答案）

A. 肾小球滤过膜的机械屏障作用　B. 肾小球滤过膜的电荷屏障作用

C. 两者均有　D. 两者均无

5. 在正常情况下，尿中不出现红细胞主要是由于（　）

6. 在正常情况下，尿中不出现蛋白质主要是由于（　）

（7～8 题共用备选答案）

A. 饮大量清水　B. 静脉滴注大量生理盐水

C. 饮大量生理盐水　D. 静脉滴注甘露醇

7. 上述措施中，可引起渗透性利尿的是（　）

8. 上述措施中，可引起水利尿的是（　）

（9～11 题共用备选答案）

A. 髓袢升支和降支　　B. 髓袢降支

C. 远曲小管和集合管　　D. 远端小管和集合管

9. 尿液的浓缩主要发生在 （ ）

10. 尿液的稀释主要发生在 （ ）

11. 血管升压素调节机体水平衡时，主要作用部位是 （ ）

（12～14 题共用备选答案）

A. 直小血管　　B. NaCl

C. 尿素　　D. 尿素和 NaCl

12. 建立肾内髓部渗透压梯度的主要物质是 （ ）

13. 建立肾外髓部渗透压梯度的主要物质是 （ ）

14. 肾髓质渗透压梯度的维持主要依靠 （ ）

（三）X 型选择题（多项选择题）。每题有 A、B、C、D、E 五个备选答案，请从中选出两个或两个以上正确答案

1. 与肾小球滤过有关的因素是 （ ）

A. 有效滤过压　　B. 滤过膜通透性　　C. 滤过膜总面积

D. 肾血流量　　E. 肾小囊胶体渗透压

2. 在肾小管和集合管中完全或绝大部分被重吸收的物质有 （ ）

A. Na^+、K^+、Cl^-　　B. H_2O　　C. 尿素

D. 肌酐　　E. 葡萄糖

3. 大量失血引起尿量减少是因为 （ ）

A. 循环血量减少　　B. 肾小球滤过率减少　　C. 醛固酮分泌增多

D. 血管升压素分泌、释放增多　E. 发汗量增多

4. 正常尿液中不应该出现哪些物质 （ ）

A. 氯化钠　　B. 氯化铵　　C. 葡萄糖

D. 蛋白质　　E. 尿素

5. 以下哪些属于渗透性利尿 （ ）

A. 大量饮水使尿量增多　　B. 糖尿病患者的多尿

C. 静滴 20%甘露醇　　D. 静滴 5%葡萄糖 500ml

E. 静滴生理盐水

6. 葡萄糖在近曲小管重吸收的特点是 （ ）

A. 65%～70%重吸收　　B. 100%重吸收　　C. 单纯扩散

D. 与 Na^+ 重吸收耦联进行　　E. 重吸收没有限度

三、填空题

1. 静脉注射 50%葡萄糖溶液 40ml 后，尿量将会________，这是因为血糖浓度升高超过肾糖阈，肾小管液的葡萄糖不能被完全重吸收，使小管液________增高，水的重吸收________。

2. 安静时每分钟肾血流量为________ L，其中________分布在肾皮质。

3. 影响肾小球滤过的因素有________________________________、________

________________和________________。

4. 当肾动脉血压在________ kPa 范围内变动时，肾血流量仍然保持相对恒定，这是由于________的结果。

5. 肾小球滤过膜各层含有带________电荷的蛋白，故具有________屏障的作用。

6. 从肾皮质到髓质，渗透压逐渐________，这种现象称为________。

7. 肾小球过滤作用的动力是________，当血浆胶体渗透压降低时，此滤过动力________。

8. 球旁器由________、________和________三组特殊的细胞群组成。

9. 肾重吸收 Na^+ 的主要部位在________，在此与其协同运转的物质有________等。

10. 肾小管参与酸碱平衡调节的过程主要有________、________和________。

11. 尿生成的基本过程包括________、________和________。

12. 调节醛固酮分泌的主要因素是________、________和________。

13. 当肾小球血浆流量增大时，肾小球滤过率________，原因是肾小球毛细血管内的________上升速度慢。

14. 当血浆晶体渗透压下降时，血管升压素合成释放________，尿量________。

15. 肾外髓部高渗梯度主要由髓袢升支粗段主动重吸收________形成，内髓部高渗梯度主要由集合管的________和髓袢升支细段的 NaCl 向组织间液扩散共同形成。

四、名词解释

1. 肾小球滤过率
2. 肾小球滤过分数
3. 肾小球有效滤过压
4. 肾小管重吸收
5. 肾糖阈
6. 球-管平衡
7. 水利尿
8. 渗透性利尿

五、问答题

1. 简述尿液生成的基本过程。
2. 何谓球-管平衡？有何生理意义？
3. 何谓渗透性利尿及水利尿？
4. 简述影响肾小球滤过的因素及肾脏疾患时出现蛋白尿的可能原因。
5. 糖尿病患者为什么会出现糖尿和多尿？

六、病案分析题

一个有心脏病史的 60 岁男子，因充血性心力衰竭再次住院。患者经过治疗病情趋于稳定，服用利尿剂呋塞米后，肺水肿及外周水肿症状得以改善。患者携带呋塞米和其他药物出院。3 周后，患者因主诉虚弱无力、头晕、恶心又来医院复诊，电解质检查显示低血钾。患者在进行补钾治疗后，症状改善。

问题：

1. 髓袢利尿剂的作用原理是什么？

2. 髓袢利尿剂为什么会引起低钾血症？

3. 醛固酮对钠和钾的重吸收和分泌有何作用？

【参考答案】

一、是非判断题

1. B　解析：抗利尿激素和催产素由下丘脑合成，储存于神经垂体。

2. B　解析：远曲小管对终尿量的调节作用最大。

3. A　解析：HCO_3^- 与小管液中 H^+ 结合生成 H_2CO_3，H_2CO_3 分解成水和 CO_2，CO_2 以单纯扩散的方式进入肾小管上皮细胞。

4. A　解析：肾血流量在一定的动脉血压变动范围内能保持不变的现象，称为肾血流量的自身调节。自身调节范围为 80～180mmHg。

5. A　解析：溶质吸收后，水靠渗透作用被动重吸收。近端小管等渗重吸收，不受机体是否缺水调节。远曲小管和集合管中水、盐的转运是可调节性的。

6. A　解析：基侧膜上 Na^+ 泵活动，造成细胞内低 Na^+、低电位；Na^+、$2Cl^-$、K^+ 经同向转运体顺电化学梯度转运入细胞；进入细胞内的 2 个 Cl^- 经管周膜上的 Cl^- 通道进入组织间液。

7. B　解析：影响抗利尿激素分泌的主要因素是血浆晶体渗透压。

8. A　解析：NH_3 与小管液中 H^+ 结合生成 NH_4^+，NH_4^+ 再与 Cl^- 结合生成 NH_4Cl，随尿排出，泌 NH_3 促泌 H^+，泌 H^+ 促泌 NH_3。

9. A　解析：H^+-Na^+ 交换和 Na^+-K^+ 竞争抑制，所以酸中毒时，往往伴有高钾血症。

10. B　解析：循环血量减少时，肾素分泌增多。

11. B　解析：醛固酮作用于远曲小管和集合管，具有保钠、保水、排钾的作用。

12. B　解析：小管液中的葡萄糖、氨基酸等营养物质，几乎全部在近端小管中重吸收，近端小管是重吸收物质的主要部位。

13. A　解析：H^+-Na^+ 交换和 Na^+-K^+ 竞争抑制，所以酸中毒时，往往伴有高钾血症。

14. B　解析：原尿中的葡萄糖与血糖浓度相同。

15. A　解析：血浆流量大，血浆胶体渗透压升高缓慢，滤过平衡点就向出球小动脉端移动，故肾小球滤过率增加。

二、选择题

（一）A 型选择题

1. C　解析：在一定范围内，肾可通过自身调节维持肾血流量的相对稳定。

2. A　解析：葡糖糖几乎 100％在近端小管重吸收。

3. B　解析：肾小球有效滤过压＝肾小球毛细血管血压－（血浆胶体渗透压＋肾小囊内压）。

4. C　解析：抗利尿激素在下丘脑视上核、室旁核神经元中合成，经下丘脑-垂体束运送到神经垂体储存，在机体需要(如血浆晶体渗透压升高)时释放入血，提高远曲小管和集合管对水的通透性。

5. A　解析：肾小球有效滤过压＝肾小球毛细血管血压－(血浆胶体渗透压＋肾小囊内压)。

6. B　解析：静注20％葡萄糖溶液5ml，葡萄糖的滤过量超过220mg/min(即血浆葡萄糖浓度约180mg/100ml)时，有一部分肾小管对葡萄糖的吸收达到极限，尿中出现葡萄糖，肾小管液中溶质浓度增加引起渗透性利尿。

7. D　解析：引起血管升压素分泌最敏感的因素是血浆晶体渗透压升高。

8. D　解析：促进醛固酮分泌的主要因素是血管紧张素Ⅱ增多，肾素分泌增多进而引起血管紧张素Ⅱ生成增多，刺激肾上腺分泌醛固酮。

9. A　解析：髓质渗透压梯度的建立是浓缩尿的必要条件。外髓部高渗区是由髓袢升支粗段主动重吸收 Na^+ 和 Cl^- 所形成的，内髓部渗透压梯度的形成与尿素的再循环和NaCl的重吸收有关。

10. B　解析：肾通过 H^+ 的分泌和 H^+-Na^+ 交换，调节酸碱平衡。

(二)B型题

1～4. D、B、C、A　解析：汗液中有少量氯化钠、尿素，还有水分，大量出汗，水分丢失过多，血浆晶体渗透压升高。大量饮水，血浆晶体渗透压下降，抗利尿激素分泌减少，尿量增多。抗利尿激素储存于神经垂体，并由垂体释放，尿崩症患者垂体功能障碍，抗利尿激素完全缺失，尿量增多。糖尿病患者，血糖浓度过高，超过近端小管重吸收限度，未被吸收的葡萄糖留在肾小管，使小管液渗透压升高，妨碍水的吸收。

5～6. A、B　解析：机械屏障决定不同分子大小的物质通透性不同，大分子物质相对难透过滤过膜，如红细胞。电荷屏障决定带不同电荷的物质通透性不同，带负电荷的大分子物质不易透过滤过膜，如蛋白质。

7～8. D、A　解析：渗透性利尿主要是由于小管液中渗透压增高，妨碍了水的重吸收；水利尿，主要是由于血浆晶体渗透压的改变影响了抗利尿激素的分泌。

9～11. D、D、C　解析：尿液的浓缩和稀释主要发生在远端小管和集合管。血管升压素主要作用部位是远曲小管和集合管。

12～14. D、B、A　解析：内髓到外髓部渗透压逐渐降低，形成渗透压梯度，肾髓质渗透压梯度的维持主要依靠近髓肾单位中的直小血管。

(三)X型选择题

1. ABCD　解析：肾小球有效滤过压＝肾小球毛细血管血压－(血浆胶体渗透压＋肾小囊内压)。有效滤过压、滤过膜面积、肾血流量的改变均会影响肾小球滤过率。滤过膜通透性的改变主要影响滤液中成分。

2. ABE　解析：Na^+、K^+、Cl^-、H_2O 在肾小管和集合管绝大部分被重吸收。葡萄糖在近端小管被完全重吸收。

3. ABCD　解析：大量失血时循环血量减少，肾血流量减少，肾小球滤过率减少，肾素分泌增加，最终使醛固酮分泌增加。循环血量减少，血压下降，抗利尿激素分泌增加。

4. CD　解析：滤过膜机械屏障、电荷屏障的存在，大分子蛋白质不易滤过。葡萄糖在近端小管被完全重吸收。

5. BC　解析：糖尿病患者，静滴20％甘露醇后多尿是由于肾小管溶质浓度增高产生的渗透性利尿。

6. BD 解析：葡萄糖在近曲小管被100%重吸收，吸收方式为继发性主动重吸收。

三、填空题

1. 增多 渗透压 减少
2. 1.2 94%
3. 滤过膜的通透性和面积 有效滤过压 肾小球血浆流量
4. 10.7～24.0 肾血流量自身调节
5. 负 静电
6. 升高 肾髓质渗透梯度现象
7. 有效滤过压 增大
8. 球旁细胞 致密斑 球外系膜细胞
9. 近曲小管 葡萄糖和氨基酸(只答葡萄糖也算对)
10. H^+-Na^+交换(或H^+的分泌) K^+-Na^+交换(或K^+的分泌) NH_3的分泌
11. 肾小球滤过 肾小管和集合管重吸收 肾小管和集合管的分泌、排泄
12. 肾素-血管紧张素-醛固酮系统 血K^+浓度 血Na^+浓度
13. 增加 胶体渗透压
14. 减少 增多
15. NaCl(或氯化钠) 尿素

四、名词解释

1. 肾小球滤过率：指单位时间内两侧肾脏生成的超滤液总量。正常成年人约为125ml/min。

2. 肾小球滤过分数：指肾小球滤过率与肾血浆流量的比值。正常成年人约为19%。

3. 肾小球有效滤过压：指肾小球滤过作用的动力。其压力高低决定于三种力量的大小，即有效滤过压＝肾小球毛细血管血压－(血浆胶体渗透压＋肾小囊内压)。

4. 肾小管重吸收：肾小球滤过形成的超滤液(原尿)，在其流经肾小管和集合管时，其中的水和溶质透过肾小管的管壁上皮细胞，重新回到肾小管周围毛细血管血液中去的过程。

5. 肾糖阈：当血糖浓度达180mg/100ml时，有一部分肾小管对葡萄糖的吸收已达极限，尿中开始出现葡萄糖，此时的血浆葡萄糖浓度称为肾糖阈。

6. 球-管平衡：在正常情况下，不论肾小球滤过率增多还是减少，近端小管的重吸收率始终占滤过率的65%～70%，称球-管平衡。其生理意义是使终尿量不致因肾小球滤过的增减而出现大幅度变动。

7. 水利尿：大量饮清水后引起尿量增多，称水利尿。这主要是因为饮水量增多，血浆晶体渗透压下降，引起血管升压素的合成和释放减少。

8. 渗透性利尿：近端小管液中某些物质未被重吸收而导致小管液中溶质浓度升高，从而使得小管液中渗透压升高，影响了Na^+和水的重吸收，结果使尿量增多。这种情况称为渗透性利尿。

五、问答题

1. 简述尿液生成的基本过程。

答：肾脏生成尿液的基本过程是：①肾小球的滤过作用，当血液流经肾小球时，除血细胞和大分子血浆蛋白之外的其他成分被滤入肾小囊形成原尿；②肾小管和集合管选择性重吸收作用，使原尿中机体需要的物质又被重吸收回血液；③肾小管和集合管的分泌和排泄作用，可向小管液中排出 H^+、K^+ 和 NH_3 等物质并最终形成终尿。

2. 何谓球-管平衡？有何生理意义？

答：在正常情况下，无论肾小球滤过率增加还是减少，近端小管的重吸收率始终占滤过率的 65%～70%，此现象称球-管平衡。其产生与近端小管对 Na^+ 的恒定比率重吸收有关。其生理意义在于使尿量不致因肾小球滤过率的增减而出现大幅度的变动。

3. 何谓渗透性利尿及水利尿？

答：因小管液溶质浓度过高，致使渗透压过高，从而阻止对水的重吸收所引起尿量增多的现象称渗透性利尿。由于大量饮用清水，引起血浆晶体渗透压下降，使血管升压素合成和释放减少，远曲小管和集合管重吸收水分减少，引起尿量增多的现象称水利尿。

4. 简述影响肾小球滤过的因素及肾脏疾患时出现蛋白尿的可能原因。

答：①肾小球滤过膜的通透性和面积：当通透性改变或面积减少时，可使尿液的成分改变和尿量减少。②肾小球有效滤过压改变：当肾小球毛细血管血压显著降低（如大失血）或囊内压升高（如输尿管结石等）时，可使有效滤过压降低，尿量减少。如果血浆胶体渗透压降低（血浆蛋白明显减少或静脉注射大量生理盐水），则有效滤过压升高，尿量增多。③肾血流量：肾血流量大时，滤过率高，尿量增多；反之，尿量减少。

肾脏疾患时出现蛋白尿的机制：一方面是滤过膜机械屏障作用降低，以致部分大分子（如血浆蛋白）不能受阻而滤过；另一方面可能是滤过膜各层所覆盖的带负电荷的糖蛋白减少，静电屏障作用降低，使带负电荷的血浆蛋白容易通过滤过膜而出现蛋白尿。

5. 糖尿病患者为什么会出现糖尿和多尿？

答：糖尿病患者血糖浓度升高，当血糖浓度超过肾糖阈时，肾小球滤过的葡萄糖将不能全部由近曲小管重吸收，而其他部位的小管又无重吸收葡萄糖的能力，导致终尿中出现葡萄糖，即糖尿。因为小管液中葡萄糖的存在，使小管液溶质浓度升高，渗透压升高妨碍了水的重吸收，从而出现渗透性利尿现象，引起多尿。

六、病案分析题

答：髓袢升支粗段主动重吸收 NaCl 是形成髓质渗透浓度梯度的重要因素。临床上使用的髓袢强效利尿剂（呋塞米）能抑制 Na^+-K^+-$2Cl^-$ 同向转运体功能，抑制髓袢升支粗段对 Na^+、K^+ 和 $2Cl^-$ 的吸收，导致外髓渗透浓度梯度形成障碍，内髓的渗透浓度梯度也无法形成，对水的重吸收量减少，排出增多，产生利尿作用。呋塞米抑制 Na^+-K^+-$2Cl^-$ 同向转运体功能，因此也抑制髓袢升支粗段对 K^+ 的重吸收，加之利尿引起的肾远端小管的流速增加，导致排 K^+ 增加，引起低钾血症。

（何春香）

第九章　感觉器官的功能

第一节　概　述

【教学目标】

了解　感受器及感觉器官的概念，感受器的一般生理特性。

【知识要点】

感觉(sensation)是客观物质世界在人脑中的主观反映。人体的感受器或感觉器官接受内、外环境变化的刺激，通过感受器的换能作用将各种刺激所包含的能量转变为相应的神经冲动，沿一定感觉传导通路传到相应的大脑皮层特定感觉中枢，经大脑皮层分析、综合产生相应的特定感觉。(感觉传导通路和大脑皮层感觉中枢的功能将在第十章介绍。)

一、感受器与感觉器官

感受器(receptor)是指分布在体表或组织内部的一些专门感受机体内、外环境变化的结构或装置。感受器的种类繁多，结构形式多种多样。感受器连同附属结构一起构成的专门传递某一特定感觉类型的器官，即感觉器官(sense organ)。人体的感觉器官主要包括视觉、听觉、平衡感觉、味觉和嗅觉等器官。

二、感受器的一般生理特性

在动物长期进化过程中，尽管各种感受器因其分布、结构和视觉刺激不同而有所分化，但感受器在生理功能上有许多共同特性。

(一)感受器的适宜刺激

一种感受器通常仅对某种特定形式的刺激最敏感，这种形式的刺激称为该感受器的适宜刺激(adequate stimulus)。适宜刺激必须达到一定的刺激强度和持续作用时间才能引起相应的感觉。引起该感觉所需要的最小刺激强度称为阈强度，其值为强度阈值，所需要的最短作用时间为时间阈值。另外，感受器并不仅仅对适宜刺激有反应，对一些非适宜刺激也有反应，但所需刺激强度通常要比适宜刺激大得多。这一特性有利于机体对内、外环境各种变化进行灵敏的感受和精确的分析。

(二)感受器的换能作用

感受器接受刺激时，能将各种形式的刺激信号最终转换成传入神经上的动作电位，这种能量的转换称为感受器的换能作用(transduction of receptor)。当达到一定水平即触发相应传入神经纤维上的动作电位。

(三)感受器的编码作用

感受器在将刺激信号转化为动作电位的过程中，不仅发生能量的转换，而且将刺激所含的环境变化信息也转移到动作电位的序列中，这就是感受器的编码(coding)作用。

(四)感受器的适应现象

当某一恒定强度的刺激作用于感受器时，虽然刺激仍持续作用，但其感觉神经纤维上的动作电位频率会随刺激作用时间的延长而下降，主观感觉也会随之减弱，这种现象称为感受器的适应(adaptation)现象。适应的快慢会因感受器种类的不同而各异。事实上，适应并非疲劳。感受器对某一刺激产生适应后，若再次增加该刺激强度，则又可引起传入冲动增多。

在以上感受器的一般特性中，换能作用和编码作用为所有感受器所共有，而适应刺激和适应现象则并非所有感受器都具备，如痛觉感受器就没有适宜刺激。任何形式(机械、温度、化学)的刺激只要达到对机体造成伤害的程度，都能兴奋痛觉感受器，因而又称伤害性感受器。痛觉感受器很难适应，属慢适应感受器，也可认为它无适应现象，否则将不利于在机体遭遇危险时向中枢发出报警信号。

第二节　视觉器官

【教学目标】

掌握　眼的调节，眼的折光异常及纠正。

熟悉　眼的感觉功能(视杆细胞)与视觉有关的生理现象。

了解　视网膜的结构，双眼视觉。

【知识要点】

人的视觉器官是眼。视觉是中枢对视网膜传入的光波信息处理后形成的主观感觉，是机体最重要的感觉。人脑所获得关于周围环境的信息，至少有70%来自视觉系统。引起视觉的外周感觉器官是眼，主要由折光系统和感光系统构成。折光系统包括角膜、房水、晶状体及玻璃体，具有折光成像功能。而视网膜含有对光刺激敏感的视杆细胞和视锥细胞，可完成感光换能作用。人眼的适宜刺激为波长为380～760nm的电磁波。在这个可见光谱范围内，来自外界物体的光线，经眼折光系统折射后，成像于视网膜上。视网膜感光细胞又将外界光刺激所包含的视觉信号转变成电信号，在视网膜内进行初步处理，最终以神经冲动的形式传向大脑，引起视觉。

一、眼的折光成像功能

(一)眼的折光与成像

眼的折光系统是一个复杂的也是可以调节的光学系统，由角膜、房水、晶状体和玻璃体4种折射率不同的折光体组成。入眼光线的折射主要发生在角膜的表面。由于各折光体折射率不等，各自表面曲率也不等，只有晶状体表面(主要是前表面)的曲率是可调节的，因而在眼的调节中起最重要的作用。

为了研究的方便，设计了与正常眼折光效果相同，但结构更为简单的等效光学模型，称为简化眼(reduced eye)。简化眼模型由一个前后径为20mm的单球面折光体构成，折光率为1.333，外界光线进入折光体时只在球形界面折射一次，该球形界面的曲率半径为5mm，该球面的中心为节点(位于角膜前表面的后方5mm处)，通过该点的光线不折射，节点至视网膜的距离为15mm，后主焦点恰好位于视网膜的位置。这个模型与正常人眼在不进行调节时的成像情况相同，平行光线正好能聚焦在视网膜上，形成清晰、缩小、倒立的实像。同时利用简化眼模型还可简便地计算出远近不同的物体在视网膜上成像的大小，如图9-1所示，由于ΔAnB和Δanb是相似三角形，可得出：

$$\frac{AB(\text{物体的大小})}{Bn(\text{物体到节点的距离})}=\frac{ab(\text{物像的大小})}{nb(\text{节点到视网膜的距离})}$$

式中：nb是节点到视网膜的距离(为15mm)。根据物体到节点的距离及物体的大小，便可计算出物像的大小。

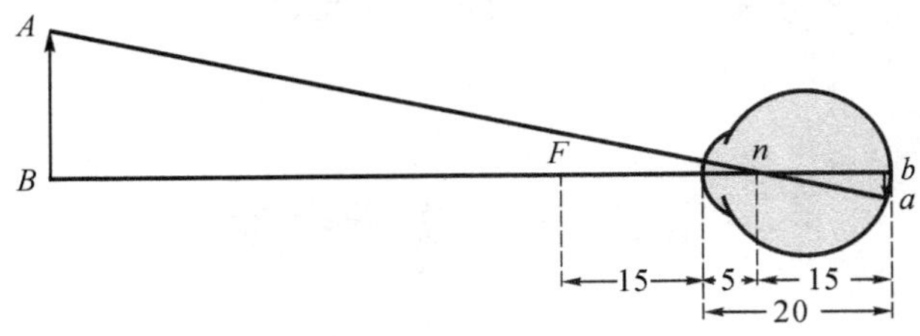

图9-1 简化眼成像示意

AB：物体；ab：物像；n：节点

正常人眼的视力有一定的限度，这个限度应以视网膜像的大小来表达，当视网膜像小于4.5nm时，一般不能产生清晰的视觉。事实上，人眼所能看清楚的最小视网膜像的大小大致相当于视网膜中央凹处一个视锥细胞的平均直径。

(二)眼的调节

1. 人眼视近物时的调节反应

正常眼睛视远物(6m以外)，从物体发出的光线进入眼内近似平行光线，眼不需要调节，光线经折射后，正好聚焦成像在视网膜上。通常将人眼不作任何调节时所能看清物体的最远距离称为远点(far point)。当物体移近(6m以内)时，从物体上发出的光线进入眼内时呈不同程度的辐散。辐散的光线通过眼折光系统，成像在视网膜之后，由于光线到达视网膜时尚未聚焦，所以形成一个模糊的物像，但正常眼之所以能看清近物，是因为眼在看近物时已经进行了调节。经过眼的调节作用加强其折光能力，使近处辐散的光线仍可在视网膜上形成清晰的物像。人眼视近物的调节反应主要包括晶状体变凸、瞳孔缩小和视轴会聚三个方面(表9-1)。

表9-1 眼的近反射调节效应及其生理意义

	调节效应	生理意义
晶状体前凸	双眼睫状肌收缩 ↓ 悬韧带松弛 ↓ 晶状体前凸	眼折光能力增大→物像前移→成像于视网膜上

续表

	调节效应	生理意义
瞳孔缩小	双眼瞳孔环形肌收缩 ↓ 瞳孔缩小	减少球面像差、色像差
视轴会聚	双眼内直肌收缩 ↓ 视轴会聚 ↓ 使双眼视网膜像落在对称点上	避免发生复视现象

2. 瞳孔对光反射

当强光照射时瞳孔缩小，弱光照射时瞳孔变大，这种瞳孔大小随光线的强弱而改变的现象称为瞳孔调节反射(pupillary accommodation reflex)。其意义在于调节进入眼的光量。强光照射时，瞳孔缩小以减少入眼的光量，保护视网膜在强光下不至于受损，而在光线变弱时瞳孔反射性扩大，可增加入眼的光量，以产生清晰的视觉。瞳孔对光反射是双侧性的，即一侧眼被照射时双侧瞳孔同时缩小，这种现象称为互感性对光反射(consensual light reflex)。瞳孔的对光反射中枢位于中脑，临床上常将其作为判断脑内病变部位、全身麻醉深度及病情危重程度的重要指标。

3. 双眼会聚

当双眼注视一个由远移近的物体时，两眼视轴向鼻侧发生会聚，这一现象称为双眼会聚(convergence)。它主要是由眼球的内直肌收缩所致，也称为辐辏反射(convergence reflex)。这种反射可使物像落在两眼视网膜相对应的位置上，从而产生清晰的视觉，避免复视。

老花眼的发生和发展与年龄直接相关，大多出现在45岁以后，其发生的迟早和严重程度还与其他因素有关，如原先的屈光不正状况、阅读习惯、照明度以及全身健康状况等。远视眼与老花眼虽然均用凸透镜来矫正，但两者明显不同。老花眼晶状体的弹性明显下降，而远视眼的晶状体弹性正常。老花眼不经调节也能将不平行光聚焦在视网膜上，但视近物时需用凸透镜弥补调节能力的不足。远视眼不论视近物，还是视远物都需用凸透镜矫正。

(三)眼的折光异常及其纠正(表9-2)

表9-2　眼的折光异常及其纠正

类型	发生原因	功能缺陷	矫正
近视 (myopia)	眼球前后径过长(轴性近视)或折光系统折光能力过强(屈光性近视)	视远物不清楚(远点和近点都移近)	适度凹透镜
远视 (hyperopia)	眼球前后径过短(轴性远视)或折光系统折光能力太弱(屈光性远视)	视远物不清楚，视远物也需调节，视近物调节程度更大(近点移远)，易发生疲劳	适度凸透镜
散光 (astigmatism)	角膜前表面失去正球面形，径线上的曲率半径不等(为主)	平行光线不能聚焦于同一焦平面上，故致视物不清或物像变形	适度柱面镜

二、眼的感光换能功能

来自外界物体的光线，通过眼的折光系统成像在视网膜上，这是一种物理现象，而物像必须通过感光系统换能，转变成生物电信号传入视觉中枢，经视觉中枢分析后才能形成主观意识上的“像”。眼的感光系统由视网膜构成，其基本功能是接受光的刺激信号，并将这种刺激信号转变为生物电信号。

（一）视网膜的结构

视网膜(retina)是位于眼球壁内层锯齿缘以后的部分，仅厚 0.1～0.5mm，分色素上皮层和神经层。按主要细胞层可将其分为四层，自外向内依次为色素上皮细胞和感光细胞、视杆细胞和视锥细胞、双极细胞和神经节细胞、水平细胞和无长突细胞。

1. 色素上皮细胞层

具有吸收光线、营养视网膜、参与感光细胞代谢等功能。

2. 感光细胞层

含有视杆细胞(rods)和视锥细胞(cones)，均由外段、内段和终足三部分组成。视杆细胞和视锥细胞比较见表 9-3。

表 9-3　视杆细胞和视锥细胞比较

项目	视杆细胞	视锥细胞
数量	多(人一侧视网膜中有 1.2×10^8 个)	少(人一侧视网膜中有 6×10^6 个)
分布	视网膜周边部(中央凹外 10°～20°处最多)	集中于黄斑中央凹处
外段形态	圆柱状，较长	圆锥状
含视色素	视紫红质	分别对红、绿、蓝敏感的视色素

两种感光细胞分别与双极细胞形成突触联系，双极细胞再与神经节细胞构成突触联系。神经节细胞发出的轴突组成视神经，视神经在穿过视网膜时形成了视神经乳头。由于此处不存在感光细胞，所以不能感受光刺激而产生视觉，称为生理盲点(blind spot)。生理盲点大约位于中央凹鼻侧 3mm 处，正常时，由于用两眼视物，一侧视网膜上的盲点可被对侧眼底视野所补偿，因而人们并不会感觉到自己的视野中有盲点存在。

（二）视网膜的两种感光换能系统

视网膜中存在视杆系统和视锥系统两种感光换能系统，两者比较见表 9-4。

表 9-4　视杆系统和视锥系统比较

项目	视杆系统	视锥系统
又名	晚光觉或暗视觉系统	昼光觉或明视觉系统
组成	视杆细胞、双极细胞、神经节细胞	视锥细胞、双极细胞、神经节细胞
细胞间联系	会聚程度高	会聚程度低(可视为单线联系)
感光色素	1 种，视紫红质	3 种视色素(3 种视锥细胞)
功能特性	对光敏感度高，无色觉，分辨能力低	对光敏感度低，有色觉，对物体微细结构和颜色分辨力高

(三)视杆细胞的感光换能机制

1. 视杆细胞的光化学反应

视杆细胞的感光物质称为视紫红质(rhodopsin),是由视蛋白(opsin)和生色基团视黄醛(retinene)组成的结合蛋白质。光照下视紫红质分解为视蛋白和全反型视黄醛(all-trans-retinal),此过程称为漂白,视紫红质的颜色由紫红色变为白色,释放的能量可诱发视杆细胞产生超极化型感受器慢电位。全反型视黄醛在视网膜色素上皮中的异构酶作用下异构化为11-顺型视黄醛(11-cis-retinal),也可由全反型视黄醛转变为全反型视黄醇,然后在异构酶的作用下异构化为11-顺型视黄醇,最后转变为11-顺型视黄醛并与视蛋白结合构成视紫红质(图9-2)。

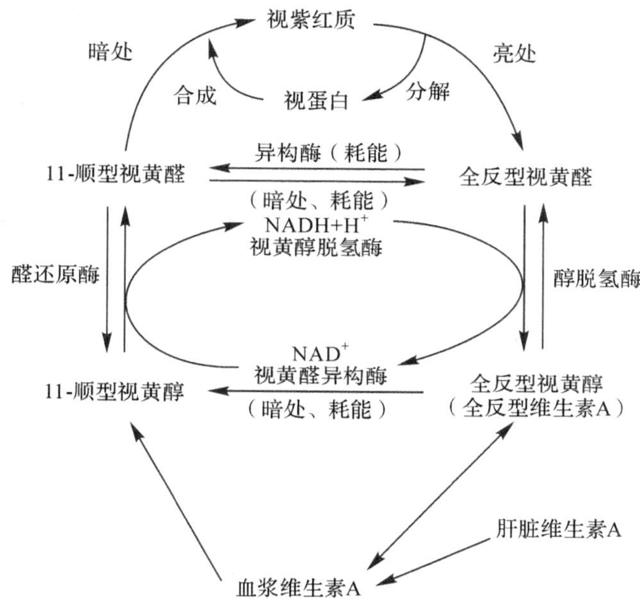

图9-2　视紫红质分解与合成过程(光化学反应)示意图

视紫红质的光化学反应是可逆的,既有分解,又有合成,其合成和分解过程的强弱取决于光照的强度。在视紫红质的分解与再合成的过程中,部分视黄醛被消耗,可从食物中获得维生素A(全反型视黄醇是维生素A的一种形式)来补充。如果长期维生素A摄入不足,必将影响视紫红质的再合成及其光化学反应的正常进行,最终影响人在暗处的视力,进而导致夜盲症(nyctalopia)。

2. 视杆细胞的感受器电位

视杆细胞在暗处的静息电位为−30～−40mV。此值(绝对值)比一般神经元的静息电位值小,这是因为在静息时外段细胞膜中有相当数量的Na^+通道处于开放状态,Na^+的持续内流可使膜去极化。同时,内段膜中存在的钠泵活动泵出Na^+。当视网膜受到光照射时,可使钠通道开放减少,而内段膜钠泵仍持续活动,Na^+通道关闭,Na^+内流减少或消失,而此时K^+通道继续开放,K^+继续外流,结果使膜电位向K^+平衡电位方向变化,使膜电位变为−70mV左右,这种超极化感受器电位改变就是视杆细胞的感受器电位,并以电紧张形式扩布到终足,影响终足的递质释放。

视杆细胞没有产生动作电位的能力，但外段膜上的超极化型感受器电位能以电紧张传播的方式传到终足而影响递质释放，将视觉信号传递给双极细胞，双极细胞也只能产生等级性电位，只有当这种等级性电位传到神经节细胞时，才能使神经节细胞去极化达到阈电位而爆发动作电位。视网膜的输入信息最终以动作电位的形式传向视觉中枢，引起视觉。

三、与视觉有关的生理现象

(一)色觉和色觉障碍

颜色视觉(color vision)简称色觉，是由于不同波长的光线作用于视网膜后在大脑引起的主观颜色感觉。视锥系统能感知色觉，分辨不同的颜色，每种颜色都与不同波长可见光相对应。目前对色觉的产生机制主要以“三原色学说”加以解释，认为视网膜上仅存在三种不同的视锥细胞，分别含有对红、绿和蓝光最敏感的视色素。当某一波长的光线作用于视网膜时，可使三种视锥细胞产生不同程度的兴奋，信息传到大脑皮层，就会产生不同颜色的感觉。例如，当红、绿、蓝三种视锥细胞的兴奋程度为 1∶1∶1 时，产生白色觉，当红、绿、蓝三种视锥细胞的兴奋程度为 4∶1∶0 时，产生红色觉，当三种视锥细胞的兴奋程度为 2∶8∶1 时，则产生绿色觉。许多实验证实，视锥细胞确实存在三种不同的感光色素，视锥色素也是由视蛋白和 11-顺型视黄醛组成的。三种视锥色素含有相同的 11-顺型视黄醛，其区别在于视蛋白分子结构的不同。

色觉障碍包括色盲(color blindness)和色弱。色盲是一种色觉障碍，即对全部颜色或某些颜色缺乏分辨能力。色盲有全色盲和部分色盲之分，其中最常见的是红绿色盲，全色盲极少见。色盲绝大多数是由遗传因素引起的，视锥细胞的红敏色素和绿敏色素基因均位于 X 染色体上，蓝敏色素基因位于 7 号染色体上。红绿色盲呈 X 连锁隐性遗传。色弱是指患者对某种颜色的分辨力较正常人稍差，常由后天因素引起。

(二)视敏度

视敏度(visual acuity)又称视力，是指眼睛对物体细微结构的辨别能力，以能分辨空间两点间的最小距离为衡量标准。视角是指物体上两点发出的光线入眼后，通过节点所形成的夹角。视角(visual angle)的大小一般与视网膜物像的大小呈正比。眼睛能分辨出的物体上两点所构成的视角越小，表明视力越好。国际视力表就是根据这一原理设计的。在良好的光照条件下，人眼能看清 5m 远处的视力表上字形符号相距 1.5mm 缺口方向时所形成的视角为 1 分角，在国际标准视力表上为 1.0，在对数视力表上为 5.0，此时在视网膜上形成的物像，大致相当于视网膜上一个视锥细胞的直径，这样两条光线分别刺激两个视锥细胞，而两点间刚好间隔一个未被刺激的视锥细胞，冲动传入中枢后可形成清晰的视觉(图 9-3)。

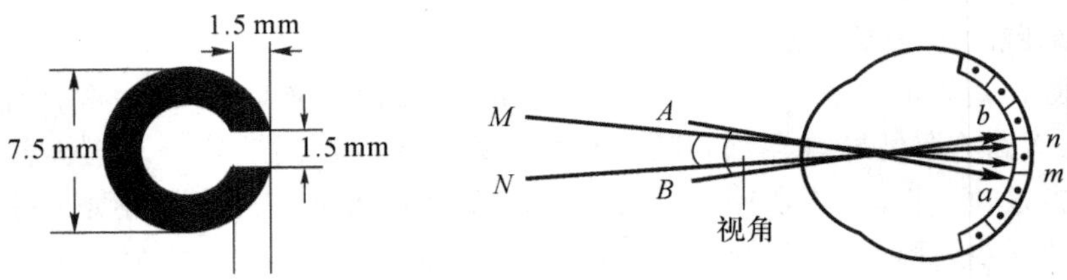

图 9-3 视力与视角示意图

(三)暗适应与明适应

1. 暗适应

暗适应(dark adaptation)是指人从光亮处突然进入暗处,起初看不清楚任何东西,经过一段时间后,视觉敏感度才逐渐提高,恢复了在暗处的视力。一般在进入暗处后 5~8min 之内,人眼感知光线的视觉阈值出现一次明显的下降,这与视锥细胞感光色素的合成量增加有关,在进入暗处25~30min 时,视觉阈值会下降到最低点,并稳定在这一水平,这与视杆细胞中视紫红质的合成增加有关,是暗适应的主要阶段。

2. 明适应

明适应(light adaptation)是指人从暗处突然来到光亮处时,起初感到一片耀眼的光亮,看不清物体,稍等片刻后才恢复视觉。在明适应过程中,处于暗处的视杆细胞内积聚了大量的视紫红质,而在亮处遇到强光迅速分解,故产生耀眼的光感。较多的视紫红质分解后,对光不敏感的视锥色素才能在亮光中感光。明适应进程较快,大约 1min 视觉即可恢复。

(四)视野

视野(visual field)是指单眼固定地注视前方一点时,该眼所能看到的空间范围。在相同光照的条件下,各种颜色视野大小不同,其顺序为白色>黄、蓝色>红色>绿色。视野的范围与各类感光细胞在视网膜上的分布有关,同时也会受到面部结构特征的影响,由于鼻和额的阻挡,一般人鼻侧视野小于颞侧视野,上方视野小于下方视野,临床上通过检查视野可帮助诊断某些视网膜或视觉传导通路的病变。

(五)双眼视觉

两眼同时视物时,两眼视网膜上各形成一个完整的物像,由于眼外肌的精细协调运动,可使物体同一部分来的光线成像于两眼视网膜的对称点上,并可在主观上产生单一物体的视觉,这种视觉称为双眼视觉(binocular vision)。双眼视物可扩大视野,弥补生理性盲点,并产生立体视觉。如果眼外肌瘫痪或眼内肿瘤压迫,都可使物像落在两眼视网膜的非对称点上,因而在主观上就产生有一定程度重叠的两个物体的感觉,这称为复视(diplopia)。

第三节　听觉器官

【教学目标】

掌握　声波传入内耳的途径。

熟悉　听阈和听域;外耳、中耳和咽鼓管的功能;内耳耳蜗的功能;前庭器官的适宜刺激和生理功能,前庭反应。

了解　耳蜗的感音换能机制;耳蜗内电位和听神经动作电位;前庭器官的感受细胞;嗅觉器官、味觉器官。

【知识要点】

一、概述

(一)耳是听觉的外周感觉器官

外耳:耳廓、外耳道。

中耳:鼓膜、听小骨、咽鼓管和听小肌。

内耳:耳蜗。

(二)人耳的适宜刺激

人耳的适宜刺激是振动频率范围为16～20000Hz的声波。

(三)听阈

每一频率的声波压强必须达到一定强度(简称声压)才能引起听觉,这一声压值就是此频率声音的听阈(hearing threshold)。

二、耳的功能

(一)外耳

耳廓有集音作用,外耳道有传音和共鸣腔作用。

(二)中耳

鼓膜-听骨链-内耳卵圆窗之间的联系具有增压效应,使声波的振幅减少,压强增大。它们构成了声音由外耳传向耳蜗的最有效通路。咽鼓管具有调节中耳内压力的作用。

(三)内耳

耳蜗具有感音换能作用(耳蜗的功能之一是声-电转换的换能作用)。

1.耳蜗的结构要点

前庭阶、前庭膜、鼓阶、基底膜、蜗管等结构。

2.基底膜的振动和行波理论

各种频率的声波引起的基底膜的振动都是从基底膜的基部开始的。基底膜的振动以行波的方式沿基底膜从蜗底向蜗顶传播,不同频率的声波产生的行波传播距离和最大行波的出现部位不同,频率越低的声波,行波传播的距离越远,最大行波振幅出现的部位越靠近基底膜的顶部;频率越高的声波,行波传播的距离越近,最大行波振幅出现的部位越靠近基底膜的蜗底部。

3.耳蜗的生物电现象

当耳蜗受到声音刺激时,在耳蜗及其附近结构处可记录到一种和声音振动频率与幅度一致的交流性质的特殊电位变化,称耳蜗微音器电位(cochlear microphonic potential)。

生理意义:是引起听神经上爆发动作电位的过渡性电位。

耳蜗微音器电位的特点:①在一定刺激强度范围内,其频率、幅度与声波振动完全相同;②潜伏期极短,无不应期;③不易疲劳,对深麻醉相对不敏感,在听神经变性时仍能出现。

三、声波传入内耳的途径

(一)气传导

声波经外耳道传至鼓膜→听骨链→卵圆窗→前庭阶外淋巴→蜗管中的内淋巴→基底膜振动→耳蜗微音器电位→听神经动作电位→颞叶皮层。这是主要的传音途径。

声波直接经中耳鼓室→卵圆窗→鼓阶(外淋巴)→蜗管内淋巴，此为病理气传导。

(二)骨传导

声波可直接引起颅骨的振动，再引起蜗管内淋巴的振动，传入内耳。骨传导在正常听觉中的效率比气传导低得多。

第四节　嗅觉、味觉和皮肤感受器的功能(自学)

【同步综合练习】

一、是非判断题(正确填A，错误填B)

1. 正常眼视近物时不经眼的调节。　(　　)
2. 利用简化眼可以标记出不同远近物体在视网膜上成像的大小。　(　　)
3. 视杆细胞对光敏感度高，除了能够辨别颜色外还能够精确辨别物体形状。　(　　)
4. 暗适应实际上是眼对光敏感性逐渐提高的过程，主要与视锥细胞中感光色素的合成增加有关。　(　　)
5. 视杆细胞的感光色素是视紫红质。　(　　)
6. 当所视物体近移时，晶状体的调节是增强眼折光能力的唯一办法。　(　　)
7. 耳蜗微音器电位的频率与波形和刺激音的频率与波形完全相同。　(　　)
8. 耳蜗微音器电位的生理意义是引起听神经上爆发动作电位的过渡性电位。　(　　)
9. 行波学说认为，声波频率越低，基底膜最大振动的部位越接近蜗底部；而声波频率越高，基底膜最大振动的部位越接近蜗顶部。　(　　)
10. 耳蜗接受声波刺激后，首先发生耳蜗微音器电位。　(　　)

二、选择题

(一)A型选择题(单项选择题)。每题有A、B、C、D、E五个备选答案，请从中选出一个最佳答案

1. 光线通过折光系统时，最主要的折射发生在　(　　)

A. 空气-角膜界面　B. 角膜-房水界面　C. 房水-晶状体界面
D. 玻璃体前表面　E. 玻璃体后表面

2. 下列关于视杆细胞的叙述，哪项是错误的　(　　)

A. 外段的形态与视锥细胞不同　B. 外段中的感光色素为视紫红质
C. 能产生感受器电位　D. 不能产生动作电位
E. 视杆细胞只有一种视色素，故无色觉功能

3. 下列关于视近物的叙述，哪项是错误的　(　　)

A. 视觉信号到达视觉中枢　B. 反射弧包括中脑
C. 睫状肌收缩　D. 悬韧带紧张
E. 晶状体向前、后方凸出，前凸更明显

4. 当光照增强时，瞳孔缩小，此反射称　(　　)

A. 瞳孔正反射　　B. 瞳孔对光反射　　C. 角膜反射
D. 辐辏反射　　E. 晶状体反射

5. 视锥系统的特点是　　(　　)
A. 对暗光敏感,不能分辨颜色,分辨能力高
B. 对暗光不敏感,能分辨颜色,分辨能力高
C. 对暗光敏感,不能分辨颜色,分辨能力不高
D. 对暗光敏感,能分辨颜色,分辨能力高
E. 对亮光敏感,不能分辨颜色,分辨能力不高

6. 耳廓和外耳道的主要作用在于　　(　　)
A. 传音作用和增压作用　　B. 集音作用和共鸣作用
C. 感音换能作用　　D. 对声音信息只有整合作用
E. 将机械振动转为听神经纤维的神经冲动

7. 与声波传导无关的结构是　　(　　)
A. 鼓膜　　B. 听小骨与卵圆窗　　C. 内耳淋巴
D. 膜半规管　　E. 耳廓

8. 听骨链的主要功能是　　(　　)
A. 集音作用　　B. 共鸣作用　　C. 增压效应
D. 减压效应　　E. 感音换能作用

(二)B 型题(配伍选择题)。每组题共用一组备选答案,每题只有一个正确答案,备选答案可重复选用

(1～4 题共用备选答案)
A. 正视眼　　B. 近视眼　　C. 远视眼
D. 老花眼　　E. 散光眼

1. 因眼球前后径过长而导致　　(　　)
2. 因晶状体弹性减弱而使视近物时调节能力下降,称为　　(　　)
3. 因角膜球面不同方向的曲率不同所造成的视物不清称为　　(　　)
4. 平行光线可以聚焦在视网膜上,但视近物需要眼进行调节,称为　　(　　)

(5～8 题共用备选答案)
A. 凹透镜　　B. 凸透镜　　C. 柱面镜
D. 棱镜　　E. 平面透镜

5. 正视眼应戴　　(　　)
6. 近视眼应戴　　(　　)
7. 远视眼应戴　　(　　)
8. 散光眼应戴　　(　　)

(9～13 题共用备选答案)
A. 中央凹　　B. 视盘
C. 中央凹周围视角约 10°～20°的区域　　D. 中央凹周围视角约 20°～30°的区域

E. 视网膜周边部

9. 视网膜上只有视锥细胞分布的区域是　（　）

10. 既无视锥细胞也无视杆细胞分布的区域是　（　）

11. 能很好分辨红、绿、蓝三色色觉的区域是　（　）

12. 视杆细胞分布最多的区域是　（　）

13. 视敏度最高的区域是　（　）

（14～16 题共用备选答案）

A. 蜗管　B. 咽鼓管　C. 前庭阶

D. 鼓阶　E. 半规管

14. 连接中耳和咽部的管道是　（　）

15. 含有内淋巴的耳蜗管道是　（　）

16. 含有外淋巴并与卵圆窗相通的管道是　（　）

（三）X 型选择题（多项选择题）。每题有 A、B、C、D、E 五个备选答案，请从中选出两个或两个以上正确答案

1. 下列关于视野范围的叙述，正确的是　（　）

A. 白色视野最小　B. 颞侧视野大于鼻侧视野

C. 绿色视野最大　D. 下侧视野大于上侧视野

E. 蓝色视野最小

2. 下列关于视杆系统的描述，错误的有　（　）

A. 感光色素是视紫红质

B. 与双极细胞和神经细胞呈“一对一”单线联系

C. 主要司暗光觉

D. 能辨别红色和紫色

E. 对物体细节不能分辨清楚

3. 视锥细胞的特点是　（　）

A. 对物体细微结构辨别能力强　B. 光敏度低，能感受色光

C. 突触联系会聚程度高　D. 主要分布于视网膜中央凹及周围

E. 与色盲的发生有关

4. 行波学说认为　（　）

A. 基底膜产生最大振幅的部位取决于声波频率的高低

B. 声音频率越高，基底膜最大振幅部位越接近蜗底

C. 耳蜗底部受损时主要影响低频听力

D. 声音频率越高，基底膜最大振幅部位越接近蜗顶

E. 耳蜗顶部受损时主要影响高频听力

三、填空题

1. 人眼的折光系统由________、________、________和________组成。

2. 视觉功能由________和________的活动共同完成。

3. 视近物时，反射性地引起瞳孔缩小，称为________，可限制进入眼球的光线，并减少折

光系统的________和________,使视网膜上的物像清晰。

4.瞳孔的大小随入眼的光量而发生变化的现象被称为________,其反射中枢位于________,意义在于____________________。

5.使平行光线聚焦于视网膜之前的是________,可佩戴合适的________透镜矫正。

6.老年人不能看清近物主要是由于晶状体________,调节能力________,近点________,故称为________,需要佩戴________透镜。

7.房水循环障碍时,会造成眼压增高,导致____________。

8.视网膜中央凹是一个缺乏________细胞的区域,与其周边部相比,它具有较________的光敏感性和较________的视敏度。

9.人耳能感受到的声音频率在________至________ Hz。

10.按照行波学说,耳蜗顶部的基底膜主要感受________频声波,耳蜗底部的基底膜主要感受________频声波。

四、名词解释

1.瞳孔对光反射

2.视敏度

3.视紫红质

4.耳蜗微音器电位

五、问答题

1.正常眼视近物时如何进行调节?有何意义?

2.试述视杆细胞感光色素的光化学反应过程,并分析夜盲症和暗适应的机制。

3.何谓听觉的行波学说?

【参考答案】

一、是非判断题

1.B 解析:视近物时(6m 内),入眼光线呈辐散,必须进行调节才能使物体成像于视网膜上形成清晰的像,从而产生清晰视觉。

2.A 解析:利用简化眼可以方便地计算出不同远近的物体在视网膜上成像的大小。

3.B 解析:视杆细胞的特点是对光的敏感度高,能在昏暗条件下感受弱光刺激而引起暗视觉,但无色觉,对物体形状细节辨别能力较差。

4.B 解析:暗适应是人眼在暗处对光的敏感逐渐提高的过程,主要与视杆细胞中视紫红质的合成增强有关。

5.A 解析:视杆细胞的感光色素是视紫红质。

6.A 解析:视近物时,通过晶状体的调节,晶状体前凸,能使折光能力增大,物像前移,使清晰的物像正好落在视网膜上。

7.A 解析:耳蜗微音器电位的特点之一是在一定刺激强度范围内,其频率、幅度与声波振动完全相同。

8.A 解析:耳蜗微音器电位的生理意义是引起听神经上爆发动作电位的过渡性电位。

9.B　解析：行波学说认为，声波频率越低，基底膜最大振动的部位越接近蜗顶部；而声波频率越高，基底膜最大振动的部位越接近蜗底部。

10.A　解析：耳蜗微音器电位是毛细胞接受声波刺激而产生的感受器电位之一。此外还有总和电位，其阈值比微音器电位高，等微音器电位增大到一定程度时才出现总和电位。因此耳蜗接受声波刺激后，首先发生耳蜗微音器电位。

二、选择题

（一）A 型选择题

1.A　解析：根据光学原理，当光线从一种媒介进入另一种媒介时将发生折射，折射的程度取决于界面后对界面前两种不同媒介折射率之比和界面的曲率大小，由于角膜的折射率明显高于空气的折射率，而眼内 4 种折光体之间的折射率均相差不大，故入眼光线的折射主要发生在角膜前表面。

2.D　解析：视锥细胞外段呈圆锥形，视杆细胞外段呈圆柱形，外段是视紫红质集中的部位，视杆细胞在暗环境中存在两种电流，即暗电流和超极化感受器电位，视杆细胞只有一种视色素，即视紫红质，故无色觉功能。

3.A　解析：视近物时反射性致睫状肌收缩，悬韧带松弛，晶状体前、后表面变凸，反射中枢位于中脑。

4.B　解析：瞳孔在强光照射时缩小，而光线变弱时散大，这是眼的一种重要的适应功能，称为瞳孔对光反射。

5.B　解析：视锥系统的特点是对光的敏感度低，有色觉，分辨能力高。

6.B　解析：耳廓有集音作用，外耳道有传音和共鸣腔作用。

7.D　解析：与声波传导有关的结构是耳廓、鼓膜、听小骨、卵圆窗、鼓膜、内外耳淋巴、耳蜗，此题是问与声波传导无关的结构，所以应选择膜半规管。

8.C　解析：鼓膜、听骨链、内耳卵圆窗之间的联系具有增压效应，使声波的振幅减小，压强增大。所以听骨链的主要功能是增压效应。

（二）B 型题

1～4.B、D、E、A　解析：近视眼是由眼球前后径过长（轴性近视）或折光能力过强（屈光性近视）引起。近视眼视远物时，远物发出的平行光线被聚焦于视网膜的前方，在视网膜上形成模糊的图像，所以近视眼不能看清远物，即远点移近。近视眼视近物时，物体反射的光是辐散的，眼不需要调节或仅做较小程度的调节即可，故近点也会移近。随着年龄的增长，晶状体弹性减弱，眼的调节能力降低，近点远移，这种现象称为老视，俗称老花眼。正常人的角膜表面呈正球形，球面上各点方向的曲率半径相等，因而从角膜表面折射的光线都聚焦于视网膜上。但由于某些原因，角膜有可能失去正球面形，在不同方向上，曲率半径较小的角膜表面折射的光线聚焦于视网膜的后方；部分经曲率正常的角膜表面折射的光线，聚焦于视网膜上；部分曲率较大的角膜表面折射的光线聚焦于视网膜的前方。因此，平行光线经角膜表面不同的经线入眼后，不能聚焦于同一平面上，从而导致物像变形和视物不清。此外，其他原因（如在外力作用下晶状体被挤出其正常位置，或眼外伤造成的角膜表面畸形等）会产生不规则的散光，但这些情况均少见。正常眼在视远物时，从物体发出的光线进入眼内时近似平行，眼不需要调节，光线经折射后聚焦在视网膜上，因而能看清远处的物体；视近物时只要物体与眼的距离不小于近点，经过调节也可看清楚 6m 以内的物体，这种眼称为正视眼。

5～8. E、A、B、C　解析：老视眼视远物与正常眼无明显差异，但视近物时晶状体调节能力下降，需佩戴凸透镜。近视眼可通过佩戴适宜的凹透镜加以纠正。远视眼可通过佩戴适宜的凸透镜加以纠正。规则散光眼可通过佩戴适宜的柱面镜加以纠正，而不规则散光则极难以纠正。

9～13. A、B、A、C、A　解析：视锥细胞主要分布在视网膜的中央凹，周边分布极少。视神经在穿过视网膜时形成了视神经乳头。由于此处不存在感光细胞，不能感受光刺激产生视觉，称为生理盲点。色觉是由于不同波长的光线作用于视网膜后在大脑引起的主观颜色感觉。视锥系统能感知色，分辨一定的颜色，每种颜色都与一定波长的光线相对应。"三原色学说"认为视网膜上仅存在三种不同的视锥细胞，分别对红、绿、蓝光最敏感。视杆细胞主要分布在视网膜的周边，中央凹处未见分布。人眼在明亮处中央凹有最高的视敏度和色觉功能。

14～16. B、A、C　解析：连接中耳和咽部的管道是咽鼓管。含有内淋巴的耳蜗管道是蜗管。含有外淋巴并与卵圆窗相通的管道是前庭阶。

(三)X 型选择题

1. BD　解析：用单眼固定注视前方一点时，该眼所能看到的空间范围称为视野。在同一光照条件下，用不同颜色的目标物测得的视野大小不一，白色视野最大，其次为红色，绿色视野最小。另外，由于面部结构(鼻和额)的阻挡，视线也会影响视野的大小和形状。故一般人颞侧和下方视野较大，而鼻侧与上方的视野较小。

2. ABCE　解析：视紫红质是一种结合蛋白质，由一分子视蛋白和一分子视黄醛的生色基团组成。视紫红质在光照下迅速分解为视蛋白和全反型视黄醛。视紫红质的光化学反应是可逆的，在暗处又可重新合成，其反应的平衡点取决于光照的强度。在视紫红质分解和再合成的过程中，有一部分视黄醛被消耗，需依赖于食物中的维生素 A 来补充，因此长期维生素 A 摄入不足，会影响人的暗视觉，引起夜盲症。光照下，视杆细胞中的视紫红质分解，同时出现电位变化。

3. ACE　解析：眼在视近物(6m 以内)或被视物由远移近时，眼将发生一系列调节，其中最主要的是晶状体变凸，其前表面曲率增加，折光能力增强，从而使物像前移而成像于视网膜上；当视近物时，可反射性地引起双眼瞳孔缩小，其意义在于减少折光系统的球面像差和色像差，使视网膜成像更为清晰。

4. AB　解析：各种频率的声波引起的基底膜的振动都是从基底膜的基部开始的，频率越低的声波，行波传播的距离越远，最大行波振幅出现的部位越靠近基底膜的顶部；频率越高的声波，行波传播的距离越近，最大行波振幅出现的部位越靠近基底膜的蜗底部。

三、填空题

1. 角膜　房水　晶状体　玻璃体
2. 视神经纤维　枕叶视觉中枢
3. 瞳孔近反射　球面像差　色像差
4. 瞳孔对光反射　中脑顶盖　调节入眼光量，保护视网膜
5. 近视　凹
6. 弹性下降　降低　变远　老视(花)　凸
7. 青光眼
8. 视杆　低　高

9. 16　20000

10. 低　高

四、名词解释

1. 瞳孔对光反射：指瞳孔在强光照射时缩小而在光线变弱时散大的反射，是眼的一种重要的适应功能。

2. 视敏度：指眼对物体细小结构的分辨能力，也称视力，是检测眼视觉功能的重要指标之一。

3. 视紫红质：视紫红质是一种结合蛋白质，由一分子视蛋白和一分子视黄醛的生色基团组成。视紫红质在光照下迅速分解为视蛋白和全反型视黄醛。这一光化学反应是可逆的，在暗处又可重新合成，其反应的平衡点取决于光照的强度。人在暗处时，实际是既有视紫红质的分解，又有它的合成，这是人在暗处能不断视物的基础，此时的合成过程超过分解过程，视网膜中处于合成状态的视紫红质数量就较多，从而使视网膜对弱光较敏感。相反，人在亮处视紫红质的分解大于合成，使视杆细胞几乎失去感受光刺激的能力。

4. 耳蜗微音器电位：当耳蜗受到声音刺激时，在耳蜗及其附近结构处可记录到一种和声音振动频率与幅度一致的交流性质的特殊电位变化，称耳蜗微音器电位。

五、问答题

1. 正常眼视近物时如何进行调节？有何意义？

答：正常眼视远物(6m 以外)时不需要调节即可将远物发出的平行光线聚焦在视网膜上，形成清晰的物像。视近物时，由于物体各点发出的光线呈辐散状，必须进行眼的调节，才能聚焦于视网膜上，否则将聚焦于视网膜之后。

正常眼的调节包括以下三个方面：①晶状体变凸。视近物时，物体各点发出的光线呈辐散状，经眼的折光系统折射后，聚焦于视网膜后，在视网膜上形成模糊的物像，从而反射性地引起睫状肌收缩，睫状体前移，使连接于晶状体的悬韧带松弛，晶状体由于自身弹性而曲度增加，尤其是其前表面更加凸起，折光能力增大，使近物发出的辐散光线聚焦在视网膜上，形成清晰的物像。晶状体的变化，是动眼神经中副交感神经纤维作用的结果。②瞳孔缩小。视近物时瞳孔缩小，这是副交感神经纤维兴奋，使瞳孔括约肌收缩而引起的，其生理意义是减少入眼的光量，并减少折光系统的球面像差和色像差，使视网膜成像更加清晰。③双眼球会聚。双眼注视近物时，两眼视轴向鼻侧会聚，是由于两眼球内直肌反射性同步收缩所致，其意义是使物像能落在视网膜的对称点上，避免产生复视。

2. 试述视杆细胞感光色素的光化学反应过程，并分析夜盲症和暗适应的机制。

答：视杆细胞的感光色素——视紫红质由视蛋白和 11-顺型视黄醛构成。视紫红质对光照很敏感，光照后迅速分解为视蛋白和全反型视黄醛，经过 G 蛋白等信号传导系统的活动，诱发视杆细胞产生超极化型感受器慢电位。视紫红质的光化学反应是可逆的，在暗处，全反型视黄醛进入色素上皮细胞，被视黄醛异构酶转化成 11-顺型视黄醛，再返回视杆细胞与视蛋白结合形成视紫红质。

色素细胞中的维生素 A 是全反型视黄醇，在色素上皮细胞中的异构酶作用下转变为 11-顺型视黄醇后再转变为 11-顺型视黄醛，在视杆细胞内与视蛋白结合，合成视紫红质。在视紫红质的分解和再合成过程中，有一部分视黄醛被消耗，需依赖于食物中吸收的维生素 A

来补充。因此如果后期维生素A摄入不足,会影响人的暗视觉,形成夜盲症。由于在亮处视紫红质分解大于合成,视网膜内视紫红质的浓度很低,当人初进暗室时,视杆细胞缺乏视紫红质,因而视物不清,随着在暗处时间的延长,视紫红质合成大于分解,伴随着视杆细胞内视紫红质浓度的提高,视杆细胞对光的敏感性增加,因此能逐渐看清物体,这就是暗适应的机制。

3.何谓听觉的行波学说?

答:各种频率的声波引起的基底膜的振动都是从基底膜的基部开始的。基底膜的振动以行波的方式沿基底膜从蜗底向蜗顶传播,不同频率的声波产生的行波传播距离和最大行波的出现部位不同,频率越低的声波,行波传播的距离越远,最大行波振幅出现的部位越靠近基底膜的顶部;频率越高的声波,行波传播的距离越近,最大行波振幅出现的部位越靠近基底膜的蜗底部。

(周文琪　蒋明茗　付朝波)

第十章　神经系统

第一节　神经元与反射活动的一般规律

【教学目标】

掌握　神经纤维传导的特征；化学性突触传递过程；兴奋性和抑制性突触后电位的形成机制；中枢兴奋传递的特征。

熟悉　神经递质和受体的概念；乙酰胆碱和去甲肾上腺素及其受体；反射的基本过程；中枢抑制。

了解　神经的轴浆运输及营养性作用；非突触性化学传递和电突触；中枢神经系统递质和受体。

【知识要点】

一、神经元和神经胶质细胞

（一）神经元

神经元即神经细胞，是神经系统的基本结构和功能单位。神经元由胞体和突起两部分组成。胞体是神经元代谢和营养的中心，能进行蛋白质的合成；突起分为树突和轴突，树突较短，一个神经元常有多个树突，轴突较长，一个神经元只有一条。胞体和突起主要有接受刺激和传递信息的作用。

（二）神经纤维

神经纤维即神经元的轴突，主要生理功能是传导兴奋。神经元传导的兴奋又称神经冲动，是神经纤维上传导的动作电位。神经元轴突始段的兴奋性较高，往往是形成动作电位的部位。

（三）神经胶质

神经胶质主要由胶质细胞构成，在神经组织中起支持、保护和营养作用。

（四）神经冲动在神经纤维上传导的特征

1. 生理完整性

包括结构和功能的完整，如果神经纤维被切断或被麻醉药作用，则神经冲动不能传导。

2. 绝缘性

一条神经干内有许多神经纤维，每条神经纤维上传导的神经冲动互不干扰，表现为传导的绝缘性。

3. 双向传导

神经纤维上任何一点产生的动作电位可同时向两端传导,表现为传导的双向性,但在整体情况下是单向传导的。

4. 相对不疲劳性

神经冲动的传导以局部电流的方式进行,耗能远小于突触传递。

不衰减性是动作电位传导的特征。

(五)神经纤维的轴浆运输与营养性功能

1. 轴浆运输

轴浆是经常在胞体和轴突末梢之间流动的,这种流动发挥物质运输的作用。轴浆运输是双向性的,包括顺向转运和逆向转运。顺向转运又分快速转运和慢速转运,含有递质的囊泡从胞体到末梢的运输属于快速转动,而一些骨架结构和酶类则通过慢速转运。

轴浆运输的特点:耗能,转运速度可以调节。

2. 营养性功能

神经纤维对其所支配的组织形态结构、代谢类型和生理功能特征施加的缓慢的持久性影响或作用。神经纤维的营养性功能与神经冲动无关,如用局部麻醉药阻断神经冲动的传导,则此神经纤维所支配的肌肉组织并不发生特征性代谢变化。

二、突触传递

(一)神经元之间联系的基本方式

神经元之间联系的基本方式是形成突触,突触由突触前膜、突触间隙和突触后膜构成,突触前膜内侧有大量线粒体和囊泡,不同类型突触所含囊泡的形态、大小及递质均不同。突触后膜上有递质作用的受体。

(二)信息传递的基本方式

信息传递的基本方式有化学性突触传递、缝隙连接、非突触性化学传递。

1. 化学性突触传递

化学性突触传递是神经系统内信息传递的主要方式,是一种以释放化学递质为中介的突触性传递。基本过程如下:突触前膜释放递质→突触间隙→与突触后膜受体结合→兴奋性突触后电位(excitatory postsynaptic potential, EPSP)或抑制性突触后电位(inhibitory postsynaptic potential, IPSP)→突触后神经元兴奋或抑制。

2. 缝隙连接

缝隙连接又称电突触,是细胞间直接电联系,结构基础是细胞上的桥状结构。

特点:以电紧张扩布、双向性、传导速度快。意义:使许多神经元产生同步化的活动。

3. 非突触性化学传递

这种传递的结构基础是:传递信息的神经元轴突末梢的分支上有大量曲张体,曲张体内有大量含递质的小泡。传递方式:曲张体释放递质入细胞间隙,通过弥散作用于效应细胞膜上的受体。

(三)兴奋性突触后电位和抑制性突触后电位产生的原理

突触传递类似骨骼肌神经-肌接头处的信息传递,是一种“电-化学-电”的过程,是突触前膜释放兴奋性或抑制性递质引起突触后膜产生兴奋性突触后电位(EPSP)或抑制性突触后电位(IPSP)的过程。

1. EPSP

EPSP 是突触前膜释放兴奋性递质，作用突触后膜上的受体，引起细胞膜对 Na^+、K^+ 等离子的通透性增加（主要是 Na^+），导致 Na^+ 内流，出现局部去极化电位。

2. IPSP

IPSP 是突触前膜释放抑制性递质（抑制性中间神经元释放的递质），导致突触后膜主要对 Cl^- 通透性增加，Cl^- 内流产生局部超极化电位。

（四）突触传递的特征

1. 单向传递

因为只有突触前膜能释放递质，突触后膜有受体。

2. 中枢延搁（突触延搁）

递质经释放、扩散才能作用于受体。

3. 总和

神经元聚合式联系是产生空间总和的结构基础。

4. 兴奋节律的改变

传入神经的冲动频率与传出神经的冲动频率不同，这是因为传出神经元的频率受传入、中枢、传出自身状态三方面的综合影响。

5. 后发放

原因：神经元之间的环路联系及中间神经元的作用。

6. 对内环境变化敏感和易疲劳性

反射弧中突触是最易出现疲劳的部位。

三、神经递质和受体

（一）外周神经递质

主要有乙酰胆碱、去甲肾上腺素、嘌呤类或肽类。

不同受体对应的阻断剂：

α 受体—酚妥拉明　　　　β 受体—普萘洛尔

M 受体—阿托品　　N_2 受体—筒箭毒碱　　N_1 受体—六烃季胺

（二）中枢神经递质（包括以下四类）

1. 乙酰胆碱

乙酰胆碱存在于脊髓前角运动神经元、脑干网状结构上行激动系统、纹状体等部位。

2. 单胺类

单胺类包括多巴胺、去甲肾上腺素、5-羟色胺、肾上腺素。例如，多巴胺主要存在于黑质-纹状体、中脑边缘系统等部位。5-羟色胺神经元主要存在于脑干中缝核。

3. 氨基酸类

氨基酸类，如谷氨酸、天冬氨酸为兴奋性递质，γ-氨基丁酸、甘氨酸为抑制性递质。

4. 神经肽

神经肽包括阿片肽、脑-肠肽等。

（三）同一个中枢递质对不同的突触后膜有不同的效应

有的呈现兴奋性效应，有的呈现抑制性效应，这种不同主要是由突触后膜的特性决定的。

(四)突触后抑制包括传入侧支性抑制和回返性抑制

基本过程：神经元兴奋导致抑制性中间神经元释放抑制性递质，作用于突触后膜上特异性受体，产生抑制性突触后电位，从而使突触后神经元出现抑制。

1. 传入侧支性抑制又称为交互抑制

一个感觉传入纤维进入脊髓后，一方面直接兴奋某一中枢的神经元，另一方面发出其侧支兴奋另一抑制性中间神经元，然后通过抑制性神经元的活动转而抑制另一中枢的神经元。

意义：使不同中枢之间的活动协调起来。

例：屈肌反射(同时伸肌舒张)。

2. 回返性抑制

多见于信息下传路径。传出信息兴奋抑制性中间神经元后转而抑制原先发放信息的中枢。

意义：使神经元的活动及时终止；使同一中枢内许多神经元的活动协调一致。

例：脊髓前角运动神经元与闰绍细胞之间的联系。

(五)突触前抑制

1. 概念

通过改变突触前膜的活动，最终使突触后神经元兴奋性降低，从而引起抑制的现象。

结构基础：轴突-轴突-胞体氏突触。

2. 机制

突触前膜被兴奋性递质去极化，使膜电位绝对值减小，当其发生兴奋时动作电位的幅度减小，释放的递质减少，导致突触后 EPSP 减少，表现为抑制。

3. 特点

抑制发生的部位是突触前膜，电位为去极化而不是超极化，潜伏期长，持续时间长。

第二节　神经系统的感觉功能

【教学目标】

掌握　丘脑的特异性和非特异性投射系统；体表痛与内脏痛的特点；牵涉痛的概念和实例。

熟悉　脊髓的感觉传导功能；大脑皮层的感觉分析功能。

【知识要点】

一、感觉概述

(一)丘脑

丘脑是感觉传导的换元接替站，包括三类核团：感觉接替核、联络核、髓板内核群。

(二)感觉投射系统分类及特点(表 10-1)

表 10-1　感觉投射系统分类及特点

分类	投射部位	丘脑核团	投射特点	功能
特异性投射系统	皮层特定感觉区	感觉接替核、联络核	点对点投射	引起特定感觉
非特异性投射系统	弥散投射广泛皮层	髓板内核群	广泛投射	维持大脑皮层兴奋或觉醒状态

(三)大脑皮层的感觉分析功能

躯体感觉在大脑皮层的投射区主要在中央后回。

其投射特点有：

(1)躯体感觉的投射是交叉的。

(2)身体各部的传入冲动在皮层上的定位恰似倒立人体的投影。

(3)投射区的大小与躯体感觉的灵敏度有关。

二、躯体和内脏感觉

(一)内脏痛的特点

(1)缓慢、持续、定位不精确,对刺激的分辨能力差。

(2)引起内脏痛的刺激与皮肤痛不同。

(3)主要由交感传入纤维传入,但食管、支气管痛觉由迷走神经传入,盆腔脏器由盆神经传入,而腹膜、胸膜受刺激时,体腔壁痛则由躯体神经传入。

(二)牵涉痛

内脏疾病往往引起体表某一特定部位疼痛或痛觉过敏,这种现象称为牵涉痛(referred pain)。

(三)引起痛觉的物质

K^+、H^+、5-羟色胺、组胺、缓激肽、前列腺素等。

第三节　神经系统对躯体运动的调节

【教学目标】

掌握　牵张反射的概念、分类及特点;脊休克的概念和特点。

熟悉　脊髓对躯体运动的调节;脑干对肌紧张的调节;小脑对躯体运动的调节;基底核的功能;大脑皮层对躯体运动的调节。

【知识要点】

一、脊髓对躯体运动的调控作用

(一)脊休克

脊髓突然横断失去与高位中枢的联系,断面以下脊髓暂时丧失反射活动能力进入无反应状态,这种现象称为脊休克。

产生原因：反射消失是由于失去了高位中枢对脊髓的易化作用，而不是由于损伤刺激引起的。特点：反射活动暂时丧失，随意运动永久丧失。

表现为：脊休克时断面下所有反射均暂时消失，发汗、排尿、排便无法完成，同时骨髓肌由于失去支配神经的紧张性作用而表现为紧张性降低，血管的紧张性也降低，血压下降。

(二)牵张反射

1. 概念

有神经支配的骨骼肌，如受到外力牵拉使其伸长时，能引起受牵拉肌肉的收缩，这种现象称为牵张反射(stretch reflex)。感受器为肌梭，效应器为梭外肌。

牵张反射的基本过程：当肌肉被牵拉导致梭内、外肌被拉长时，引起肌梭兴奋，通过Ⅰ、Ⅱ类纤维将信息传入脊髓，使脊髓前角运动神经元兴奋，通过 α 纤维和 γ 纤维导致梭内、外肌收缩。其中 α 运动神经元兴奋使梭外肌收缩以对抗牵张，γ 运动神经元兴奋引起梭内肌收缩以维持肌梭兴奋的传入，保证牵张反射的强度。

2. 类型

牵张反射有两种类型：腱反射和肌紧张。

(1)腱反射是指快速牵拉肌腱时发生的牵张反射，主要是快肌纤维收缩。腱反射为单突触反射。

(2)肌紧张是指缓慢持续牵拉肌腱时发生的牵张反射，表现为受牵拉的肌肉能发生紧张性收缩，阻止被拉长。肌紧张是维持躯体姿势最基本的反射活动，是姿势反射的基础。

(三)肌梭和腱器官的异同(表 10-2)

表 10-2　肌梭和腱器官的异同

	参与反射	位置	传入神经	传出神经	作用	感受器性质
肌梭	牵张反射	梭外肌纤维旁	Ⅰ、Ⅱ类纤维	α 纤维到梭外肌，γ 纤维到梭内肌	兴奋 α 神经元	长度感受器
腱器官	腱器官反射	腱胶原纤维之间	Ⅰ类纤维	α 纤维到梭外肌	抑制 α 神经元	张力感受器

第四节　神经系统对内脏活动本能行为和情绪的调节

【教学目标】

掌握　自主神经系统对内脏功能调节的特点；交感神经和副交感神经的功能。

【知识要点】

一、自主神经系统

(1)自主神经节后纤维主要支配腺体、心肌、平滑肌，其活动不受意志的直接控制。

(2)自主神经节后纤维对外周效应器的支配具有持久的紧张作用。

(3)自主神经节后纤维的作用有时与外周效应器的功能状态有关。

(4)自主神经节前纤维释放的递质为乙酰胆碱(ACh)，而节后纤维释放的递质为 ACh

或去甲肾上腺素。

(5)大部分内脏器官受交感神经、副交感神经双重支配，而汗腺仅由以乙酰胆碱为递质的交感节后纤维支配。

(6)交感神经、副交感神经系统在功能上相互拮抗、相互协调。

二、中枢对内脏活动的调节(表 10-3)

表 10-3　中枢对内脏活动的调节

器官	交感神经	副交感神经
循环系统	心跳加快、加强，皮肤及内脏血管收缩，血压升高	心跳减慢减弱，血压降低
呼吸系统	呼吸道平滑肌舒张	呼吸道平滑肌收缩
消化系统	胃肠平滑肌的活动减弱，括约肌收缩	加强胃肠平滑肌的活动，括约肌舒张
眼	瞳孔扩大	瞳孔缩小
汗腺	分泌增加	不受副交感神经支配

【同步综合练习】

一、是非判断题(正确填 A，错误填 B)

1. 在中脑的上下丘之间切断脑干，动物将出现脊休克。　(　　)
2. 中枢突触后抑制是一种突触后膜超极化抑制。　(　　)
3. 脊髓小脑的主要功能是控制躯体的平衡和眼球的运动。　(　　)
4. 交感神经节后纤维释放的递质都是去甲肾上腺素。　(　　)
5. 突触前抑制是由于突触前膜释放抑制性递质引起的抑制。　(　　)
6. 自主神经节前纤维释放的递质都是乙酰胆碱。　(　　)
7. 在脊髓与高位中枢离断后，牵张反射永远消失。　(　　)
8. “生命中枢”所在位置是脊髓。　(　　)
9. 交叉支配和具有精细的功能定位是大脑皮层中央前回对躯体运动调节的特征。　(　　)
10. 条件反射是先天获得的。　(　　)

二、选择题

(一)A 型选择题(单项选择题)。每题有 A、B、C、D、E 五个备选答案，请从中选出一个最佳答案

1. 副交感神经系统兴奋所引起的机体变化不包括　(　　)

A. 支气管平滑肌舒张　B. 心跳减慢　C. 促进胃肠运动
D. 促进消化液分泌　E. 促进胰岛素分泌

2. 下列关于内脏痛特点的描述，错误的是　(　　)

A. 对扩张牵拉不敏感　B. 发生缓慢，持续时间长
C. 定位不准确　D. 可伴牵涉痛
E. 引起不愉快的情绪

3. 交感神经兴奋时所引起的功能变化不包括 ( )

A. 心跳加快　B. 瞳孔散大　C. 促进胰岛素分泌

D. 抑制胃肠运动　E. 汗腺分泌增多

4. 维持躯体姿势的最基本的反射是 ( )

A. 屈肌反射　B. 对侧伸肌反射　C. 翻正反射

D. 肌紧张　E. 腱反射

5. 大脑皮层处于紧张活动状态时主要脑电活动表现是 ( )

A. 出现 α 波　B. 出现 β 波　C. 出现 θ 波

D. 出现 δ 波　E. 出现 ε 波

6. 中枢神经系统内，兴奋传播(突触传递)的下述特征中，哪一项是错误的 ( )

A. 单向传递　B. 中枢延搁　C. 总和

D. 兴奋节律的改变　E. 对内环境变化不敏感和不容易产生疲劳

7. 神经系统实现其调节功能的基本方式是 ( )

A. 兴奋和抑制　B. 感受和处理信息　C. 记忆和思维

D. 反射　E. 正、负反馈

8. 在中脑上、下丘之间切断动物脑干，将出现 ( )

A. 腱反射加强　B. 脊休克　C. 去大脑僵直

D. 去皮质僵直　E. 肢体痉挛性麻痹

9. 兴奋性突触后电位的产生，是由于突触后膜对下列哪种离子提高了通透性 ( )

A. Na^+、K^+，尤其是 K^+　B. Ca^{2+}、K^+，尤其是 Ca^{2+}

C. Na^+、K^+，尤其是 Na^+　D. K^+、Cl^-，尤其是 Cl^-

E. K^+、Ca^{2+}，尤其是 K^+

10. 下列哪一项属于胆碱能受体 ( )

A. M、α　B. M、β　C. M、α_1 和 β_1

D. M、α_2 和 β_1　E. M、N_1 和 N_2

(二)B 型题(配伍选择题)。每组题共用一组备选答案，每题只有一个正确答案，备选答案可重复选用

(1～5 题共用备选答案)

A. 动作电位　B. 局部去极化　C. 阈电位

D. 超极化　E. 去极化

1. 兴奋性突触后电位突触后膜上发生的电位变化是 ( )

2. 突触前抑制时 GABA 递质引起的是 ( )

3. 突触后抑制时 GABA 递质引起的是 ( )

4. 沿神经纤维传导着的电位变化是 ( )

5. 抑制性突触后电位是 ( )

(6～7 题共用备选答案)

A. 去甲肾上腺素　B. 乙酰胆碱　C. 肾上腺素

D. 多巴胺　E. 5-羟色胺

6. 心迷走神经末梢释放的递质是　(　　)
7. 心交感神经末梢释放的递质是　(　　)

(8～9 题共用备选答案)
A. 阿托品　B. 维拉帕米　C. 普萘洛尔
D. 筒箭毒碱　E. 酚妥拉明
8. 肾上腺 α 受体阻断剂是　(　　)
9. 肾上腺 β 受体阻断剂是　(　　)

(10～11 题共用备选答案)
A. 腱反射　B. 肌梭　C. 对侧伸肌反射
D. 肌紧张　E. 皮肤触觉感受器
10. 维持躯体姿势最基本的反射活动是　(　　)
11. 快速叩击肌腱时,刺激哪一种感受器引起牵张反射　(　　)

(三)X 型选择题(多项选择题)。每题有 A、B、C、D、E 五个备选答案,请从中选出两个或两个以上正确答案

1. 下列关于中枢兴奋传播的特征,正确的是　(　　)
A. 单向传递　B. 中枢延搁　C. 兴奋的总和
D. 后发放　E. 对内环境变化敏感和容易产生疲劳
2. 神经纤维传导的特征是　(　　)
A. 生理完整性　B. 绝缘性　C. 相对不疲劳性
D. 后发放　E. 单向传导
3. 丘脑特异投射系统的特点是　(　　)
A. 由丘脑特异感觉接替核换元　B. 点对点投向大脑皮层
C. 引起特定感觉　D. 弥散投向大脑皮层
E. 维持和改变大脑皮层兴奋状态
4. 内脏痛的特点有　(　　)
A. 对机械牵拉、缺血、痉挛和炎症敏感　B. 痛觉产生的速度快
C. 对痛觉的定位不精确　D. 对痛刺激的分辨力差
E. 有牵涉痛
5. 交感神经兴奋可使　(　　)
A. 腹腔内脏血管收缩　B. 支气管平滑肌收缩
C. 胃肠运动减弱　D. 膀胱逼尿肌舒张
E. 瞳孔缩小
6. 下列关于牵张反射的叙述,正确的是　(　　)
A. 牵张反射是维持姿势的基本反射
B. 有神经支配的骨骼肌受到外力牵拉时能反射性地引起受牵拉的同一肌肉收缩
C. 脊髓的牵张反射主要表现在伸肌
D. 牵张反射的感受器是肌梭

E.在脊髓与高位中枢离断后，牵张反射永远消失

三、填空题

1.神经纤维对所支配组织的作用主要有两种，即________和________。

2.神经纤维传导冲动的特征是________、________、________和________。

3.突触后电位有两种，即________和________。

4.兴奋性突触后电位是突触后膜出现________；抑制性突触后电位是突触后膜产生________。

5.中枢兴奋传布的特征有________、________、________、________、________和________。

6.根据中枢抑制产生的机制不同，一般分为________和________。

7.突触后抑制分为________和________两种类型。

8.感觉投射系统可分为________和________两大类。

9.全身体表感觉在大脑皮层的投射区主要位于________；本体感觉在大脑皮层的投射区位于________。

10.视觉投射区位于________；听觉代表区位于________和________。

11.皮肤痛觉有两种类型，即________和________。

12.牵张反射有________和________两种类型。

13.脑干对肌紧张的调节，主要是通过脑干网状结构的________和________实现的。

14.小脑的主要功能是________、________和________。

15.基底核损伤主要引起两种疾病，即________和________。

四、名词解释

1.牵张反射

2.脊休克

3.牵涉痛

4.肌紧张

5.兴奋性突触后电位

6.抑制性突触后电位

7.去大脑僵直

8.传入侧支性抑制

五、问答题

1.神经纤维传导兴奋的特征有哪些？

2.试述兴奋在中枢传递的特征。

3.试述兴奋性突触后电位（EPSP）和抑制性突触后电位（IPSP）产生的过程及其生理意义。

4.突触后抑制与突触前抑制的发生机制有何不同？

5.丘脑特异和非特异投射系统各有何特点和功能？

【参考答案】

一、是非判断题

1.B　解析:在中脑的上、下丘之间切断脑干,动物将出现去大脑僵直。

2.A　解析:中枢突触后抑制是一种突触后膜超极化抑制。

3.B　解析:前庭小脑的主要功能是控制躯体的平衡和眼球的运动。

4.B　解析:交感神经节后纤维释放的递质绝大部分是去甲肾上腺素。

5.B　解析:突触前抑制是由于突触前膜释放兴奋性递质引起的抑制。

6.A　解析:自主神经节前纤维释放的递质都是乙酰胆碱。

7.B　解析:在脊髓与高位中枢离断后,牵张反射暂时消失。

8.B　解析:"生命中枢"所在位置是延髓。

9.A　解析:大脑皮层中央前回对躯体运动的调节特征有交叉支配、具有精细的功能定位、投射区域的空间排列是倒置的、运动代表区的大小与运动的精细复杂程度有关。

10.B　解析:条件反射是后天获得的。

二、选择题

(一)A型选择题

1.A　解析:副交感神经系统兴奋引起支气管平滑肌收缩。

2.A　解析:内脏痛对扩张牵拉等钝性刺激敏感。

3.C　解析:交感神经兴奋时抑制胰岛素分泌。

4.D　解析:维持躯体姿势的最基本的反射是肌紧张。

5.B　解析:大脑皮层处于紧张活动状态时脑电活动出现β波。

6.E　解析:中枢神经系统内,兴奋传播(突触传递)对内环境变化敏感和容易产生疲劳。

7.D　解析:神经系统实现其调节功能的基本方式是反射。

8.C　解析:在中脑上、下丘之间切断动物脑干,将出现去大脑僵直。

9.C　解析:兴奋性突触后电位的产生,是由于突触后膜对 Na^+、K^+,尤其是 Na^+ 的通透性提高。

10.E　解析:胆碱能受体有M和N型两种。

(二)B型题

1.B　解析:兴奋性突触后电位突触后膜上发生的电位变化是局部去极化。

2.E　解析:突触前抑制时GABA递质引起的是去极化。

3.D　解析:突触后抑制时GABA递质引起的是超极化。

4.A　解析:沿神经纤维传导着的电位变化是动作电位。

5.D　解析:抑制性突触后电位是超极化。

6.B　解析:心迷走神经末梢释放的递质是乙酰胆碱。

7.A　解析:心交感神经末梢释放的递质是去甲肾上腺素。

8.E　解析:肾上腺α受体阻断剂是酚妥拉明。

9.C　解析:肾上腺β受体阻断剂是普萘洛尔。

10.D　解析:维持躯体姿势最基本的反射活动是肌紧张。

11. B　解析：快速叩击肌腱时，刺激肌梭引起牵张反射。

(三)X 型选择题

1. ABCDE　解析：五项均是中枢兴奋传递的特征。

2. ABC　解析：神经纤维传导的特征是生理完整性、绝缘性、相对不疲劳性、双向性。

3. ABC　解析：丘脑特异投射系统的特点是由丘脑特异感觉接替核换元、点对点投向大脑皮层、引起特定感觉。

4. ACDE　解析：内脏痛的特点有：对机械牵拉、缺血、痉挛和炎症敏感；痛产生的速度慢；对痛的定位不精确；对痛刺激的分辨力差；有牵涉痛；伴有情绪反应。

5. ACD　解析：交感神经兴奋可使腹腔内脏血管收缩、支气管平滑肌舒张、胃肠运动减弱、膀胱逼尿肌舒张、瞳孔括约肌舒张。

6. ABCD　解析：在脊髓与高位中枢离断后，发生脊休克，脊髓的反射功能暂时会消失，之后会恢复，故牵张反射的消失是暂时的。

三、填空题

1. 功能性作用　营养性作用

2. 生理完整性　绝缘性　双向性　相对不疲劳性

3. 兴奋性突触后电位　抑制性突触后电位

4. 局部去极化　超极化

5. 单向传递　中枢延搁(突触延搁)　总和　兴奋节律的改变　对内环境变化敏感　易疲劳

6. 突触后抑制　突触前抑制

7. 传入侧支性抑制　返回性抑制

8. 特异投射系统　非特异投射系统

9. 中央后回　中央前回

10. 枕叶距状裂的上下缘　颞横回　颞上回

11. 快痛　慢痛

12. 腱反射　肌紧张

13. 易化区　抑制区

14. 维持身体平衡　调节肌紧张　协调随意运动

15. 帕金森病　舞蹈病

四、名词解释

1. 牵张反射：是指骨骼肌受到外力牵拉时引起受牵拉的同一肌肉收缩的反射活动，包括腱反射和肌紧张两种类型。

2. 脊休克：指人和动物在脊髓与高位中枢之间离断后反射活动能力暂时丧失而进入无反应状态的现象。

3. 牵涉痛：某些内脏疾病往往引起远隔的体表部位感觉疼痛或感觉过敏的现象。

4. 肌紧张：指缓慢持续牵拉肌腱时发生的牵张反射，其表现为受牵拉的肌肉发生紧张性收缩，阻止被拉长。肌紧张是维持躯体姿势最基本的反射活动，是姿势反射的基础。

5. 兴奋性突触后电位：突触后膜在兴奋性递质作用下发生去极化，使该突触后神经元的兴奋性升高，这种电位变化称为兴奋性突触后电位。

6. 抑制性突触后电位：突触后膜在抑制性递质作用下发生超极化，使该突触后神经元的兴奋性下降，这种电位变化称为抑制性突触后电位。

7. 去大脑僵直：在中脑上、下丘之间切断脑干后，动物出现抗重力肌（伸肌）的肌紧张亢进，表现为四肢伸直，坚硬如柱，头尾昂起，脊柱挺硬，这一现象称为去大脑僵直。

8. 传入侧支性抑制：传入纤维进入中枢后，一方面通过突触联系兴奋某一中枢神经元；另一方面通过侧支兴奋抑制性中间神经元，再通过后者的活动抑制另一中枢神经元。这种抑制称为传入侧支性抑制。

五、问答题

1. 神经纤维传导兴奋的特征有哪些？

答：①完整性，包括结构完整和功能完整。②绝缘性：一根神经干内的多条神经纤维传导的兴奋互不干扰。③双向性：人为刺激神经引起的动作电位可沿神经纤维向两端传播。④相对不疲劳性：连续刺激神经数小时，神经纤维仍能产生兴奋并传导兴奋。

2. 试述兴奋在中枢传递的特征。

答：①单向传递（化学性突触兴奋从突触前末梢传向突触后神经元）；②中枢延搁（兴奋通过反射中枢较慢，一个突触需 0.3～0.5ms）；③兴奋的总和（包括时间总和与空间总和）；④兴奋节律变化（反射弧传入神经和传出神经兴奋节律不同）；⑤后发放（效应器通过环式联系不断向反射中枢反馈传入冲动）；⑥对内环境变化敏感和容易疲劳。

3. 试述兴奋性突触后电位（EPSP）和抑制性突触后电位（IPSP）产生的过程及其生理意义。

答：当突触前神经元动作电位传至末梢时，突触前膜释放兴奋性递质，作用于突触后膜的相应受体，化学门控通道开放，Na^+、K^+通透性增大，且 Na^+ 内流大于 K^+ 外流，导致细胞膜的局部去极化，这种电位变化称兴奋性突触后电位（EPSP），其意义是使该突触后神经元兴奋性升高。

当突触前膜释放抑制性递质，作用于突触后膜的相应受体，使突触后膜化学门控 Cl^- 通道开放，Cl^- 内流使突触后膜局部超极化，这种电位变化称抑制性突触后电位（IPSP），其意义是使突触后神经元兴奋性降低。

4. 突触后抑制与突触前抑制的发生机制有何不同？

答：突触后抑制由抑制性中间神经元释放抑制性递质，使突触后神经元产生抑制性突触后电位（IPSP），从而使突触后神经元兴奋性下降而抑制，是超极化抑制。

突触前抑制是突触前神经元 A 在动作电位传导来之前，另一个神经元 B 与突触前神经元 A 形成的突触释放的递质先使神经元 A 发生去极化，在此基础上，神经元 A 传来的动作电位幅度减小，释放的兴奋性递质减少，使突触后运动神经元去极化幅度减小，导致抑制，是去极化抑制。

5. 丘脑特异和非特异投射系统各有何特点和功能？

答：丘脑特异投射系统由丘脑第一、二类细胞群换元后，点对点地投射到大脑皮层特定区域，引起特定感觉，激发大脑皮层发出传出冲动。丘脑非特异投射系统由丘脑第三类细胞群换元后弥散性投射到大脑皮层广泛区域，维持和改变大脑皮层的兴奋状态。

（王　磊）

第十一章　内分泌

第一节　内分泌与激素

【教学目标】

熟悉　激素的概念、作用方式、分类和作用机制，激素作用的一般特性。

【知识要点】

一、内分泌系统

内分泌系统（endocrine system）是由内分泌腺（如垂体、甲状腺、甲状旁腺、胰岛、肾上腺、性腺等）和分散于器官组织（下丘脑、胃肠、心、血管、肺、肾、胎盘）中的内分泌细胞组成的一个重要的信息传递系统。内分泌与神经系统共同调节机体各种功能活动，维持内环境稳态。内分泌系统主要从新陈代谢、生长发育、生殖和应激反应等方面发挥基础性调节作用。

二、激素的概念和作用方式

（一）激素的概念

激素（hormone）是内分泌腺或内分泌细胞所分泌的高效能生物活性物质，是在细胞之间传递信息的化学媒介。

（二）激素作用方式

激素作用方式有远距分泌（经血液循环运送至远距离的靶细胞发挥作用）、旁分泌（通过组织液扩散至邻近细胞发挥作用）、自分泌（分泌的激素又返回作用于该内分泌细胞本身）和神经分泌（神经细胞分泌的激素运送至末梢释放）等。

三、激素作用的一般特征

激素作用的一般特征有特异作用、信使作用、高效作用、相互作用。

四、激素的作用机制

第二信使学说；基因表达学说。第二信使学说：含氮激素与膜受体结合后，活化的受体与 G 蛋白的 α 亚基结合，进而激活或抑制效应器酶，使第二信使（cAMP、cGMP、IP3、DG 和 Ca^{2+} 等）生成增多或减少，进而激活或抑制 PKA、PKC 或 PKG 等蛋白激酶发挥作用。基因表达学说：类固醇激素和甲状腺素发挥效应的方式是与胞浆受体或核受体结合，调控 DNA 的转录或基因表达。

五、下丘脑-腺垂体-靶腺轴及其反馈的调节

下丘脑-腺垂体-靶腺轴在甲状腺、肾上腺皮质和性腺活动的调节中起重要作用，即构成三级水平的功能调节。通常，上位内分泌腺分泌的激素对下位内分泌腺活动起促进作用；下位内分泌腺分泌的激素对上位内分泌腺的活动有反馈调节作用，多数通过负反馈效应，维持血液中各种激素水平的相对稳定。

第二节　下丘脑-垂体及松果体内分泌

【教学目标】

掌握　下丘脑、腺垂体的生理作用与分泌调节。

【知识要点】

一、下丘脑与腺垂体的功能联系

垂体门脉系统(hypophyseal portal system)是指由下丘脑到腺垂体的特殊血管系统。该系统的作用是将下丘脑促垂体区神经细胞轴突末梢所释放的调节性多肽经血流运至腺垂体，调节腺垂体中各激素的分泌。

二、下丘脑调节肽

(一)概念

由下丘脑促垂体区小细胞神经元分泌，能调节腺垂体活动的肽类物质，统称为下丘脑调节肽(hypothalamic regulatory peptides，HRP)。

(二)下丘脑调节肽的种类和作用(表 11-1)

表 11-1　下丘脑调节肽的种类和作用

名　称	缩写	主要作用
促甲状腺激素释放激素	TRH	促进 TSH 及 PRL 的分泌
促性腺激素释放激素	GnRH	促进 LH 和 FSH 的分泌
生长激素抑制激素(生长抑素)	GHIH(SS)	抑制 GH 以及 LH、FSH、TSH、PRL、ACTH 的分泌
生长激素释放激素	GHRH	促进 GH 的分泌
促肾上腺皮质激素释放激素	CRH	促进 ACTH 的分泌
催乳素释放肽	PRF	促进 PRL 的分泌
催乳素抑制因子	PIF	抑制 PRL 的分泌

三、腺垂体激素

(一)生长激素的生理作用

1. 促进生长

幼年期生长激素(growth hormone，GH)分泌不足，患儿生长停滞，身材矮小，为侏儒

症；幼年期 GH 分泌过多患巨人症。成年人 GH 分泌过多可患肢端肥大症。GH 的促生长作用在于促进骨、软骨、肌肉等组织细胞的分裂增殖和蛋白质合成。

2.调节代谢

GH 促进蛋白质合成、脂肪分解，可抑制葡萄糖氧化，导致血糖升高。

3.GH 的分泌调节

(1)下丘脑调节：GH 的分泌释放受下丘脑 GHRH 与 GHIH(SS)的双重调节，分别表现为促进和抑制作用。在整体条件下 GHRH 作用占优势，对 GH 的分泌起经常性的调节作用；而 GHIH(SS)主要在应激等刺激引起 GH 分泌过多时才对分泌起抑制作用。

(2)反馈调节：血中 GH 含量降低可引起下丘脑内 GHRH 的含量减少，GH 分泌及 GH 脉冲性释放均被抑制。GH 与生长介素(IGF-1)能反馈抑制下丘脑和腺垂体发挥负反馈调节作用。IGF-1 可直接抑制 GH 的基础分泌和 GHRH 刺激引起的分泌，也能通过刺激 GHIH(SS)释放，抑制垂体分泌 GH。

(二)催乳素的生理作用

1.对乳腺的作用

催乳素(prolactin, PRL)可促进乳腺发育，发动并维持乳腺泌乳。青春期乳腺发育中，雌激素、孕激素、生长激素、糖皮质激素、甲状腺激素及催乳素均起重要作用。妊娠期，催乳素与雌激素及孕激素共同促进乳腺进一步发育，但因血中高水平雌激素和孕激素抑制了催乳素的泌乳作用。分娩后，随着雌激素和孕激素水平的降低，催乳素发动并维持泌乳。

2.对性腺的作用

催乳素对性腺的作用比较复杂。在女性卵泡发育成熟过程中，催乳素刺激颗粒细胞促黄体生成素(LH)受体的形成，有助于 LH 发挥促进排卵和黄体生成的作用，促进雌激素与孕激素的合成分泌。但大剂量催乳素对 GnRH 的分泌有负反馈抑制作用，腺垂体促卵泡生成素(FSH)和 LH 分泌减少可出现无排卵及雌激素水平减退的情况。

3.参与应激反应

在应激状态下，血中催乳素常与促肾上腺皮质激素和生长激素浓度的升高同时出现，是应激反应中腺垂体分泌的三种主要激素之一。

4.对免疫的调节作用

催乳素可协同一些细胞因子共同促进淋巴细胞增殖，直接或间接促进 B 淋巴细胞增加抗体产量。

5.催乳素分泌的调节

催乳素分泌分别受下丘脑 PRF 与 PIF 的促进和抑制作用双重调控。血中催乳素水平升高易经下丘脑多巴胺能神经元的分泌抑制下丘脑 GnRH 和腺垂体催乳素的分泌。

四、神经垂体激素

(一)血管升压素

血管升压素(vasopressin, VP)又称为抗利尿激素(antidiuretic hormone, ADH)。血管升压素经 cAMP 介导使水孔蛋白插入肾小管上皮细胞的顶端膜，形成水通道，可促进肾远端小管和集合管对水的重吸收，发挥抗利尿作用。在机体脱水和失血等情况下，血管升压素释放量明显增加，能发挥其升高和维持血压以及保持体液的作用。

(二)催产素

催产素(oxytocin, OXT)的主要生理作用是在分娩时刺激子宫收缩和在哺乳期促进乳汁排放。

第三节　甲状腺内分泌

【教学目标】

掌握　甲状腺激素的生理作用与分泌调节。

【知识要点】

一、甲状腺激素(thyroid hormone, TH)合成的基本步骤

(一)甲状腺腺泡的聚碘

经肠道吸收后，I^-进入血浆，由于碘泵的作用，甲状腺内I^-浓度比血浆高25～50倍。所以甲状腺上皮细胞的聚碘过程是通过主动转运实现的。甲状腺功能亢进(甲亢)时，甲状腺摄碘和浓缩碘的能力增强。

(二)碘活化与酪氨酸的碘化

摄入的I^-，在甲状腺细胞顶端微绒毛与腺泡腔交界处，由过氧化酶催化而活化。

(三)碘化酪氨酸缩合

已活化的碘，在过氧化酶的催化下，与甲状腺球蛋白分子上的酪氨酸残基结合，生成一碘酪氨酸(MIT)与二碘酪氨酸(DIT)，这一过程称为碘化；然后，一个分子MIT与一个分子DIT耦联生成三碘甲腺原氨酸(T_3)，两个分子DIT耦联生成甲状腺素(T_4)。

二、甲状腺激素的生物学作用

(一)促进生长发育

甲状腺激素具有促进组织细胞分化、生长与发育成熟的作用。出生4个月内的婴儿，若甲状腺功能低下，则会导致智力迟钝，长骨生长停滞，体矮，上下身长度不成比例，称为呆小病(克汀病)。

(二)调节新陈代谢

1.产热效应

甲状腺激素提高机体绝大多数组织的耗氧量和产热量，以心、肝、肾和骨骼肌最为明显，使基础代谢率提高。甲亢患者机体产热量增加，基础代谢率提高，使体温偏高，怕冷，易出汗。由于基础代谢率增高，患者体内脂肪和蛋白质分解都增加，身体消瘦，体重降低。

2.对物质代谢的影响

(1)糖代谢：促进糖的吸收与糖原分解和糖异生，还能促进外周组织对糖的利用。

(2)脂肪代谢：能促进脂肪的分解，同时也能促进合成，但总体而言是分解大于合成。

(3)蛋白质代谢：生理剂量可促进蛋白质合成，大剂量则促进蛋白质分解。

(三)对神经系统的作用

提高中枢神经系统及交感神经兴奋性，故甲亢患者表现为易激动、烦躁不安、多言等症状。

(四)对心血管系统的作用

甲状腺激素能使心率增快,心收缩力增强,心输出量增加。甲状腺激素还可直接或间接引起血管平滑肌舒张,外周阻力降低,因此甲亢患者脉压差常增大。

三、甲状腺分泌的调节

甲状腺激素的合成和分泌主要受下丘脑-腺垂体-甲状腺轴调节。

(一)下丘脑-腺垂体-甲状腺轴的作用

1. 下丘脑对腺垂体的调节

下丘脑分泌的 TRH 对腺垂体经常起调节作用,可促进腺垂体合成和释放促甲状腺激素(TSH);而下丘脑分泌的生长抑素则抑制 TSH 的合成和释放。

2. 腺垂体对甲状腺的调节

TSH 是促进 T_3、T_4 合成、分泌最主要的激素,作用于下列环节影响甲状腺激素的合成:促进碘泵活动,增加碘的摄取;促进碘的活化;促进酪氨酸碘化;促进甲状腺球蛋白水解和 T_4 释放;增加甲状腺增殖。

3. 甲状腺激素的负反馈调节

腺垂体对血中 T_3、T_4 浓度变化十分敏感,血中 T_3、T_4 浓度升高,可引起 TSH 合成、分泌减少。

(二)甲状腺自身调节

摄入碘量高抑制甲状腺激素释放,摄入碘量少则代偿性甲状腺激素释放增多,长期缺碘可发生地方性甲状腺肿。

(三)神经系统的调节

交感神经促进 T_3、T_4 合成、释放,副交感神经抑制 T_3、T_4 合成、释放。

第四节 甲状旁腺、维生素 D 与甲状腺 C 细胞内分泌

【教学目标】

熟悉 甲状旁腺激素的概念。

了解 降钙素和维生素 D_3 对钙磷代谢的调节作用。

【知识要点】

一、甲状旁腺激素

(一)甲状旁腺激素的生物学作用

甲状旁腺激素(parathyroid hormone, PTH)的主要作用是维持血钙浓度稳定于正常水平,作用的靶器官主要是骨骼和肾。在肾,PTH 促进远曲小管对 Ca^{2+} 的重吸收,使尿钙减少,血钙升高;抑制近曲小管对磷酸盐的重吸收,使尿磷增加,血磷降低。甲状旁腺激素还通过激活肾内 1α-羟化酶,催化 25-OH-D_3 转变为高活性的钙三醇,进而间接促进小肠黏膜上皮细胞吸收钙和磷。在骨骼,PTH 能促进骨钙重吸收,将钙释放于血液,同时抑制新骨的生成。

(二)甲状旁腺激素的分泌调节

血钙水平是调节甲状旁腺分泌的最主要因素。血钙浓度仅轻微下降即迅速引起甲状旁腺激素分泌增加,从而使血钙水平迅速回升。血磷浓度升高可使血钙降低,从而刺激甲状旁腺激素分泌。

二、降钙素

降钙素(calcitonin, CT)由甲状腺 C 细胞分泌,其基本作用是降低血钙和血磷。降钙素抑制破骨细胞活动,使溶骨过程减弱,成骨过程增强,骨组织中钙、磷沉积增加,而血中钙、磷水平降低。降钙素还能减少肾小管对钙、磷、钠及氯等离子的重吸收,因此可增加这些离子在尿中的排出量。降钙素的分泌受血钙水平的调节,血钙浓度增加,降钙素分泌增多。

第五节　胰岛内分泌

【教学目标】

熟悉　胰岛素的生物学作用。

【知识要点】

一、胰岛素的生物学作用

(一)对糖代谢的影响

胰岛素(insulin)通过增加血糖的去路与减少血糖的来源,降低血糖。胰岛素能促进全身组织,特别是肝、肌肉和脂肪组织摄取与利用葡萄糖,促进肝糖原和肌糖原合成,抑制糖异生,促进葡萄糖转变为脂肪酸,并储存于脂肪组织中,从而降低血糖水平。

(二)对脂肪代谢的影响

胰岛素促进肝合成脂肪酸,并转运到脂肪细胞储存;促进葡萄糖进入脂肪细胞,合成甘油三酯和脂肪酸;还可抑制脂肪酶的活性,减少脂肪分解。

(三)对蛋白质代谢的影响

胰岛素使氨基酸跨膜转运进入细胞的过程加速;加速 DNA 复制和转录过程以及核糖体的翻译过程,促进蛋白质合成;抑制蛋白质分解和肝糖异生。

二、胰岛素的分泌调节

(一)血糖与氨基酸水平对胰岛素分泌的调节

当血糖水平升高时,胰岛素分泌增加,使血糖水平降低;当血糖水平低于正常时,胰岛素分泌减少。氨基酸刺激胰岛素分泌,以精氨酸和赖氨酸的作用最强。氨基酸和血糖对刺激胰岛素分泌有协同作用。

(二)激素对胰岛素分泌的调节

胃肠激素中的抑胃肽、促胃液素、促胰液素和缩胆囊素均有促进胰岛素分泌的作用,尤其是抑胃肽。小肠吸收的葡萄糖、氨基酸、脂肪酸及盐酸等能刺激抑胃肽释放,促进胰岛素分泌。胃肠激素与胰岛素分泌之间的关系形成肠-胰岛轴(entero-insular axis),该轴活动还受到支配胰岛的副交感神经的调节。此外，生长激素、皮质醇及甲状腺激素通过升高血糖间接刺激胰岛素分泌。胰高血糖素和生长抑素分别通过旁分泌作用刺激和抑制胰岛素分泌。胰高血糖素引起的血糖升高可进一步引起胰岛素释放。

(三)神经调节

迷走神经通过 M 受体直接刺激胰岛素分泌，也可通过 α 受体刺激胃肠道激素的释放，间接促进胰岛素分泌。交感神经通过 α 受体抑制胰岛素分泌。

第六节　肾上腺内分泌

【教学目标】

掌握　肾上腺皮质激素的生理作用与分泌调节。

【知识要点】

一、肾上腺皮质分泌的激素

肾上腺皮质分泌的激素包括盐皮质激素(mineralocorticoid, MC)、糖皮质激素(glucocorticoid, GC)和性激素。

(一)糖皮质激素(GC)的生物学作用

1.对物质代谢的影响

(1)糖代谢：糖皮质激素可增强肝内与糖异生有关的酶的活性，促进糖异生。还可降低肌肉和脂肪等组织对胰岛素的反应性，使葡萄糖的利用减少，血糖升高。

(2)蛋白质代谢：糖皮质激素对肝内和肝外组织细胞的蛋白质代谢影响不同。糖皮质激素能抑制肝外组织细胞内的蛋白质合成，加速其分解，减少氨基酸转入肌肉等肝外组织，为肝糖异生提供原料；相反，却能促进肝外组织产生的氨基酸转运入肝和肝细胞内蛋白质的合成，肝内蛋白质增加，血浆蛋白也相应增加。因此，当糖皮质激素分泌过多时，可出现消瘦、骨质疏松、皮肤变薄等体征。

(3)脂肪代谢：糖皮质激素可促进脂肪分解，增强脂肪酸在肝内的氧化过程，有利于糖异生作用。糖皮质激素过多时，会引起体内脂肪重新分布，出现圆面、厚背、躯干发胖而四肢消瘦的向心性肥胖。

(4)对水盐代谢的影响：糖皮质激素可降低肾小球入球小动脉的阻力，增加肾血浆流量，使肾小球滤过率增加，有利于水排出。糖皮质激素还有较弱的保钠排钾的作用。

2.对组织器官活动的影响

(1)对血液系统的影响：使红细胞、血小板和中性粒细胞增多，而使淋巴细胞和嗜酸性粒细胞减少。

(2)对循环系统的影响：糖皮质激素通过允许作用协同儿茶酚胺缩血管效应。糖皮质激素可降低毛细血管壁通透性，减少血浆滤过，有利于维持血容量。

(3)对胃肠道的影响：促进胃酸、胃蛋白酶分泌。在作为药物使用时，糖皮质激素可诱发或加剧溃疡病。

3. 在应激中的作用

机体在有害性刺激作用下，下丘脑-腺垂体-肾上腺皮质轴的活动增强，垂体释放促肾上腺皮质激素增加，血中糖皮质激素增多，产生应激(stress)反应，提高机体对应激刺激的耐受和生存能力。此外，交感神经系统的活动也增强，还有许多其他激素(如儿茶酚胺、催乳素、生长激素、血管升压素等)也参与应激反应。

(二)糖皮质激素的分泌调节

1. 下丘脑-腺垂体系统的作用

腺垂体分泌的促肾上腺皮质激素(ACTH)是调节糖皮质激素合成和释放最重要的因素。ACTH 的分泌受 CRH 控制，下丘脑室旁核及促垂体区的 CRH 神经元可合成和释放 CRH，CRH 通过垂体门脉系统作用于腺垂体 ACTH 细胞，ACTH 分泌的增多刺激糖皮质激素的合成与释放。

2. 血中糖皮质激素的负反馈调节

当血中糖皮质激素浓度升高时，可经长反馈抑制下丘脑 CRH 神经元和腺垂体 ACTH 细胞的活动，使 CRH 和 ACTH 释放都减少。腺垂体分泌的 ACTH 经短反馈抑制 CRH 神经元的活动。糖皮质激素对 CRH 和 ACTH 分泌的负反馈调节作用，是通过抑制下丘脑 CRH 及腺垂体 ACTH 的合成和降低腺垂体 ACTH 细胞对 CRH 的反应性等方式实现的。

(三)盐皮质激素(MC)的生物学作用

在盐皮质激素中，醛固酮的生物活性最强。

1. 水盐代谢的影响

醛固酮的主要作用是促进肾远曲小管和集合管上皮细胞重吸收 Na^+ 和排泄 K^+，在重吸收 Na^+ 的同时也等渗性地重吸收水，维持细胞外液量及循环血量的相对稳定。

2. 增强血管对儿茶酚胺的敏感性

MC 比 GC 这方面的作用更强。

(四)盐皮质激素的分泌调节

1. 肾素-血管紧张素系统

肾上腺皮质球状带细胞分泌醛固酮直接受血管紧张素Ⅱ和Ⅲ的调节，以血管紧张素Ⅱ的调节为主。血管紧张素通过促进球状带细胞的生长、提高醛固酮合酶的活性，促进醛固酮的合成和分泌。

2. 血 K^+ 和血 Na^+ 的调节

血 K^+ 水平升高和血 Na^+ 水平降低均能刺激醛固酮分泌，但球状带细胞对血 K^+ 水平的改变更为敏感。

3. 应激性调节

在生理情况下，ACTH 对醛固酮的分泌无明显影响；但在发生应激反应时，ACTH 可促进醛固酮分泌。

二、肾上腺髓质激素

肾上腺髓质嗜铬细胞在功能上相当于无轴突的交感神经节后神经元，分泌的激素主要为肾上腺素(AD)和去甲肾上腺素(NE)，还有少量的多巴胺。

(一)生物作用

有关肾上腺素和去甲肾上腺素对各组织器官的作用已在相关章节述及，在此主要讨论它们对物质代谢的影响和在应急反应中的作用。

1. 调节物质代谢

肾上腺素和去甲肾上腺素与不同肾上腺素能受体结合后，对肌糖原的分解、脂肪的分解、糖异生等新陈代谢会产生不同的影响。

2. 参与应急反应

在生理状态下，血中儿茶酚胺浓度很低，几乎不参与机体代谢及功能的调节。但当机体遇到紧急情况，如恐惧、愤怒、焦虑、搏斗、运动、低血糖、低血压、寒冷等时，使支配肾上腺髓质嗜铬细胞的交感神经兴奋，肾上腺髓质激素分泌水平急剧升高（可达基础水平的1000倍），引起中枢神经系统兴奋性增强，尽最大可能动员机体许多器官的潜能，提高应付能力。这种在紧急情况下发生的交感-肾上腺髓质系统适应性反应，称为应急反应（emergency reaction）。

（二）肾上腺髓质激素分泌的调节

交感神经兴奋时，促使肾上腺髓质激素的分泌增加，同时也提高靶细胞中儿茶酚胺合成酶系的活性，促进儿茶酚胺的合成；腺垂体分泌的ACTH可直接或间接（通过引起GC分泌）提高嗜铬细胞内催化儿茶酚胺有关合成酶的活性，促进儿茶酚胺的合成及分泌量；此外，当肾上腺髓质嗜铬细胞中肾上腺素和去甲肾上腺素含量达到一定水平时，可负反馈调节抑制儿茶酚胺的进一步合成，反之则促进儿茶酚胺的合成，从而保持激素合成的稳态。

【同步综合练习】

一、是非判断题（正确填A，错误填B）

1. 甲状腺激素既可促进骨的生长，又可促进脑的发育。（　　）
2. 随着食物中含碘量的增加，甲状腺激素合成也增多，最终可引起甲亢。（　　）
3. 血钙浓度降低，甲状旁腺激素分泌增多，降钙素分泌减少。（　　）
4. 血液中糖皮质激素浓度升高，可抑制垂体产生ACTH。（　　）
5. 长期大量应用糖皮质激素可引起肾上腺皮质增生。（　　）
6. 生长激素分泌在异相睡眠期明显增加。（　　）
7. 胰高血糖素可使胰岛素分泌增加，胰岛素也可使胰高血糖素分泌增加。（　　）
8. 糖尿病患者容易发生酮中毒，这是大量脂肪酸在体内氧化分解产生大量酮体所致。（　　）
9. 食物中缺碘时，甲状腺将发生萎缩。（　　）
10. 临床上应用皮质醇治疗多种疾病的依据是其具有抗炎、抗毒、抗过敏和抗休克等药理作用。（　　）
11. 调节胰岛素分泌的最重要因素是胃肠激素。（　　）
12. 切除肾上腺后，动物死亡的原因是缺乏糖皮质激素。（　　）
13. 生长素可促进长骨的生长，也是促进脑生长发育的最重要激素。（　　）
14. 神经垂体激素的合成部位是下丘脑而不是神经垂体本身。（　　）
15. 下丘脑与神经垂体之间借垂体门脉系统沟通联系。（　　）

二、选择题

(一)A 型选择题(单项选择题)。每题有 A、B、C、D、E 五个备选答案,请从中选出一个最佳答案

1. 下列关于内分泌系统的最佳描述是　(　)
A. 与神经系统均是体内重要的调节系统
B. 由内分泌腺体及全身内分泌细胞组成的信息传递系统
C. 无导管,分泌物直接进入血液的腺体
D. 分泌物通过体液传递信息的系统
E. 特别在新陈代谢、生长、生殖和发育的调节和内环境稳态的维持上起重要作用。

2. 下列关于类固醇激素作用机制的描述,错误的是　(　)
A. 启动 DNA 转录,促进 mRNA 形成　B. 诱导新蛋白质生成
C. 直接作用于细胞膜受体　D. 减少新蛋白质的生成
E. 分子小、具脂溶性

3. 生长介素的作用是　(　)
A. 反馈抑制生长素分泌　B. 刺激生长素分泌　C. 促进脑发育
D. 促进软骨生长　E. 促进脂肪的合成

4. 血管升压素的主要生理作用是　(　)
A. 降低肾集合管对水的通透性　B. 使血管收缩,维持血压
C. 促进肾对钠的重吸收　D. 增加肾集合管对水的通透性
E. 有微弱的催产和泌乳作用

5. 血中激素浓度极低,但生理作用却非常明显,这是因为　(　)
A. 激素的半衰期非常长　B. 激素的特异性很高
C. 激素分泌的持续时间非常长　D. 细胞内存在高效能的生物放大系统
E. 激素的信使作用

6. 地方性甲状腺肿的主要发病原因是　(　)
A. 食物中缺碘　B. 食物中缺乏酪氨酸
C. 三碘甲腺原氨酸过多　D. 促甲状腺素过少
E. 促甲状腺素释放激素过少

7. 调节胰岛素分泌最重要的因素是　(　)
A. 肾上腺素　B. 自主神经　C. 血糖浓度
D. 血中游离脂肪酸　E. 去甲肾上腺素

8. 下丘脑与腺垂体的功能联系是　(　)
A. 视上核-垂体束　B. 垂体门脉系统
C. 室旁核-垂体束　D. 交感神经
E. 迷走神经

9. 下列哪项不是糖皮质激素的作用　(　)
A. 促进蛋白质合成　B. 提高机体对伤害性刺激的适应能力
C. 使淋巴细胞数减少　D. 抑制外周组织对糖的利用
E. 可促进脂肪分解

10. 影响人体神经系统发育最重要的激素是 （　　）

A. 雌激素和睾酮　　B. 促甲状腺激素　　C. 甲状腺激素

D. 生长激素　　E. 糖皮质激素

（二）B 型题（配伍选择题）。每组题共用一组备选答案，每题只有一个正确答案，备选答案可重复选用

（1～3 题共用备选答案）

A. GHRH　　B. GHIH　　C. TRH

D. CRH　　E. GnRH

1. 能促进甲状腺激素释放的激素是 （　　）
2. 能抑制生长激素释放的激素是 （　　）
3. 能促进生长激素释放的激素是 （　　）

（4～5 题共用备选答案）

A. 甲状旁腺激素　　B. 心房钠尿肽　　C. 血管升压素

D. 降钙素　　E. 钙三醇

4. 促进小肠上皮细胞吸收 Ca^{2+} 的激素是 （　　）
5. 促进肾小管上皮细胞重吸收水的激素是 （　　）

（6～7 题共用备选答案）

A. 皮质酮　　B. 皮质醇　　C. 醛固酮

D. 脱氢表雄酮　　E. 去氧皮质酮

6. 对水盐代谢调节作用显著的激素是 （　　）
7. 对糖代谢调节作用显著的激素是 （　　）

（8～11 题共用备选答案）

A. 黏液性水肿　　B. 侏儒症　　C. 呆小症

D. 巨人症　　E. 肢端肥大症

8. 先天性垂体功能减退可引起 （　　）
9. 先天性甲状腺发育障碍可引起 （　　）
10. 成年人垂体功能亢进可引起 （　　）
11. 成年人甲状腺功能低下可引起 （　　）

（12～13 题共用备选答案）

A. 血管平滑肌对儿茶酚胺的反应降低　　B. 体内水潴留

C. ACTH 降低　　D. 血脂降低

E. 血糖水平升高

12. 肾上腺切除的动物 （　　）
13. 用药物破坏动物胰岛 B 细胞后 （　　）

(三)X 型选择题(多项选择题)。每题有 A、B、C、D、E 五个备选答案,请从中选出两个或两个以上正确答案

1. 在下列器官或组织中,能产生激素的有　(　　)

A. 性腺　B. 胃肠道　C. 下丘脑

D. 肾脏　E. 腺垂体

2. 甲状腺功能减退时可能出现　(　　)

A. 血液胆固醇水平增高,且可导致动脉粥样硬化

B. 在婴儿时甲状腺功能减退,若不及时补充甲状腺激素可出现呆小症

C. 黏液性水肿

D. 性功能增强

E. 感觉迟钝,行动迟缓,记忆力减退

3. 引起血糖升高的激素有　(　　)

A. 糖皮质激素　B. 胰岛素　C. 肾上腺素

D. 盐皮质激素　E. 生长激素

4. 腺垂体分泌的激素有　(　　)

A. 血管升压素　B. 促卵泡激素　C. 催乳素

D. 催产素　E. 生长素释放激素

5. 肾上腺素的生理作用是　(　　)

A. 使心跳加快,心肌收缩力增强,心输出量增加

B. 大剂量时引起血压下降,小剂量时引起全部血管收缩,血压升高

C. 使皮肤与肾脏的小动脉收缩,骨骼肌的小动脉与冠状动脉舒张

D. 可加速肝糖原分解

E. 使支气管平滑肌收缩

6. 降钙素的生理作用有　(　　)

A. 使破骨细胞增殖,活动加强　B. 使成骨细胞增殖,活动加强

C. 抑制肾小管对钙的重吸收　D. 抑制溶骨作用,成骨细胞活动增强

E. 抑制血钙和血磷

三、填空题

1. 下丘脑基底部的促垂体区神经元分泌神经肽,经过________运送到________,调节其活动。

2. 催产素的生理作用为____________和____________。

3. 人幼年时期缺乏生长素将患____________;成年后生长素过多则出现____________。

4. 催产素和血管升压素产生于下丘脑________和________的神经元。

5. 生长素释放和分泌受下丘脑____________和____________的双重调节。

6. 生理浓度生长素能________蛋白质的合成,________脂肪的分解,________糖的利用。

7. 呆小症是由于幼年________________缺乏所引起;而侏儒症是由于幼年________缺乏所致。

8. 当体内甲状腺激素含量增高时,心脏活动____________。

9. 促进人体生长的激素有____________、____________、____________和____________。

10. 调节机体钙、磷代谢的激素是________、________和维生素 D。

11. 胰岛素的主要生理功能是________________。

12. 胰高血糖素升高血糖的作用是通过促进____________和____________实现的。

13. 肾上腺皮质分泌三大激素，即____________、____________和____________。

14. 皮质醇以影响____________代谢为主，而醛固酮则以影响________代谢为主。

15. 醛固酮是由肾上腺皮质________细胞所分泌的，其主要作用是____________。

四、名词解释

1. 激素
2. 应激反应
3. 垂体门脉系统
4. 生长素介质
5. 促垂体区
6. 允许作用
7. 第二信使
8. 下丘脑调节肽

五、问答题

1. 简述甲状腺激素的生理作用。
2. 试述糖皮质激素的生理作用。
3. 长期使用糖皮质激素时，为什么不能骤然停药而必须逐渐减量？
4. 调节和影响机体生长发育的激素有哪些？各有何作用？
5. 正常情况下甲状腺激素是如何维持稳定的？

六、病案分析题

患者，女性，21 岁，来自乡村，主述近来常感呼吸不畅，吞咽时颈部有不适感。患者称其所居乡内有些老年妇女患有“粗脖病”。查体发现，患者甲状腺呈均匀性增大，质地较软，无结节。化验结果如下(括号内为正常参考值)：

血总甲状腺素(TT_4)	5.3μg/dl(5～12μg/dl)
血三碘甲腺原氨酸(FT_3)	91.5ng/dl(70～190ng/dl)
血促甲状腺激素(TSH)	5.6μU/ml(0.4～4.2μU/ml)
甲状腺摄碘率	70%/24h(～45%/24h)
基础代谢率(BMR)	−8%(±15%)
尿碘	78μg/d(＞100μg/d)

患者就诊后给予甲状腺片(含甲状腺激素)及碘化钾治疗半年，其后复诊发现甲状腺肿大消失，血促甲状腺激素等化验指标恢复至正常值范围。

问题：

1. 患者罹患的是什么疾病？有何依据？
2. 患者 TSH 增高，但为何 TT_4、FT_3 正常？
3. 为什么应用甲状腺片及碘化钾治疗后，患者的甲状腺肿消失，而 TSH 等化验指标恢复到正常范围？

【参考答案】

一、是非判断题

1. A　解析：甲状腺激素是促进机体正常生长、发育必不可少的激素。它不仅能促进软骨骨化和骨骺闭合刺激骨成熟，还是胎儿和新生儿脑发育的关键激素。在胚胎期，甲状腺激素能促进神经元的增殖和分化以及突起和突触的形成等。

2. B　解析：在正常情况下，甲状腺能根据血碘水平，通过自身调节来改变摄取碘与合成甲状腺激素的能力，血碘开始升高诱导碘活化和甲状腺激素合成，但升高到一定水平反而抑制碘活化，减少甲状腺激素合成，所以食物中碘含量增加，并不会引起甲状腺激素合成增多。

3. A　解析：甲状旁腺激素和降钙素以及钙三醇是调节机体钙、磷与骨代谢稳态的三种基础激素，因此血钙水平可影响三种激素的分泌。血钙浓度降低可促进甲状旁腺激素的分泌，而降钙素分泌反而减少。

4. A　解析：在生理情况下，当血中糖皮质激素浓度增大时，可反馈抑制腺垂体 ACTH 细胞和下丘脑 CRH 神经元的活动，使 ACTH、CRH 的合成和释放减少。

5. B　解析：糖皮质激素对 CRH 和 ACTH 的分泌有负反馈作用。血中糖皮质激素浓度越高，抑制作用越强。长期大量应用糖皮质激素可引起肾上腺皮质萎缩，产生肾上腺皮质功能衰竭的情况。

6. B　解析：人从觉醒状态进入慢波睡眠时，生长激素分泌陡增并延续一定时间，转入异相睡眠后生长激素分泌又减少。

7. B　解析：胰高血糖素分泌增加时引起肝释放大量葡萄糖入血，使血糖增高，引起胰岛素大量分泌；B 细胞分泌的胰岛素则可抑制胰高血糖素的分泌。胰岛素和胰高血糖素是一对作用相反的激素。

8. A　解析：糖尿病患者体内胰岛素分泌不足时，脂肪分解过多，体内产生大量酮体，当肝内酮体生成的量超过肝外组织的利用能力时，血酮体浓度就会过高，导致酮血症和酮尿症。酮体中的乙酰乙酸和 β-羟丁酸都是酸性物质，在血液中积蓄过多时，可使血液变酸而引起酸中毒，称为酮症酸中毒。

9. B　解析：当食物中缺碘时，由于甲状腺激素合成减少，对腺垂体促甲状腺激素分泌的负反馈作用减弱，TSH 分泌增加，从而使甲状腺代偿性增生、肿大，引起地方性甲状腺肿（大脖子病）。

10. A　解析：药理剂量（大剂量）的皮质醇激素具有抗炎、抗毒、抗过敏和抗休克等作用。

11. B　解析：血中葡萄糖水平才是调节胰岛素分泌的最重要因素，但胃肠激素也可调节胰岛素的分泌。

12. B　解析：切除肾上腺引起动物死亡的原因主要有两方面：一是机体水盐损失严重，导致血压降低，终因循环衰竭而死亡，这主要是缺乏盐皮质激素所致；二是糖、蛋白质、脂肪等物质代谢紊乱，对各种有害刺激的抵抗力降低，导致功能活动失常，这是由于缺乏糖皮质激素所致。若及时补充糖皮质激素，动物的生命可以维持。所以切除肾上腺引起动物死亡的主要原因是缺乏醛固酮。

13. B　解析：生长激素可促进全身组织器官生长，尤其是骨骼与肌肉等软组织。生长激素对脑的生长发育没有作用，因此生长激素分泌缺乏引起的侏儒症患者智力是正常的。

14. A　解析：神经垂体不含腺细胞，由下丘脑视上核和室旁核等处合成神经垂体激素，经长轴突运输终止于神经垂体末梢储存，机体需要时释放入血。

15. B　解析：下丘脑与腺垂体之间通过垂体门脉系统沟通联系。下丘脑与神经垂体之间通过下丘脑-垂体束联系。

二、选择题

(一)A 型选择题

1. B　解析：内分泌系统由经典的内分泌腺与能产生激素的功能器官及组织共同构成，是发布信息整合机体功能的调节系统。

2. C　解析：类固醇激素大多直接与胞质或核受体结合产生调节效应。

3. D　解析：生长介素主要促进软骨生长，除可促进钙、磷、钠、钾、硫等多种元素进入软骨组织外，还促进氨基酸进入软骨细胞，增强 DNA、RNA 和蛋白质的合成，促进软骨组织增殖和骨化，长骨加长。

4. D　解析：血管升压素又称为抗利尿激素(ADH)，它可以作用于肾的远曲小管和集合管上皮细胞，增强水的重吸收，使尿液浓缩，产生抗利尿效应。

5. D　解析：激素是高效能的生物活性物质，在生理状态下，激素的血浓度很低，但信号转导环节具有生物放大效应。

6. A　解析：碘是甲状腺激素合成的必需原料。缺碘使甲状腺激素分泌减少，促甲状腺素分泌水平提高，使甲状腺代偿性增生。

7. C　解析：血中葡萄糖水平是调节胰岛素分泌最重要的因素。

8. B　解析：下丘脑与腺垂体之间没有直接的神经结构联系，但存在独特的血管网络，即垂体门脉系统。

9. A　解析：糖皮质激素对肝内和肝外组织细胞的蛋白质代谢影响不同。它能抑制肝外组织细胞蛋白质的合成，相反，却能促进氨基酸转入肝内细胞合成蛋白质。

10. C　解析：甲状腺激素对人体的神经系统发育起着重要作用，它是胎儿和新生儿脑发育的关键激素。

(二)B 型题

1. C　解析：TRH 为促甲状腺激素释放激素，其主要作用为促进 TSH 分泌。而 TSH 能促进甲状腺激素的合成和分泌。

2. B　解析：GHIH 为生长激素抑制激素(生长抑素)，其主要作用就是抑制生长激素的分泌。

3. A　解析：GHRH 为生长激素释放激素，其主要作用就是促进生长激素的分泌。

4. E　解析：机体以维生素 D 为前体合成的具有激素活性的钙三醇可促进小肠黏膜上皮细胞吸收 Ca^{2+}。

5. C　解析：血管升压素又名抗利尿激素，可促进肾小管上皮细胞重吸收水，产生抗利尿效应。

6. C　解析：醛固酮的主要作用是促进肾远曲小管和集合管上皮细胞重吸收 Na^+ 和排泄 K^+，对水盐代谢起到明显的调节作用。

7.B　解析:皮质醇是调节糖代谢的重要激素之一。

8.B　解析:生长激素由下垂体分泌,幼年期垂体功能减退可引起生长激素分泌不足而导致侏儒症。

9.C　解析:甲状腺激素是胎儿和新生儿脑发育的关键激素,先天性甲状腺功能发育障碍可导致甲状腺激素分泌不足,引起呆小症。

10.E　解析:成年后若垂体功能亢进,生长激素分泌过多,由于骨骺已闭合,长骨不再生长,但肢端的短骨等可异常生长,引起肢端肥大症。

11.A　解析:成年人甲状腺功能低下,甲状腺激素分泌缺乏时,蛋白质合成障碍,组织间黏蛋白沉积,可使水滞留于皮下,引起黏液性水肿。

12.A　解析:肾上腺切除的动物由于缺乏盐皮质激素,导致血管对儿茶酚胺的敏感性下降。

13.E　解析:胰岛素由胰岛B细胞分泌,胰岛素具有降低血糖的作用。由于胰岛B细胞受损引起的胰岛素分泌不足,会引起血糖水平升高。

(三)X型选择题

1.ABCDE　解析:性腺、胃肠道、下丘脑、肾和腺垂体均为机体内的内分泌腺和能产生激素的功能器官,它们共同构成了机体的内分泌系统。

2.ABCE　解析:甲状腺激素分泌减少对生殖系统的影响表现为使性腺功能下降。

3.ACE　解析:糖皮质激素、肾上腺素和生长激素都有升高血糖的作用。胰岛素则是降低血糖。

4.BC　解析:血管升压素及催产素是由神经垂体分泌的,生长激素释放激素是由下丘脑分泌的。

5.ACD　解析:肾上腺素与心脏 β_1 受体结合产生正性变时变力作用,使心率加快,心肌收缩力增强,心输出量增多。肾上腺素可引起 α 受体占优势的皮肤、肾和胃肠道血管收缩,而使 β_2 受体占优势的骨骼肌和肝血管舒张。肾上腺素还可加速糖原分解。

6.BCDE　解析:降钙素对骨的作用表现为使成骨细胞活动加强,而不会增强破骨细胞活动。

三、填空题

1.垂体门脉　腺垂体

2.收缩子宫　促使乳腺泌乳

3.侏儒症　肢端肥大症

4.视上核　室旁核

5.生长激素释放激素(GHRH)　生长激素抑制激素(GHIH)

6.促进　促进　加强

7.甲状腺激素　生长素

8.增强

9.甲状腺激素　生长素　胰岛素　性激素

10.甲状旁腺激素　降钙素

11.降低血糖

12.糖原分解　糖异生

13. 糖皮质激素 盐皮质激素 性激素

14. 三大营养物质(糖、脂肪、蛋白质) 水盐

15. 球状带 保钠排钾

四、名词解释

1. 激素:由内分泌细胞产生的具有高效生物活性的有机化合物。

2. 应激反应:各种有害刺激,如缺氧、创伤、感染、中毒、疼痛、饥饿、寒冷、精神紧张、手术、电休克等,常能引起机体下丘脑-腺垂体-肾上腺皮质系统功能活动加强,ACTH、糖皮质激素、催乳素、生长激素分泌增加,产生一系列非特异性的全身反应,可以大大提高机体对这些有害刺激的耐受力,此种反应称为应激反应。

3. 垂体门脉系统:是指由下丘脑到腺垂体的特殊血管系统。该系统的作用是将下丘脑促垂体区神经细胞轴突末梢所释放的调节性多肽经血流运至腺垂体,调节腺垂体中各激素的分泌。

4. 生长素介质:生长素的作用是通过诱导肝细胞产生并存在于血浆的一种具有促生长作用的肽类物质实现的,这类物质称生长素介质。它可加速蛋白质合成,增加胶原组织,促进软骨细胞分裂,加速软骨生长、骨化。

5. 促垂体区:下丘脑基底部的正中隆起、弓状核、视交叉上核、腹内侧核、室周核等区域,其神经元属于神经内分泌细胞,接受中枢神经的控制,并通过分泌调节性多肽,控制腺垂体的分泌,这一区域称为促垂体区。

6. 允许作用:有的激素本身并不直接影响某一生理过程,但它的存在却使另一激素的效应得以实现,称为激素的允许作用。

7. 第二信使:大多数含氮类激素的作用是通过两个信使将信息传至细胞内引发生物效应的。该类激素相对分子质量较大,激素本身不能直接进入靶细胞内,而先与靶细胞膜上的受体结合,使细胞内产生 cAMP,cAMP 作为激素(第一信使)的信使(第二信使),激活蛋白激酶系统引起靶细胞的一系列生物反应。

8. 下丘脑调节肽:指下丘脑促垂体区的肽能神经元分泌的肽类激素,其作用主要是调节腺垂体的分泌活动。

五、问答题

1. 简述甲状腺激素的生理作用。

答:①促进机体新陈代谢,使基础代谢率升高,产热量增加,耗氧量增加;②对物质代谢的作用:促进糖和脂肪氧化分解,促进糖的吸收和外周组织对糖的利用,小剂量促进肝糖原合成,大剂量促进肝糖原分解,小剂量促进蛋白质合成,大剂量促进蛋白质分解;③促进机体生长发育,促进神经系统的发育与分化;④其他:兴奋中枢神经系统,使心率加快、心收缩力增强、心输出量增加等。

2. 试述糖皮质激素的生理作用。

答:①对三大物质代谢:促进蛋白质分解;增加糖异生,减少糖的利用;减少脂肪和肌肉组织对糖的摄取,使血糖升高;促进四肢脂肪组织分解,而增加肩背腹部脂肪合成;②较弱保钠排钾作用,分泌不足出现排水障碍,引起水中毒;③对血细胞的作用:使红细胞、血小板、中性粒细胞增多;使淋巴细胞、嗜酸性粒细胞减少;④对儿茶酚胺类激素有“允许作用”;⑤是参

与应激反应的最重要的激素。

3. 长期使用糖皮质激素时，为什么不能骤然停药而必须逐渐减量？

答：长期使用糖皮质激素时，由于这些激素对腺垂体及下丘脑的强大抑制作用，ACTH的分泌受到抑制，患者肾上腺皮质渐趋萎缩，肾上腺皮质激素分泌不足。如果骤然停药，将引起肾上腺皮质功能不全，引起低血糖、低血钠及血压下降等严重情况。因此，应逐渐减量，使患者的肾上腺皮质能够逐渐恢复正常。

4. 调节和影响机体生长发育的激素有哪些？各有何作用？

答：①生长素：促进骨及全身组织生长，促进蛋白质合成；②甲状腺激素：促进生长发育，特别是对骨骼和神经系统分化很重要，生理剂量促进蛋白质合成；③胰岛素：促进蛋白质合成；④性激素：雌激素与雄激素促进蛋白质合成，促进生殖器官的生长发育与副性征的出现。

5. 正常情况下甲状腺激素是如何维持稳定的？

答：血中甲状腺激素维持稳定取决于下丘脑-腺垂体-甲状腺轴调控系统，腺垂体分泌的促甲状腺激素（TSH）通过加强甲状腺对碘的摄取及 T_3、T_4 合成的全过程，增加甲状腺的合成和分泌。下丘脑促甲状腺激素释放激素（TRH）接受大脑神经元传入信息调控，经垂体门脉系统促进腺垂体 TSH 的合成和释放。然而，当血中甲状腺激素的分泌过多时，甲状腺激素对腺垂体 TSH 分泌起负反馈调节作用，从而使甲状腺激素分泌减少；但当血中甲状腺激素水平降低时，这种负反馈减弱，又增加了甲状腺激素的合成和分泌，这种反馈调节经常持续，从而保持了血中甲状腺激素的稳定。

六、病案分析题

答：1. 患者是饮食中缺碘所致的单纯性甲状腺肿。主要依据是：①患者居住在内陆乡村，食物中碘缺乏，尿碘低；②同村内有些相似的老年患者；③甲状腺弥漫性肿大，质地较软；④血清甲状腺激素水平正常，而促甲状腺激素水平有所升高；⑤甲状腺摄碘率升高；⑥应用甲状腺片及碘化钾治疗后甲状腺肿消失。

2. 因食物中缺碘，甲状腺激素合成不足，导致血中甲状腺激素水平下降，对下丘脑和腺垂体内分泌功能的负反馈抑制作用降低，使 TSH 分泌增加，引起甲状腺增生，代偿性合成分泌甲状腺激素，因此血中甲状腺激素水平正常。

3. 应用甲状腺片及碘化钾治疗后，甲状腺激素合成分泌增加，其负反馈作用使腺垂体 TSH 分泌水平恢复稳态，甲状腺肿消失。

（李维礁）

第十二章　生　殖

第一节　男性生殖功能与调节

【教学目标】

熟悉　睾丸的功能及其调节。

【知识要点】

一、睾丸的功能

睾丸具有产生精子和内分泌两种功能。

(一)睾丸的生精功能

曲细精管是生成精子的部位，其上皮由生精细胞和支持细胞构成。生精是指精原细胞发育成为成熟精子的过程。

(二)睾丸的内分泌功能

睾丸的间质细胞分泌雄激素，支持细胞分泌抑制素。

1. 雄激素

雄激素主要为睾酮，其生理作用为：①促进男性生殖器官的生长发育，刺激男性副性征出现并维持正常状态；②维持生精作用；③促进蛋白质合成，特别是肌肉和生殖器官的蛋白质合成，促进骨骼生长与钙、磷沉积；④直接刺激骨髓，促进红细胞生成。

2. 抑制素

抑制素可抑制腺垂体分泌 FSH；而激活素可促进腺垂体分泌 FSH。

二、睾丸功能的调节

睾丸的生精作用和内分泌功能受下丘脑-腺垂体-睾丸轴的调节，分泌的激素又对下丘脑-腺垂体-睾丸轴进行反馈调节；睾丸对局部调节机制也发挥重要作用。

第二节　女性生殖功能与调节

【教学目标】

熟悉　卵巢的功能及其调节。

【知识要点】

一、卵巢的功能

卵巢具有生卵功能和内分泌功能。

(一)卵巢的生卵功能

1.卵泡的发育过程

卵子的前身是卵原细胞,是在卵泡中生长发育的。

原始卵泡→初级卵泡→次级卵泡→成熟卵泡。

2.排卵与黄体的形成和退缩

成熟卵泡壁发生破裂,卵细胞、透明带与放射冠随同卵泡液冲出卵泡,称为排卵(ovulation)。排卵期一般为月经周期的第14天左右。女性的基础体温在排卵前后出现短暂的降低,而在排卵后升高0.5℃左右,这种排卵后基础体温升高与孕酮有关。

排卵后塌陷卵泡内的颗粒细胞与内膜细胞转变为黄体细胞而形成黄体。若卵子未受精,黄体维持两周后退缩,称为月经黄体;如卵子受精,黄体继续长大,称为妊娠黄体。

女子在生育年龄,卵泡的生长发育、排卵与黄体形成呈周期性变化,每月一次,周而复始,称为卵巢周期(ovarian cycle)。

(二)卵巢的内分泌功能

卵巢能分泌多种激素,主要有雌激素和孕激素,还可以分泌少量雄激素。雌激素由卵泡的内膜细胞、颗粒细胞及黄体细胞分泌。孕激素由黄体细胞分泌。

1.雌激素的生理作用

(1)促进女性生殖器官的生长发育。

(2)促进女性第二性征的出现,并使之维持于成熟状态。

(3)对代谢的作用表现在刺激成骨细胞的活动,抑制破骨细胞的活动,加速骨骼生长,促进骨骺愈合。

(4)促进脂肪组织的合成,促进胆固醇的降解与排泄,促进蛋白质的合成,高浓度的雌激素可引起醛固酮的分泌和促进水钠潴留。

(5)保护心血管和中枢神经系统。

2.孕激素的生理作用

(1)作用于子宫,使子宫内膜出现分泌期改变,为胚泡着床提供适宜的环境;降低子宫平滑肌的兴奋性,有安胎作用;抑制母体对子宫内胚胎的免疫排斥,有利于维持妊娠;可减少子宫颈黏液的分泌量。

(2)促进乳腺腺泡和导管生长发育。

(3)产热作用。

(4)可使血管和消化道的平滑肌松弛。

二、卵巢功能的调节

女性从青春期开始,在卵巢类固醇激素的作用下,子宫内膜发生周期性脱落、出血并经阴道流出的现象,称为月经(menstruation)。这种现象呈周期性变化,称为月经周期(menstrual cycle)。成年女性一个月经周期平均为28天。

(一)分期

根据子宫内膜和卵巢内的变化将月经周期分为增生期、分泌期和月经期。

(二)月经周期的形成机制

主要受下丘脑-腺垂体-卵巢轴的调节。

1. 增生期

月经周期的第 6～14 天,子宫内膜在雌激素的作用下增生,表现为内膜细胞数目增多、体积变大、内膜细胞层增厚、内膜腺体增加(但是腺体无内分泌功能)、内膜中出现大量的螺旋小动脉。雌激素还能促进内膜细胞质膜上孕酮受体的形成,增加子宫平滑肌的兴奋性和收缩性。

2. 分泌期

排卵后子宫内膜在孕酮和雌二醇的协同作用下继续增生。随着孕酮分泌高峰的出现,至排卵后第 6～8 天内膜厚度达到最大以待受精卵的植入。孕酮降低子宫平滑肌的兴奋性和收缩性。

3. 月经期

月经期一般为 4～6 天,平均血量为 50～70ml。由于内膜细胞能产生纤溶酶,因此正常月经血是不会凝固的。

第三节　妊娠与分娩

【教学目标】

熟悉　妊娠的维持及激素调节。

【知识要点】

一、妊娠

妊娠(pregnancy)是指母体内胚胎的形成及胎儿的生长发育过程,包括受精、着床、妊娠的维持、胎儿的生长发育及分娩。

胎盘分泌人绒毛膜促性腺激素、人绒毛膜生长素、雌激素、孕激素等。人绒毛膜促性腺激素(HCG)在受精后第 8～10 天就出现在母体血中,妊娠第 8～10 周分泌达到高峰。测定血或尿中的 HCG 浓度,可作为诊断早期妊娠的最敏感方法之一。

二、分娩

分娩(parturition)是指成熟的胎儿及其附属物从母体子宫娩出体外的过程。人类的孕期为 265 天,一般从末次月经周期第 1 天算起,为 280 天。分娩过程为一种正反馈调节。

第四节　性生理与避孕

【教学目标】

了解　性生理学及避孕的基本知识。

【知识要点】

一、性成熟

性成熟(sexual mature)是指生殖器官的形态、功能已发育成熟以及第二性征的发育成熟,且基本具备正常的生育能力。

二、避孕

避孕(contraception)是指采用一定的方法使妇女暂不受孕。

避孕主要通过控制生殖过程中以下环节来达到不受孕的目的:①抑制精子或卵子的产生;②阻止精子与卵子结合;③使女性生殖道内环境不利于精子获能、生存,或者不适宜受精卵着床和发育。

【同步综合练习】

一、是非判断题(正确填 A,错误填 B)

1. 女性的卵巢可以分泌孕酮和雄激素。(　　)
2. 孕激素可使子宫和输卵管平滑肌活动减弱,有利于着床。(　　)
3. 排卵一般发生在下次月经前的第 12 天。(　　)
4. 睾酮的主要作用之一是刺激男性附性器官的发育。(　　)
5. 雄激素可促进蛋白质的合成,增强骨髓造血功能及促进红细胞生成。(　　)
6. 男性睾丸不仅产生精子,还分泌雄激素。(　　)
7. 孕激素的主要作用是促进女性附性器官的生长发育,激发副性征。(　　)
8. 增生期的子宫内膜增殖、变厚,血管腺体增生,腺体分泌增加。(　　)
9. 女性的基础体温在排卵后升高与黄体生成素有关。(　　)
10. 少女进入青春期的标志是月经初潮。(　　)

二、选择题

(一)A 型选择题(单项选择题)。每题有 A、B、C、D、E 五个备选答案,请从中选出一个最佳答案

1. 血液中哪种激素出现高峰可作为排卵的标志(　　)

A. 雌激素　　B. 孕激素　　C. 黄体生成素
D. 促卵泡激素　　E. 促卵泡激素释放激素

2. 月经周期子宫内膜周期性剥脱的直接原因是(　　)

A. 血中雌激素和孕激素减少　　B. 血中雌激素和孕激素增加

C. 黄体萎缩　　D. 血中促卵泡激素和黄体生成素减少

E. 腺垂体功能减退

3. 妊娠时维持黄体功能的主要激素是 (　　)

A. 雌激素　　B. 孕激素　　C. 促卵泡激素

D. 人绒毛膜促性腺激素　　E. 黄体生成素

4. 下列哪个部位产生精子 (　　)

A. 精囊　　B. 间质细胞　　C. 附睾

D. 曲细精管　　E. 输精管

5. 受精最常见的部位是 (　　)

A. 子宫腔内　　B. 输卵管峡部　　C. 输卵管伞端

D. 输卵管伞　　E. 输卵管壶腹部

6. 排卵时间一般是在月经周期的 (　　)

A. 第 28 天左右　　B. 第 20 天左右　　C. 第 14 天左右

D. 第 10 天左右　　E. 第 7 天左右

7. 胎盘不能分泌的激素是 (　　)

A. 人绒毛膜促性腺激素　　B. 雌激素　　C. 人绒毛膜生长素

D. 孕激素　　E. 黄体生成素

8. 血中哪一种激素出现高峰可作为排卵的标志 (　　)

A. 人绒毛膜促性腺激素　　B. 孕激素　　C. 黄体生成素

D. 人绒毛膜生长素　　E. 雌激素

(二)B 型题(配伍选择题)。每组题共用一组备选答案,每题只有一个正确答案,备选答案可重复选用

(1～3 题共用备选答案)

A. 排卵前期　　B. 月经期　　C. 排卵后期

D. 增生期　　E. 绝经期

1. 黄体期也称为 (　　)

2. 子宫内膜增厚,血管和腺体增多,但是腺体无分泌功能,此时为 (　　)

3. 到 45～50 岁,月经不再出现,进入 (　　)

(4～6 题共用备选答案)

A. 睾酮的作用　　B. 雌激素的作用　　C. 孕激素的作用

D. 卵巢与肾上腺皮质雄激素的作用　　E. FSH 和 LH

4. 男性附性器官的发育是由于 (　　)

5. 女性附性器官的发育是由于 (　　)

6. 乳腺腺泡发育是由于 (　　)

(7～10 题共用备选答案)

A. 胎盘　　B. 卵巢　　C. 睾丸的间质细胞

D. 睾丸的曲细精管细胞　　E. 睾丸的支持细胞

7. 睾丸产生雄激素的细胞是 (　　)

8. 睾丸分泌抑制素的是 (　　)

9. 分泌人绒毛膜促性腺激素的是 (　　)

10. 分泌雌激素的是 (　　)

(三)X 型选择题(多项选择题)。每题有 A、B、C、D、E 五个备选答案,请从中选出两个或两个以上正确答案

1. 下列哪些激素是由睾丸分泌的 (　　)

A. 睾酮　B. 抗利尿激素　C. 前列腺素
D. 人绒毛膜促性腺激素　E. 抑制素

2. 下列哪些是卵巢分泌的激素 (　　)

A. 雌激素　B. 孕激素　C. 肾素
D. 少量雄激素　E. 人绒毛膜促性腺激素

3. 人体内能分泌雄激素的器官有 (　　)

A. 卵巢　B. 睾丸　C. 前列腺
D. 肾上腺皮质　E. 腺垂体

4. 下列关于人绒毛膜促性腺激素的叙述,正确的是 (　　)

A. 刺激黄体转变为妊娠黄体　B. 使妊娠黄体分泌雌激素和孕激素
C. 增强淋巴细胞的活力　D. 可用于"早孕"检验
E. 作用与促卵泡激素相似

三、填空题

1. 睾丸的间质细胞分泌________;睾丸的支持细胞分泌________。

2. 卵巢的功能是生成________,分泌________和________。

3. 月经周期按子宫内膜的变化分为________、________和________三个时期。

4. 月经周期中由于________和________浓度迅速下降,导致子宫内膜脱落、出血,形成月经。

5. 人类胎盘分泌的激素主要有____________、________、________和____________。

6. 男性主性器官是________,女性主性器官是________。

7. 卵巢分泌的激素有两类,一类是________,主要由卵泡的________分泌;另一类是________,主要由________分泌。

8. 测定________________________可作为诊断早期妊娠的指标。

9. 月经周期的形成主要受________________________________的调节。

10. 分娩过程为一种________反馈调节。

四、名词解释

1. 生殖

2. 月经

3. 卵巢周期

4. 排卵

五、问答题

1. 简述雌激素的生理作用。

2. 简述雄激素的生理作用。

3. 试述月经周期中的激素变化。

【参考答案】

一、是非判断题

1. A　解析：卵巢能分泌多种激素，主要有雌激素和孕激素，还可以分泌少量雄激素，卵巢的卵泡内膜细胞可分泌雄激素。

2. A　解析：孕激素对于子宫的生理作用是使子宫内膜出现分泌期改变，为胚泡着床提供适宜的环境；降低子宫平滑肌的兴奋性，有安胎作用。

3. B　解析：排卵期一般为月经周期的第 14 天左右。

4. A　解析：雄激素主要为睾酮，能促进男性生殖器官的生长发育，刺激男性副性征出现并维持正常状态。

5. A　解析：雄激素主要为睾酮，其生理作用有促进蛋白质合成，特别是肌肉和生殖器官的蛋白质合成，促进骨骼生长与钙、磷沉积。

6. A　解析：睾丸具有产生精子和内分泌两种功能。睾丸的曲细精管是生成精子的部位，睾丸的间质细胞分泌雄激素。

7. B　解析：雌激素的主要作用是促进女性附性器官的生长发育，激发副性征。

8. B　解析：增生期子宫内膜腺体增加，但是腺体无内分泌功能。

9. B　解析：女性的基础体温在排卵前后出现短暂的降低，而在排卵后升高 0.5℃左右，这种排卵后基础体温升高与孕酮有关。

10. A　解析：少女进入青春期的标志是月经初潮，其实质是子宫内膜脱落后由阴道排出体外，为月经。

二、选择题

(一)A 型选择题

1. C　解析：血液中黄体生成素的出现高峰可作为排卵的标志。

2. A　解析：女性从青春期开始，血中雌激素和孕激素减少，子宫内膜发生周期性脱落、出血并经阴道流出的现象，称为月经。

3. D　解析：妊娠时维持黄体功能的主要激素是人绒毛膜促性腺激素。

4. D　解析：曲细精管是生成精子的部位。

5. E　解析：受精最常见的部位是输卵管壶腹部。

6. C　解析：成熟卵泡壁发生破裂，卵细胞、透明带与放射冠随同卵泡液冲出卵泡，称为排卵。排卵期一般为月经周期的第 14 天左右。

7. E　解析：胎盘分泌的激素有人绒毛膜促性腺激素、人绒毛膜生长素、雌激素、孕激素等。

8. C　解析：血中黄体生成素的出现高峰可作为排卵的标志。

(二)B 型题

1～3. C、D、E　解析：黄体期也称为排卵后期，排卵后塌陷卵泡内的颗粒细胞与内膜细胞转变为黄体细胞而形成黄体。增生期特点是子宫内膜增厚，血管和腺体增多。但是腺体无分泌功能。到 45～50 岁，月经不再出现，进入绝经期。

4～6. A、B、C 解析：睾酮能促进男性附性器官的发育。雌激素能促进女性附性器官的发育。孕激素能促进乳腺腺泡发育。

7～10. C、E、A、B 解析：雄激素由睾丸的间质细胞产生。抑制素由睾丸的支持细胞产生。胎盘可分泌人绒毛膜促性腺激素。

(三)X 型选择题

1. AE 解析：睾丸具有产生精子和内分泌两种功能。睾丸的间质细胞分泌雄激素(雄激素主要为睾酮)，支持细胞分泌抑制素。

2. ABD 解析：卵巢能分泌多种激素，主要有雌激素和孕激素，还可以分泌少量雄激素。

3. ABD 解析：人体内能分泌雄激素的器官有卵巢、睾丸和肾上腺皮质。

4. ABD 解析：人绒毛膜促性腺激素能刺激黄体转变为妊娠黄体，并使妊娠黄体分泌雌激素和孕激素，临床上通过测人绒毛膜促性腺激素用于“早孕”检验。

三、填空题

1. 睾酮 抑制素
2. 卵子 雌激素 孕激素
3. 月经期 增生期 分泌期
4. 雌激素 孕激素
5. 人绒毛膜促性腺激素 雌激素 孕激素 人绒毛膜生长素
6. 睾丸 卵巢
7. 雌激素 颗粒细胞 黄体 孕激素黄体
8. 人绒毛膜促性腺激素
9. 下丘脑-腺垂体-卵巢轴
10. 正

四、名词解释

1. 生殖：生殖是指生物体个体生长发育成熟后，产生与自己相似的子代个体的过程。

2. 月经：女性从青春期开始，在卵巢类固醇激素的作用下，子宫内膜发生周期性脱落、出血并经阴道流出的现象，称为月经。成年女性一个月经周期平均为 28 天。

3. 卵巢周期：女子在生育年龄，卵泡的生长发育、排卵与黄体形成呈周期性变化，每月一次，周而复始，称为卵巢周期。

4. 排卵：成熟卵泡壁发生破裂，卵细胞、透明带与放射冠随同卵泡液冲出卵泡，称为排卵。

五、问答题

1. 简述雌激素的生理作用。

答：雌激素的生理作用是：①促进女性生殖器官的生长发育；②促进女性第二性征的出现，并使之维持于成熟状态；③对代谢的作用表现在刺激成骨细胞的活动，抑制破骨细胞的活动，加速骨骼生长，促进骨骺愈合；④促进脂肪组织的合成，促进胆固醇的降解与排泄，促进蛋白质的合成，高浓度的雌激素可引起醛固酮的分泌和促进水钠潴留；⑤保护心血管和中枢神经系统。

2. 简述雄激素的生理作用。

答：雄激素主要为睾酮，其生理作用是：①促进男性生殖器官的生长发育，刺激男性副性征出现并维持正常状态；②维持生精作用；③促进蛋白质合成，特别是肌肉和生殖器官的蛋白质合成，促进骨骼生长与钙、磷沉积；④直接刺激骨髓，促进红细胞生成。

3. 试述月经周期中的激素变化。

答：月经周期中的激素变化是：①增生期的形成意味着女性青春期开始，下丘脑分泌GnRH 使腺垂体分泌 FSH 和 LH。FSH 促进卵泡发育，并与少量 LH 配合使卵泡分泌雌激素。雌激素使子宫内膜呈增生期变化。至排卵前约 1 周，血中雌激素浓度明显上升，通过负反馈使血中 FSH 下降，LH 仍稳步上升。此时雌激素可加强 FSH 作用，通过局部正反馈使本身浓度不断提高，到排卵前 1～2 天达高峰。高峰浓度的雌激素通过正反馈，触发腺垂体对 FSH 特别是 LH 的分泌，形成血中 LH 高峰，导致排卵，并促使黄体的形成。②排卵后生成的黄体在 LH 作用下发育并分泌大量的孕激素和雌激素，使子宫内膜呈分泌期变化。随着黄体长大，这两种激素分泌不断增加，并在排卵后 8～10 天达高峰，出现了对下丘脑-腺垂体的负反馈作用，抑制了 GnRH、FSH、LH 的分泌。此期若不受孕，黄体将由于 LH 分泌减少而蜕变，致使血中孕激素、雌激素浓度迅速下降，一方面导致子宫内膜剥脱出血形成月经，另一方面对下丘脑-腺垂体的反馈抑制解除，卵泡又在 FSH 的作用下发育，新的周期又开始了。

（蒋明茗）

硕士研究生入学考试试题—1

一、填空题

1. 交感神经兴奋时，可使消化道活动________；副交感神经兴奋时，能使消化道活动________。

2. 胃液中能激活胃蛋白酶原的成分是________。

3. 视紫红质内的感光色素由________和________组成，该物质对光的敏感度________。

4. 使氧解离曲线右移的因素有温度________，pH ________，PCO_2 ________。

5. 血管升压素也称________，是下丘脑的________和________的神经元胞体内合成。

6. 心脏的工作细胞具有兴奋性、________性和________性。

7. 电突触结构基础是________。

8. 丘脑向大脑皮层投射的两大系统，一为________，其特征是________；另一为________，其特征是________。

9. 震颤麻痹的病变主要在________，是由于________递质系统的功能降低。

10. 中枢化学感受器位于________，它的生理性刺激是脑脊液和局部细胞外液中的________。

11. 心室肌细胞0期去极化是由于________离子的________流，3期复极化是由________引起的。

12. 排卵后，残余的卵泡发育成________，若卵子没有受精，它将退化、变性并转变成为________，若卵子受精，它将继续生长成为________。

13. 肾上腺髓质分泌的激素有________和________。

二、名词解释

1. 通气/血流比值

2. 允许作用

3.波尔效应

4.应激

5.稳态

6.容受性舒张

7.去大脑僵直

8.血液凝固

9.异长调节

三、问答题

1.试比较兴奋在神经纤维上传导与在骨骼肌神经-肌接头处传导的区别?

2.小肠有哪些主要运动形式?它们有何生理意义?

3. 肾脏血管结构特点是什么？与肾功能的关系如何？

4. 当人体从卧位变成立位时，心脏活动是如何调节的？

5. 在下列家兔动脉血压实验中，家兔动脉血压有何变化？简述变化机制。

(1)电刺激家兔颈迷走神经外周端。

(2)夹闭一侧颈总动脉。

6. 为什么严重肺气肿患者不宜吸入纯氧？

7. 试述急性大失血导致尿量减少的机制。

8. 皮质醇分泌调节是怎样进行的？皮质醇有哪些主要生理功能？(列举三点)

硕士研究生入学考试试题—2

一、填空题

1. 可兴奋细胞包括________、________和________。

2. 心力储备包括________储备和________储备。

3. 胃特有的运动形式是________。

4. 肺的非弹性阻力是由________、________和________阻力组成。

5. 构成微循环的三条通路分别为________、________和________。

6. 碳酸氢盐在肾小管中主要以________形式被重吸收。

7. 远视眼和老花眼都需佩戴凸透镜,其主要区别在于远视眼的发生是由于________,而老花眼是由于________所致。

8. 在心血管系统中,肾上腺素能受体的分布是:心脏的受体是________,________产生________性变时和变力作用,使心输出量________;皮肤及内脏血管的受体是________,兴奋时使血管________;骨骼肌血管的受体是________,兴奋时使血管________。

9. 骨骼肌牵张反射有________和________两种类型,其中与维持躯体姿势相关的是________。

10. 神经细胞一次兴奋后兴奋性变化顺序是________、________、________和________。

二、解释下列名词,并简述它们的主要区别

1. 等渗溶液和等张溶液

2. 心肌的快反应细胞和慢反应细胞

3. 阈电位和阈刺激

三、问答题

1. 肺泡表面活性物质的生理意义是什么？当表面活性物质减少时有何不良后果？

2. 何谓突触后抑制？简述其分类及生理意义。

3. 什么叫静息电位？其产生机制如何？

4. 对离体肾脏进行灌注实验。在灌注压(相当于体内的平均动脉压)增加到 220mmHg 的过程中，肾血流量会出现几个变化阶段？其变化机制如何？

5. 简述蛋白质的消化过程和吸收机制。

6. 简述视近物时晶状体如何进行调节？

7. 皮质醇分泌的调节机制如何？此激素为何不宜长期服用和突然停药？

8. 下列病症产生的主要原因是什么？

(1)侏儒症；(2)尿崩症；(3)呆小症；(4)帕金森病。

硕士研究生入学考试试题—3

一、指出下列各组名词的主要区别

1. 前负荷与后负荷

2. 心肌快反应细胞与心肌慢反应细胞

3. 丘脑特异性投射系统与丘脑非特异性投射系统

4. 兴奋性突触后电位与抑制性突触后电位

5. 不完全强直收缩与完全强直收缩

6. 突触前抑制与突触后抑制

7. 侏儒症与呆小症

8. 绝对不应期与相对不应期

9. 等长收缩与等张收缩

10. 阈电位与阈刺激

二、问答题

1. 甲状腺激素分泌调节机制如何？

2. 小肠内脂肪消化产物的吸收是怎样进行的？

3. 什么叫静息电位？其产生机制如何？

4.心室肌细胞动作电位共分几期？各期的电位变化、时程及离子机制是什么？

5.肾小球近端小管是如何重吸收葡萄糖的？什么叫肾糖阈？

硕士研究生入学考试试题—4

一、指出下列各组名词的主要区别

1. Hb 氧容量与 Hb 氧含量

2. 不完全强直收缩与完全强直收缩

3. 电压门控通道与化学门控通道

4. 肌紧张与腱反射

5. 兴奋与兴奋性

6. 阈强度与阈刺激

二、问答题

1. 下列因素单独改变，人的脉搏压会怎样变化？

每搏输出量增加、心率适度减慢、外周阻力增加、大动脉弹性减弱。

2. 下列因素单独改变，肾小球滤过率会怎样变化？

肾小球毛细血管压下降、血浆胶体渗透压下降、血浆晶体渗透压上升、肾小囊囊内压上升。

3. 下列因素单独改变，静脉回心血量会如何变化？

心脏收缩力增强、由卧位改为立位、骨骼肌收缩、由呼气改为吸气。

4. 下列因素单独改变，心输出量会如何变化？

主动脉血压下降、心室舒张末期充盈量减少、心率适度上升、迷走神经兴奋。

三、单项选择题

1. 终板电位的特点是　（　　）

A. 全或无性质　B. 有不应期

C. 不易受药物影响　D. 其幅度与递质释放量呈正比

E. 以上均不对

2. 传入侧支性抑制和回返性抑制都属于　（　　）

A. 突触前抑制　B. 突触后抑制　C. 外周性抑制

D. 去极化抑制　E. 以上均不对

3. CO_2 在血液中运输的主要形式是 (　　)

A. 物理溶解　　B. 碳酸氢盐　　C. 氧合血红蛋白

D. 高铁血红蛋白　　E. 氨基甲酸血红蛋白

4. 维持躯体姿势的最基本反射是 (　　)

A. 屈肌反射　　B. 眼震颤　　C. 肌紧张

D. 腱器官反射　　E. 以上均不对

5. 可兴奋细胞受到阈上刺激时的共同表现是 (　　)

A. 收缩　　B. 分泌　　C. 神经冲动

D. 产生动作电位　　E. 以上均不对

6. 大脑皮层紧张活动时主要脑电波表现是 (　　)

A. 出现 α 波　　B. 出现 β 波　　C. 出现 θ 波

D. 出现 δ 波　　E. 以上均不对

7. 骨骼肌神经-肌接头兴奋传递的递质是 (　　)

A. 去甲肾上腺素　　B. 乙酰胆碱　　C. 5-羟色胺

D. 多巴胺　　E. 肾上腺素

8. 视野最小的是 (　　)

A. 红色　　B. 白色　　C. 绿色

D. 蓝色　　E. 黄色

四、选择填空题

1. 肾小管重吸收葡萄糖的主要部位是________(A. 近端小管；B. 髓袢升支；C. 远曲小管；D. 髓袢降支)。

2. 心肌不会产生强制收缩，其原因是心肌________(A. 是功能上的合胞体；B. 有自律现象；C. 胞内储 Ca^{2+} 少；D. 有效不应期特别长)。

3. 血液中 CO_2 分压升高时，可以通过血-脑脊液屏障，引起脑组织细胞外液中________(A. $[H^+]$下降；B. $[H^+]$升高；C. $[Na^+]$升高；D. 负离子增多)，这样便刺激了位于________(A. 中脑；B. 下丘脑；C. 延髓；D. 脑桥)的________(A. 中枢化学；B. 外周化学；C. 渗透压；D. 温度)感受器，引起呼吸中枢________(A. 兴奋；B. 抑制；C. 无变化)，呼吸加深加快。

4. 缺氧对呼吸中枢的直接作用是________(A. 兴奋；B. 抑制)。但缺氧可以通过刺激________(A. 颈动脉窦；B. 主动脉弓；C. 颈动脉体和主动脉体)化学感受器，而引起呼吸中枢的________(A. 兴奋；B. 抑制)。

5. 正常呼吸时，胸膜腔内压力________(A. 高于；B. 等于；C. 低于)大气压。这主要是________(A. 肺回缩力；B. 气道阻力)造成的。

6. 心交感神经兴奋时，心肌会出现________(A. 正性；B. 负性)变时、变力、变传导作用。

五、问答题

1. 心室肌细胞动作电位产生机制如何？

2.兴奋性突触传递与抑制性突触传递过程如何?

3.丘脑特异性投射系统与非特异性投射系统的特点与功能各是什么?

硕士研究生入学考试试题—5

一、单项选择题

1. 下列关于化学性突触传递特点的论述错误的是 （ ）

A. 不能逆向进行兴奋传递

B. 兴奋通过一个突触需要 3～5ms

C. 突触部位是反射弧最易疲劳的环节

D. 存在总和现象

E. 中间神经元的环状联系是产生后发放的原因之一

2. 下列各项调节中属于自身调节的是 （ ）

A. 动脉血压在一定范围内变动，肾血流量可保持相对恒定

B. 全身动脉压升高时，血压水平下降

C. 过度通气后，呼吸暂停

D. 水量摄入过大时，尿量增加

E. 血糖升高时，通过胰岛素分泌增加使血糖降低

3. 体重为 50kg 的正常人的体液与血量分别为 （ ）

A. 40L，3.5L　　B. 30L，3.5～4L　　C. 20L，4L

D. 30L，2.5L　　E. 20L，2.5L

4. 主动吸收胆盐和维生素 B_{12} 的部位是 （ ）

A. 十二指肠　　B. 空肠　　C. 回肠

D. 结肠上段　　E. 结肠下段

5. 形成肾脏外髓部渗透压的主要溶质是 （ ）

A. NaCl　　B. NaCl 与尿素　　C. NaCl 与 KCl

D. 尿素　　E. 尿素与 KCl

6. 肾脏产生的 NH_3 主要来源于 （ ）

A. 亮氨酸　　B. 甘氨酸　　C. 丙氨酸

D. 谷氨酰氨　　E. 尿酸

7. 兴奋性突触后电位和抑制性突触后电位的共同特征是 （ ）

A. 突触前膜均去极化　　B. 突触后膜均去极化

C. 突触后膜对离子的通透性一样　　D. 产生的突触后电位最终效应一样

E. 以上均不对

8. 胰岛素的生理作用之一是 （ ）

A. 提高心肌兴奋性　　B. 促进胆汁和胃液分泌

C. 促进糖原分解，抑制糖异生　　D. 促进蛋白质分解

E. 使血钾降低

9. 肾上腺皮质功能亢进可导致 ( )

A. 血糖浓度降低 B. 淋巴液和组织液增加

C. 四肢脂肪增加 D. 蛋白质合成增加

E. 面、背、腹部脂肪增加

10. 下列哪种维生素的激活形式可以影响钙的吸收 ( )

A. 维生素 A B. 维生素 B 复合体 C. 维生素 C

D. 维生素 D E. 维生素 E

11. 催产素主要产生在 ( )

A. 神经垂体 B. 视上核 C. 腺垂体

D. 视旁核 E. 致密斑

12. 下列关于催乳素的论述,错误的是 ( )

A. 有始动和维持泌乳的作用

B. 对促进青春期女性的乳腺发育起非常重要的作用

C. 是腺垂体分泌的一种非肽类激素

D. 有促进青春期乳腺进一步发育的作用

E. 应激状态下血中催乳素浓度升高

13. 骨骼肌能否发生强直收缩主要取决于 ( )

A. 相对不应期的长短 B. 超常期的长短 C. 刺激频率

D. 温度 E. 刺激强度变化率

14. 下列关于正常眼视野的叙述,错误的是 ( )

A. 白色的视野最大 B. 黄色视野最小 C. 颞侧视野较大

D. 鼻侧视野较小 E. 红色视野大于绿色视野

15. 硫氧嘧啶类药物可治疗甲状腺功能亢进症,是由于这类药物 ( )

A. 抑制碘的摄取

B. 抑制过氧化物酶活性,使 T_3 和 T_4 合成减少

C. 抑制 T_3 和 T_4 的释放

D. 使 T_3 和 T_4 的破坏增多

E. 阻止 T_3 和 T_4 进入细胞

16. 用下列哪种物质能准确地测定肾小球滤过率 ( )

A. 葡萄糖 B. 菊粉 C. 酚红

D. 果糖 E. 尿素

17. 电紧张扩布的特点是 ( )

A. 跳跃传导 B. 不衰减性传导

C. 传导的远距离 D. 不随刺激强度的增加而增加

E. 随着距离的增加而迅速衰减

18. 下列哪个因素对能量代谢影响最小 ( )

A. 环境温度为 38℃ B. 打篮球 C. 平静思考问题

D. 蛋白质丰富的晚餐后 2h E. 环境温度为 5℃

19. 引起抗利尿激素分泌的最敏感因素是 ( )

A. 循环血量减少 B. 血浆晶体渗透压增高
C. 血浆胶体渗透压增高 D. 疼痛刺激
E. 寒冷刺激

20. 下列关于尿液浓缩和稀释的描述，正确的是 ( )

A. 越靠近内髓部，渗透压越低 B. 髓袢越短，浓缩力越强
C. 肾皮质越厚，浓缩力越强 D. 越靠近肾乳头，渗透压越高
E. 越向髓袢细降支深入，Na^+浓度越低

21. 下列关于外周神经递质分布的叙述，错误的是 ( )

A. 自主神经节前纤维的递质为乙酰胆碱
B. 大部分交感神经节后纤维的递质为乙酰胆碱
C. 副交感神经节后纤维的递质为乙酰胆碱
D. 躯体运动神经末梢的递质为乙酰胆碱
E. 大部分交感神经节后纤维的递质为乙酰胆碱

22. 促进女性青春期乳腺发育的主要激素是 ( )

A. 生长素 B. 催乳素 C. 孕激素
D. 雌激素 E. 甲状腺激素

23. 影响神经系统发育的最主要激素是 ( )

A. 生长素 B. 肾上腺素 C. 糖皮质激素
D. 盐皮质激素 E. 甲状腺激素

24. 颈动脉窦管壁扩张时 ( )

A. 窦神经传入冲动减少 B. 心迷走神经传出冲动减少
C. 心交感神经传出冲动增加 D. 交感缩血管神经传出冲动增加
E. 血管升压素释放减少

25. 关于胃液分泌的描述哪项是错误的 ( )

A. 黏液有保护胃黏膜的作用
B. 胃蛋白酶原不能消化蛋白质
C. 胃内盐酸分泌缺乏会影响蛋白质消化
D. 单靠黏液-碳酸氢盐屏障并不能完全阻止胃酸和胃蛋白酶对黏膜的侵蚀
E. 壁细胞大量减少不会出现贫血

26. 一般情况下，肾小球滤过率与以下哪项关系最小 ( )

A. 滤过膜的通透性 B. 滤过面积的改变
C. 肾小球毛细血管血压的改变 D. 肾血流量的改变
E. 肾小囊内压的改变

27. 在正常情况下，肾小球滤过率为125ml/min，近端小管的重吸收率为 ( )

A. 60ml/min B. 65ml/min C. 87.5ml/min
D. 90ml/min E. 95.6ml/min

28. "全或无"现象见于 ( )

A. 锋电位 B. 静息电位 C. 感受器电位

D. 终板电位　E. 突触后电位

29. 氢化可的松无缩血管作用，但能加强去甲肾上腺素的缩血管作用，这种作用称为 (　)

A. 拮抗作用　B. 协同作用　C. 允许作用
D. 正反馈作用　E. 负反馈作用

30. 钠离子由细胞内转运到细胞外，符合 (　)

A. 出胞　B. 细胞膜不耗能
C. 在离子通道帮助下完成　D. 单纯扩散
E. 主动转运

二、多项选择题

1. 形成静息电位所必需的条件是 (　)

A. 足够的刺激强度　B. 足够的刺激作用时间
C. 是可兴奋细胞　D. 细胞内外存在离子浓度差
E. 膜对于离子有选择通透性

2. 细胞膜上蛋白质的作用可能是 (　)

A. 离子泵　B. 离子通道　C. 气体从此处通过
D. 膜受体　E. 物质跨膜转运的载体

3. 骨骼肌神经-肌接头处兴奋传递呈“一对一”关系是由于 (　)

A. 一次神经冲动释放的乙酰胆碱的量足够多
B. 一次神经冲动引起的终板电位足够大
C. 终板电位具有“全或无”的特点
D. 含乙酰胆碱囊泡的量子式释放
E. 乙酰胆碱释放后迅速被胆碱酯酶降解

4. 交感神经的主要功能是 (　)

A. 心搏加强加快　B. 瞳孔扩大
C. 支气管平滑肌舒张　D. 膀胱括约肌收缩
E. 胃肠运动加强

5. 血浆清除率约等于 1 分钟肾血浆流量的测定物是 (　)

A. 肌酐　B. 尿素　C. 碘锐特
D. 对氨基马尿酸　E. 菊粉

6. 促肾上腺皮质激素的作用有 (　)

A. 刺激肾上腺皮质激素的合成和分泌　B. 促进肾上腺皮质细胞增生
C. 参与应激反应　D. 使催产素释放增加
E. 对下丘脑引起正反馈作用

7. 影响血流阻力的因素有 (　)

A. 血液的黏滞度　B. 血管的长度　C. 血管半径
D. 红细胞压积　E. 血流的切率

8. 引起胰液分泌的因素是 (　)

A. 胆囊收缩素　B. 胃泌素　C. 促胰液素

D. 抑胃肽　　E. 胰岛素

9. 肾脏分泌哪些生物活性物质　（　）

A. 肾素　　B. 1,25-二羟维生素 D_3

C. 促红细胞生成素　　D. 前列腺素

E. 激肽

10. 如果切除动物的垂体，可能出现　（　）

A. 性腺萎缩　　B. 甲状腺萎缩　　C. 甲状旁腺萎缩

D. 肾上腺皮质萎缩　　E. 幼年动物停止生长

三、名词解释

1. 内环境稳态

2. 肺牵张反射

3. 去大脑僵直

4. 射血分数

5. 胃容受性舒张

6. 近髓肾单位

7. active transport

8. neurocrine

四、问答题

1. 乙酰胆碱作为外周神经递质，它相应分布的受体和作用。

2. 血氧分压下降或血二氧化碳分压上升时，呼吸系统的活动会有何改变？为什么？

3. 请简述肾上腺皮质激素分泌的负反馈性调节。

4. 切断支配胃的迷走神经后，消化期的胃液分泌及胃的运动将如何变化？为什么？

硕士研究生入学考试试题—6

一、名词解释

1. negative feedback

2. secondary active transport

3. threshold membrane potential

4. central venous pressure

5. pulmonary surfactant

6. gastric emptying

7. basal metabolic rate

8. glomerulotubular balance

9. EPSP

10. permissive action

二、单项选择题

1. 对 nervous regulation 特点的叙述,正确的是 ( )

A. 调节幅度小　B. 调节的敏感性差

C. 作用范围广,而且持久　D. 作用范围局限,而且反应缓慢

E. 反应迅速、准确和短暂

2. 下列生理过程中,属于 negative feedback 调节的是 ( )

A. 排尿反射　B. 减压反射　C. 分娩

D. 血液凝固　E. 动作电位去极化

3. 评价 pulmonary ventilation 功能,用下列哪个指标较好 ( )

A. 潮气量　B. 补吸气量　C. 肺活量

D. 用力呼气量　E. 功能残气量

4. 人体最重要的 digestive juice 是 ( )

A. saliva　B. gastric juice　C. pancreatic juice

D. bile　E. small intestinal juice

5. secretin 引起 pancreatic secretion 的胰液是 ( )

A. 水和碳酸氢盐多,酶少　B. 水和碳酸氢盐少,酶也少

C. 水和碳酸氢盐少,酶多　D. 水多,碳酸氢盐和酶少

E. 水、碳酸氢盐和酶多

6. 使 pepsinogen 转变成 pepsin 的激活物是 ( )

A. intrinsic factor　B. enterokinase　C. gastrin
D. gastric acid　E. histamine

7. absorption 营养物质的主要部位在 (　　)
A. 口腔　B. stomach　C. small intestinal
D. 升结肠　E. 横结肠

8. 当外界温度高于或等于皮肤温度时，机体的散热形式是 (　　)
A. radiation　B. conduction　C. convection
D. evaporation　E. radiation and convection

9. 肾小管每分泌一个氢离子，可以重吸收下面哪种或哪些离子入血 (　　)
A. 一个 K^+ 和一个 HCO_3^-　B. 一个 Na^+ 和一个 HCO_3^-
C. 一个 Na^+　D. 一个 Cl^- 和一个 Na^+
E. 一个 HCO_3^-

10. 肾小囊中的 initial urine 流经肾小管时，哪一种物质被全部 reabsorption (　　)
A. K^+　B. Na^+　C. 尿素
D. glucose　E. 尿酸

11. presynaptic inhibition 的发生是由于 (　　)
A. 突触前膜释放抑制性递质　B. 突触后膜 hyperpolarization
C. 抑制性中间神经元兴奋的结果　D. 突触前膜 hyperpolarization
E. 突触前膜兴奋性递质释放量减少

12. sympathetic ganglion 节后纤维释放的 neurotransmitter 是 (　　)
A. ACh　B. NE　C. 5-HT
D. dopamine　E. NE 或 ACh

13. M 型受体阻断剂是 (　　)
A. 十羟季胺　B. 六羟季胺　C. 阿托品
D. 普萘洛尔　E. 酚妥拉明

14. parasympathetic nerve 兴奋时，引起 (　　)
A. 心率加快　B. 支气管平滑肌收缩
C. 虹膜辐射状收缩　D. 胃肠运动减弱
E. 糖原分解增加

15. 一天中血液 growth hormone 水平最高在 (　　)
A. 清晨　B. 中午　C. 傍晚
D. 进食后　E. 深睡后

16. 呆小症是由于幼年时 (　　)
A. growth hormone 不足　B. somatomedin 不足
C. thyroid hormone 不足　D. adrenal cortical hormone 不足
E. insulin 不足

17. glucocorticoid 的作用是 (　　)
A. 抑制蛋白质分解　B. 使血糖浓度降低
C. 使肾脏排水能力降低　D. 使血浆蛋白含量减少

E 使淋巴细胞和嗜酸性粒细胞数量减少

18. ovulation 前，血中 LH 出现高峰的原因是 (　　)

A. 血中 progestin 对腺垂体的正反馈作用

B. 血中 estrogen 对腺垂体的正反馈作用

C. 血中 progestin 和 estrogen 的共同作用

D. FSH 的促进作用

E. 少量 LH 本身的短反馈作用

三、多项选择题

1. 电解质顺浓度差或电位差通过细胞膜时的扩散量取决于 (　　)

A. 膜两侧离子的浓度差　B. 膜对离子的通透性

C. 离子所受的电场力　D. 离子通道的数目

E. 温度

2. 在正常情况下，血液在血管内不发生凝固的原因有 (　　)

A. 血管内皮光滑完整　B. 血浆中存在抗凝物质

C. 血液不停流动　D. 血浆中有纤溶系统

E. 血液中有激肽系统

3. 对心室肌细胞 action potential 特征的叙述，正确的是 (　　)

A. 复极过程时间长　B. 存在平台期

C. 有效不应期长　D. 4 期产生自动除极

E. 0 期除极可被维拉帕米阻断

4. 一个 cardiac cycle 中 (　　)

A. 左右心房或左右心室活动几乎同步　B. 心房和心室活动几乎同步

C. 心脏收缩期始终短于舒张期　D. 其时程长短与心率有关

E. 它包括房、室的收缩期和舒张期

5. 下列哪些因素与胸内负压形成有关 (　　)

A. 肺内压　B. 肺回缩力　C. 呼吸运动

D. 胸廓回位力　E 胸膜腔密闭

6. bile 的生理作用是 (　　)

A. 乳化脂肪　B. 促进脂肪酸的吸收　C. 促进胆固醇吸收

D. 激活胰蛋白酶原　E 促进脂溶性维生素的吸收

7. 远曲小管和集合管分泌的物质包括 (　　)

A. Na^+　B. NH_3　C. K^+

D. H^+　E. HCO_3^-

8. 尿的生成受哪些因素影响 (　　)

A. 有效滤过压　B. 交感神经活动　C. 小管液中溶质的浓度

D. 血管升压素　E. 醛固酮

9. 正常脑电图波形 (　　)

A. 婴儿时期常见 σ 波　B. 成人清醒状态下，几乎无 β 波

C. 困倦时可见 θ 波　D. α 波是大脑皮层细胞处于紧张活动的表现

E. 成人清醒状态下，主要表现为α波

10. 糖皮质激素对血细胞的影响是 ( )

A. 红细胞增多 B. 中性粒细胞增多 C. 淋巴细胞增多

D. 嗜酸性粒细胞增多 E. 嗜碱性粒细胞减少

四、填空题

1. nervous regulation 的基本方式是________，其结构基础是________。
2. 启动内源性凝血的因子是________，启动外源性凝血的因子是________。
3. 心室肌的________期特别长，一直延续到机械反应的________期早期。
4. 小动脉和微动脉的管径小，对血流的________，称为________血管。
5. pulmonary ventilation 的原动力是________，直接动力是________。
6. gastric juice 的主要成分是________。
7. 尿生成的三个过程是________、________、________。
8. 耳蜗底部受损时主要影响对________声波的听力，而耳蜗顶部受损时，主要影响对________声波的听力。
9. 骨骼肌的 stretch reflex 分为________和________。
10. 由神经垂体分泌的 hormone 主要有________和________。

五、问答题

1. 简述心动周期中心室内压、心室容积、瓣膜开闭及血流方向的变化。

2. 简述机体内钙离子的作用。

3. 叙述自主神经对心肌、支气管、胃肠活动、汗腺及糖代谢的作用，并解释其原理。

4. 比较兴奋性与抑制性突触后电位的作用和产生原理。

硕士研究生入学考试试题—7

一、是非判断题

1. 机体内环境 homeostasis 是指细胞外液各种理化性质的相对稳定。 ( )

2. 凡具有 excitability 的组织，一旦接受刺激后必定会产生 excitation。 ( )

3. 局部去极化电紧张电位可以叠加而增大，一旦达到 threshold potentia 水平则产生不衰减性传导。 ( )

4. 能够引起组织细胞产生兴奋的最小刺激强度称为阈电位。 ( )

5. 血液中未查到抗 Rh 抗体者，其 Rh 血型为 Rh 阳性。 ( )

6. central venous pressure 的高低取决于心脏射血能力和静脉回心血量之间的相互关系。 ( )

7. 肺泡表面活性物质缺乏，肺的顺应性增加。 ( )

8. 胆汁中不含消化酶，但其对脂肪的消化和吸收均有重要意义。

9. 组胺可作用于壁细胞上的 H_2 受体，产生很强的刺激胃酸分泌的作用，西咪替丁能够减弱此作用，故临床上用来治疗消化性溃疡。 ( )

10. 基础代谢率是机体最低的能量代谢率。 ( )

11. 糖尿病患者多尿属于 osmotic diuresis。 ( )

12. 按照行波学说，声波频率越低，最大行波振幅越接近基底膜顶部。 ( )

13. 在骨骼肌有肌梭和腱器官两种感受器，其中腱器官是腱反射的感受器。 ( )

14. growth hormone 可促进长骨的生长，也是促进脑生长发育的最重要激素。 ( )

15. insulin 的分泌主要是受血糖水平的影响。 ( )

二、单项选择题

1. 神经细胞发生一次兴奋中，兴奋性降为最低的时期是 ( )

A. 低常期　B. 超常期　C. 相对不应期

D. 绝对不应期　E. 有效不应期

2. 细胞内外正常 Na^+、K^+ 浓度的形成和维持是由于 ( )

A. 膜在安静时对 Na^+、K^+ 通透性大　B. 膜在兴奋时对 Na^+、K^+ 通透性增加

C. Na^+、K^+ 易化扩散的结果　D. 膜上 Na^+-K^+ 泵的作用

E. 出胞和入胞作用

3. 后负荷达到最大时，肌肉产生的收缩是 ( )

A. 等长收缩　B. 等张收缩　C. 单收缩

D. 完全强直收缩　E. 不完全强直收缩

4. 启动 intrinsic pathway 途径的物质是 ( )

A. 因子Ⅲ　　B. 因子Ⅻ　　C. PF

D. Ca^{2+}　　E. 凝血酶原

5. 人体内使红细胞生成增多的最主要调节物是　　(　　)

A. 爆式促进激活物(BPA)　　B. 促红细胞生成素(EPO)

C. 叶酸和维生素 B_{12}　　D. 雄激素

E. 甲状腺激素

6. 在心动周期中,心室内压力上升最快的阶段是　　(　　)

A. 快速射血期　　B. 等容收缩期　　C. 缓慢射血期

D. 等容舒张期　　E. 快速充盈期

7. 轻度高血钾时,心肌兴奋性升高的原因是　　(　　)

A. 细胞膜对 K^+ 的通透性减小　　B. 细胞膜对 K^+ 的通透性增大

C. resting potential 的绝对值减小　　D. resting potential 的绝对值增大

E. 细胞膜对 Na^+ 的通透性增大

8. 呼吸频率从 12 次/min 增加到 24 次/min,潮气量从 500ml 减少到 250ml,则　　(　　)

A. 肺通气量增加　　B. 肺泡通气量增加　　C. 肺泡通气量不变

D. 肺通气量减少　　E. 肺泡通气量减少

9. 头期胃液分泌的特点是　　(　　)

A. 酸度高,胃蛋白酶的含量尤其高　　B. 酸度低,胃蛋白酶的含量尤其高

C. 酸度高,胃蛋白酶的含量尤其低　　D. 酸度和胃蛋白酶的含量均很低

E. 分泌量很少,消化力很低

10. 胆盐能协助哪种酶消化食物　　(　　)

A. 胰蛋白酶　　B. 糜蛋白酶　　C. 胰脂肪酶

D. 胰淀粉酶　　E. 肠致活酶

11. 动脉血压为 80～180mmHg 时,肾血流量仍然保持相对恒定,是由于　　(　　)

A. autoregulation　　B. 神经调节、体液调节　　C. 负反馈调节

D. 正反馈调节　　E. 前馈调节

12. 下列关于视锥细胞的描述,错误的是　　(　　)

A. 主要分布在中央凹　　B. 对光敏感度低

C. 主要感受强光刺激　　D. 没有色觉功能

E. 分别含三种不同吸收光谱特性的视色素

13. 半规管内毛细胞的适宜刺激是　　(　　)

A. 直线加速运动　　B. 直线减速运动　　C. 直线匀速运动

D. 旋转匀速运动　　E. 旋转变速运动

14. 下列关于脊休克的论述,哪一项是错误的　　(　　)

A. 脊髓突然被横断后,断面以下的脊髓反射活动即暂时丧失

B. 断面以下的脊髓反射、感觉和随意运动可逐渐恢复

C. 动物进化程度越高,其恢复速度越慢

D. 脊休克的产生,是由于突然失去了高位中枢的调节作用

E. 反射恢复后,第二次横断脊髓,不再导致脊休克

15. 糖皮质激素本身无血管收缩作用，但能加强去甲肾上腺素的缩血管作用，这种作用称为 (　　)

A. 直接作用　　B. 拮抗作用　　C. 允许作用
D. 协同作用　　E. 反馈作用

三、多项选择题

1. 钠泵活动的生理意义是 (　　)

A. 造成胞内高 K^+　　B. 生物电产生的前提　　C. 维持胞内 pH 稳定
D. Na^+-Ca^{2+} 交换的动力　　E. 维持胞质渗透压和细胞容积的相对稳定

2. 影响组织液生成的描述中，下列哪些是正确的 (　　)

A. 肌肉运动时毛细血管血压降低，组织液生成增多
B. 右心衰竭时毛细血管血压降低，组织液生成减少
C. 慢性肾病、血浆蛋白丢失、血浆胶体渗透压下降，组织液生成增多
D. 烧伤、过敏反应时，血浆胶体渗透压下降，组织液生成增多
E. 丝虫病时，淋巴回流受阻，组织液生成增多

3. 影响肺部气体交换的因素有 (　　)

A. 通气/血流值
B. 气体的扩散系数
C. 呼吸膜的通透性和有效面积
D. 肺泡气和肺部毛细血管血液之间的气体分压差
E. 大气压和肺内压之间的气压差

4. 促胃液素的作用有 (　　)

A. 使胃液分泌增加　　B. 使胃运动增强　　C. 促进胰液分泌
D. 促进胆汁分泌　　E. 促进胆囊收缩

5. 甲状腺激素的生理作用有 (　　)

A. 增加产热　　B. 增加基础代谢率
C. 促进神经系统发育　　D. 促进促甲状腺激素释放
E. 提高中枢神经系统兴奋性

四、填空题

1. 组织、细胞不依赖于神经和体液因素的调节而产生的适应性反应称为________。

2. 静息电位是由于________外流而形成的电-化学平衡电位，当静息电位负值________时称为超极化。

3. 骨骼肌收缩时，其兴奋收缩能否耦联的关键是胞质内________浓度的升高，其主要来源于________。

4. 血浆晶体渗透压保持相对稳定对保持________两侧水分移动平衡极为重要，而血浆胶体渗透压保持相对稳定对保持________两侧水分移动平衡起重要作用。

5. 外周阻力的变化主要影响________压，每搏量的变化主要影响________压。

6. 在每一心动周期中，________期和________期时，心室血液既不流入，也不流出。

7. O_2 在血液中运输最主要的形式是________；CO_2 在血液中运输最主要的形式是

________和________。

8. 胃液分泌量最大的时期是消化期胃液分泌的________期，胰液分泌量最大的时期是消化期胰液分泌的________期。

9. 小肠液中能够激活胰蛋白酶原的是________。

10. 人体安静时的主要产热器官是________；运动时的主要产热器官是________。

11. 远曲小管和集合管对 Na^{+} 的 reabsorption 主要受________调节，水的 absorption 主要受________调节。

12. 肾小球滤过的动力是________。

13. 眼的近调节主要包括瞳孔缩小、________和________。

14. 自主神经系统的主要递质是________和________。

15. 激素的作用机制中，含氮类激素与靶细胞膜上的特异性受体结合，激活________酶，在 Mg^{2+} 参与下可使 ATP 转变为________。

16. 糖皮质激素是由肾上腺皮质________带所分泌，其代表是________。

五、名词解释

1. 兴奋-收缩耦联

2. 生理性止血

3. 黏液-碳酸氢盐屏障

4. dark adaptation

六、论述题

1. 试述心室肌细胞动作电位的形成机制。

2. CO_2 对呼吸有何调节作用？调节机制是什么？

3. 试述尿生成的基本过程。

4. 试述特异性投射系统与非特异性投射系统的概念、特点及功能。

硕士研究生入学考试试题—8

一、单项选择题

1. 血凝块回缩是由于 (　　)

A. 血凝块中纤维蛋白收缩　B. 红细胞发生叠连而压缩

C. 白细胞发生变形运动　D. 血小板的收缩蛋白发生收缩

E. 以上都不是

2. 心肌细胞中，传导速度最慢的是 (　　)

A. 窦房结　B. 心房　C. 房室交界

D. 浦肯野纤维　E. 心室肌

3. 对能量代谢影响最为明显的是 (　　)

A. 寒冷　B. 高温　C. 精神活动

D. 肌肉运动　E. 进食

4. 肠-胃反射可 (　　)

A. 促进胃的排空、抑制胃酸分泌　B. 抑制胃的排空、促进胃酸分泌

C. 促进胃的排空、促进胃酸分泌　D. 抑制胃的排空、抑制胃的分泌

E. 以上都不是

5. 神经系统实现其调节功能的基本方式是 (　　)

A. 兴奋和抑制　B. 感受和处理信息　C. 记忆与思维

D. 条件反射与非条件反射　E. 正反馈与负反馈

6. 声波由鼓膜经听骨链向卵圆窗传播时 (　　)

A. 幅度减小，压强增大　B. 幅度增大，压强增大

C. 幅度减小，压强减小　D. 幅度增大，压强减小

E. 幅度不变，压强增大

7. 形成条件反射的基本条件是 (　　)

A. 要有适当的非条件刺激　B. 要有适当的无关刺激

C. 要有适当的条件刺激　D. 一般非条件刺激在无关刺激之前

E. 无关刺激与非条件刺激在时间上的结合

8. 关于 M 型受体，正确的是 (　　)

A. 位于自主神经节细胞膜上　B. 可被酚妥拉明阻断

C. 可被筒箭毒碱阻断　D. 位于骨骼肌神经-肌接头的肌膜上

E. 位于副交感神经节后纤维支配的效应器细胞上

9. 下列哪项不属于生长素的作用 (　　)

A. 加速脂肪分解　B. 加速蛋白质合成　C. 促进脑的发育

D. 促进软骨的生长发育　　E. 增加钙、磷的摄取与利用

10. 在下列哪一时相中，肺内压等于大气压　（　）

A. 吸气初和呼气初　　B. 吸气末和呼气初　　C. 呼气末和呼气初

D. 呼气末和吸气初　　E. 呼气末和吸气末

11. 乘电梯突然上升时，人发生屈腿反应，其感受器位于　（　）

A. 耳蜗　　B. 中耳　　C. 中枢神经系统内

D. 半规管　　E. 椭圆囊和球囊

12. 眼处于静息状态时，眼前物质能够形成清晰视觉的最远距离为　（　）

A. 近点　　B. 远点　　C. 焦点

D. 主点　　E. 节点

13. 呼气末胸膜腔内压　（　）

A. 高于大气压　　B. 等于大气压　　C. 低于吸气末胸内压

D. 高于呼气初胸内压　　E. 低于吸气初胸内压

14. 下列哪项属于副交感神经的作用　（　）

A. 瞳孔扩大　　B. 糖原分解增加　　C. 逼尿肌收缩

D. 骨骼肌血管舒张　　E. 消化道括约肌收缩

15. 房-室延搁的生理意义是　（　）

A. 使心室肌不会产生完全强直收缩　　B. 增强心室肌收缩力

C. 使心室肌有效不应期延长　　D. 使心房、心室不会同时收缩

E. 使心肌动作电位幅度增加

16. 胃蛋白酶原转变为胃蛋白酶的激活物是　（　）

A. 胃泌素　　B. Na^+　　C. K^+

D. HCl　　E. 内因子

17. 衡量心肌自律性高低的指标是　（　）

A. 动作电位幅值　　B. 动作电位的去极化速度　　C. 最大复极电位水平

D. 阈电位水平　　E. 4 期自动去极化速度

18. 在动物中脑上下叠体之间切断脑干，将出现　（　）

A. 脊休克　　B. 去皮层僵直　　C. 去大脑僵直

D. 肢体痉挛性麻痹　　E. 以上都不是

19. 一个体重 60kg 的人血液总量为　（　）

A. 1.2～2.4L　　B. 2.4～3.0L　　C. 3.0～4.0L

D. 4.2～4.8L　　E. 4.8～6.0L

20. 甲状腺分泌的激素主要是　（　）

A. 一碘酪氨酸　　B. 二碘酪氨酸　　C. 三碘酪氨酸

D. 四碘酪氨酸　　E. 逆三碘甲腺原氨酸（rT_3）

21. 下列生理过程中，属于负反馈调节的是　（　）

A. 排尿反射　　B. 排便反射　　C. 血液凝固

D. 减压反射　　E. 分娩

22. 胃的蠕动波起自　（　）

A. 胃大弯中部　B. 胃大弯上部　C. 胃底部
D. 胃幽门部　E. 胃小弯

23. 胆汁中与消化有关的成分是　(　)
A. 胆盐　B. 胆色素　C. 水和无机盐
D. 胆固醇　E. 脂肪酸

24. 心肌收缩能力受下列哪个因素的影响　(　)
A. 心肌初长度　B. 肌小节的初长度　C. 横桥联结的数目
D. 主动脉血压　E. 心室舒张末期容积

25. 慢波电位起源于　(　)
A. 黏膜层　B. 黏膜下层　C. 纵行肌层
D. 环行肌层　E. 斜行肌层

26. 骨骼肌收缩时释放到肌浆中的钙离子被何处的钙泵转运　(　)
A. 横管　B. 肌膜　C. 线粒体膜
D. 肌质网膜　E. 粗面内质网

27. 与肾小球滤过率无关的因素是　(　)
A. 滤过膜的通透性　B. 滤过膜的面积　C. 有效滤过压
D. 肾血流量　E. 肾髓质血流量

28. 有髓纤维兴奋的传导速度　(　)
A. 与直径呈反比　B. 与直径呈正比　C. 与髓鞘的厚度无关
D. 不受温度的影响　E. 与刺激强度有关

29. 下列关于丘脑的描述，正确的是　(　)
A. 是所有感觉传入纤维的换元站　B. 是感觉的最高中枢
C. 与大脑皮层的联系称为丘脑皮层投射　D. 感觉接替核属非特异性投射系统
E. 特异性投射系统可维持大脑的清醒状态

30. 脑电波是由　(　)
A. 皮层神经元的动作电位形成的
B. 皮层的诱发电位形成的
C. 大量皮层神经元的突触后电位总和形成的
D. 皮层神经元的兴奋性突触后电位形成的
E. 皮层神经元的抑制性突触后电位形成的

31. 心动周期中，在下列哪个时期左心室容积最大　(　)
A. 等容舒张期末　B. 快速充盈期　C. 快速射血期末
D. 心房收缩期末　E. 减慢充盈期末

32. 下列关于消化道平滑肌的慢波电位的论述，错误的是　(　)
A. 起源于纵行肌　B. 其产生是肌源性的
C. 是动作电位的产生基础　D. 胃肠道收缩时，也可记录到
E. 直接引起平滑肌收缩

33. 与单纯扩散相比较，易化扩散的主要特点是　(　)
A. 顺浓度差转运　B. 温度升高时扩散量增加　C. 需要膜蛋白质的帮助

D. 不消耗细胞代谢产生的能量　E. 是脂溶性物质跨膜转运的主要方式

34. 当安静卧位时，下列哪一项前后两个部位的血压差最大　(　)

A. 升主动脉和桡动脉　B. 大隐静脉和右心房　C. 股动脉和股静脉

D. 肺动脉和左心房　E. 毛细血管动脉端和静脉端

35. 摄取混合食物，基础状态下的呼吸商通常为　(　)

A. 0.70　B. 0.75　C. 0.80

D. 0.82　E. 1.00

36. 引起抗利尿激素分泌的最敏感的因素是　(　)

A. 循环血量减少　B. 血浆晶体渗透压增高

C. 血浆胶体渗透压增高　D. 疼痛刺激

E. 寒冷刺激

37. 心室肌的前负荷可以用下列哪项来间接表示　(　)

A. 收缩末期容积或压力　B. 舒张末期容积或压力

C. 等容收缩期容积或压力　D. 等容舒张期容积或压力

E. 舒张末期动脉压

38. 当达到 K^+ 平衡电位时　(　)

A. 细胞膜两侧 K^+ 浓度差为零　B. 细胞膜外 K^+ 浓度大于膜内

C. 细胞膜内侧 K^+ 浓度大于膜外　D. 细胞膜内较细胞膜外电位相对较正

E. 细胞膜两侧的电位差为零

39. 下列哪一项不能引起心输出量增加　(　)

A. 情绪激动　B. 运动　C. 心肌收缩能力增强

D. 静脉回心血量适度增加　E. 心率增加至 250 次/min

40. 关于 ACTH 的分泌的调节，下列哪项是错误的　(　)

A. 受下丘脑促皮质激素释放激素的调节

B. 受肾上腺分泌糖皮质激素的负反馈调节

C. 受醛固酮的正反馈调节

D. 觉醒期间，ACTH 的分泌增多

E. 睡眠期间，ACTH 的分泌减少

二、多项选择题

41. 突触传递的特点是　(　)

A. 单向传递　B. 突触延搁　C. 总和现象

D. 相对不疲劳性　E. 易疲劳

42. 引起血糖升高的激素有　(　)

A. 糖皮质激素　B. 肾上腺素　C. 胰高血糖素

D. 盐皮质激素　E. 胰岛素

43. 心室肌的生理特性是　(　)

A. 有兴奋性　B. 有传导性　C. 有收缩性

D. 有自律性　E. 以上都不是

44. 交感神经节后纤维末梢释放　(　)

A. 去甲肾上腺素　　B. 血管活性肠肽　　C. 乙酰胆碱
D. 肾上腺素　　E. 多巴胺

45. 单胺类递质包括 （　　）
A. 多巴胺　　B. 去甲肾上腺素　　C. 5-羟色胺
D. GABA　　E. 谷氨酸

46. 神经纤维兴奋传导的一般特征是 （　　）
A. 一条神经干中的许多纤维可同时传导兴奋而互不干扰
B. 神经纤维只要结构上完整就能传导兴奋
C. 人工刺激神经纤维上任何一点使之兴奋，则兴奋同时向两端传导
D. 在传导兴奋过程中，动作电位的幅度是递减的
E. 易受环境因素影响

47. 下列哪些纤维属于胆碱能纤维 （　　）
A. 交感神经的节前纤维　　B. 少数交感和全部副交感神经的节后纤维
C. 躯体运动神经纤维　　D. 支配内脏的所有传出神经纤维
E. 副交感神经的节前纤维

48. 下列哪些情况可使盐皮质激素分泌增多 （　　）
A. 肾素-血管紧张素活动加强　　B. 应激时 ACTH 的分泌增多
C. 血钾增高　　D. 血钠增高
E. 血钠降低

49. 在正常情况下，参与心血管活动调节的因素有 （　　）
A. 肾上腺素和去甲肾上腺素　　B. 抗利尿激素
C. 血管紧张素Ⅱ　　D. 前列腺素
E. 局部代谢产物

50. 胃肠平滑肌静息电位与下列哪几项有关 （　　）
A. 钾离子跨膜扩散　　B. 钠离子跨膜扩散　　C. 氯离子跨膜扩散
D. 钠泵的生电作用　　E. 钙离子的跨膜扩散

三、填空题

1. 在骨骼肌神经-肌接头，ACh 的清除主要靠________的降解作用来完成。

2. 梭外肌等长收缩时，腱器官传入冲动的发放频率________，而肌梭的传入冲动频率________。

3. 外周阻力增大使脉压差________，每搏输出量增大使脉压差________。

4. 支配汗腺的神经是________，其末梢释放的递质是________；支配肾上腺髓质的神经末梢释放的递质是________。

5. 形成条件反射的基本条件是________刺激与________刺激在时间上的结合。

6. ________疾患常见的牵涉痛部位是上腹或脐周，________疾患常见的牵涉痛部位是右肩胛。

7. 已知：潮气量为 450ml，呼吸频率为 20 次/min，无效腔气量为 150ml，心输出量为 6L/min，则肺泡通气量为________ L/min，通气/血流值为________。

8. 下丘脑通过________运送多种调节肽，调节着________的分泌活动。

9.内因子是胃腺________细胞分泌的一种糖蛋白。

10.安静状态时，主要的产热器官是________，运动或体力劳动时，主要的产热器官是________。

11.引起胃泌素释放的因素主要是________。

四、名词解释

1.心指数

2.明适应

3.肺牵张反射

4.肾糖阈

五、简答题

1.简述水利尿的机制。

2.简述纤维蛋白溶解的基本过程。

3. 简述心输出量的影响因素。

4. 试述甲状腺功能的调节。

5. 比较内源性与外源性凝血过程的区别。

6. 突触前抑制与突触后抑制有何区别？

7. 什么是神经递质？符合神经递质的条件有哪些？

六、论述题

1. 试述 EPSP 及 IPSP 的产生机制。

2. 试述醛固酮的产生、作用及机制。

硕士研究生入学考试试题—9

一、单项选择题

1. 除感觉神经外，神经细胞兴奋时，AP 首先产生于 （ ）
A. 树突 B. 轴突 C. 胞体
D. 轴突始段 E. 轴突末梢

2. secretion 促进胰腺的分泌，其中 （ ）
A. 含有大量水分和 HCO_3^-，但含酶量少
B. 含有少量水分和 HCO_3^-，但含酶量多
C. 含有大量水分，但含 HCO_3^- 和酶量少
D. 含有少量水分，但含 HCO_3^- 和酶量多
E. 含有大量水分，但含 HCO_3^- 和酶量多

3. 低氧时，吸入 pure oxygen 可引起 （ ）
A. 血氧饱和度降低 B. 呼吸暂停 C. 动脉血 PO_2 降低
D. 呼吸力加大 E. 氧解离曲线左移

4. 影响神经系统发育的重要的 hormone 是 （ ）
A. growth hormone B. T_3、T_4 C. insulin
D. adrenaline E. 糖皮质激素

5. 在 tetanus contraction 中，肌肉的动作电位 （ ）
A. 幅值变大 B. 幅值变小 C. 频率变低
D. 幅值时大时小 E. 不发生重叠或总和

6. 人工增大离体神经纤维浸浴液中的 K^+ 浓度，静息电位绝对值将 （ ）
A. 增大 B. 不变 C. 减小
D. 先减小后增大 E. 先增大后减小

7. 下列关于机体发汗的叙述，正确的是 （ ）
A. 大量出汗，可引起低渗性脱水 B. 大量出汗，可引起高渗性脱水
C. 大量出汗，可引起等渗性脱水 D. 支配小汗腺的神经是迷走神经
E. 主要发汗中枢位于延髓

8. 当一伸肌受到过度拉长时，其张力突然丧失，是因为 （ ）
A. 伸肌肌梭过度兴奋 B. 屈肌肌梭过度兴奋
C. 屈肌肌梭完全失负荷 D. 伸肌的腱器官兴奋
E. 伸肌的腱器官完全失负荷

9. 呼吸频率增加 1 倍，而潮气量减少一半，此时 （ ）
A. 肺泡通气量减少 B. 肺通气量减少 C. 肺泡通气量不变

D. 肺通气量增加　　E. 肺泡通气量增加

10. 颈动脉窦受牵拉刺激时　（　　）

A. 窦神经传入冲动减少　　B. 心迷走神经传出冲动增加

C. 心交感神经传出冲动增加　　D. 交感缩血管神经传出冲动增加

E. 血管升压素释放减少

11. 下列关于神经调节特点的叙述，正确的是　（　　）

A. 调节幅度小　　B. 调节的敏感性差

C. 作用范围广，而且持久　　D. 作用范围局限，而且反应缓慢

E. 反应迅速、准确和短暂

12. 人体内 O_2、CO_2 和 NH_3 进出细胞膜是通过　（　　）

A. 继发性主动转运　　B. 易化扩散　　C. 主动转运

D. 入胞、出胞　　E. 单纯扩散

13. 阈值（阈强度）是指　（　　）

A. 刚能引起组织兴奋的最小刺激强度　　B. 刚能引起动作电位的膜电位值

C. 刚能引起局部反应的膜电位值　　D. 能引起组织兴奋的刺激强度

E. 总和后能引起组织兴奋的刺激强度

14. 神经纤维中相邻两个锋电位的时间间隔至少应大于其　（　　）

A. 绝对不应期　　B. 相对不应期　　C. 超常期

D. 低常期　　E. 绝对不应期与相对不应期之和

15. 构成血浆胶体渗透压的主要成分是　（　　）

A. 白蛋白　　B. 球蛋白　　C. 珠蛋白

D. 血红蛋白　　E. 纤维蛋白原

16. 下列哪种情况血沉加快　（　　）

A. 血浆球蛋白和纤维蛋白原增多　　B. 血细胞比容增大

C. 血浆白蛋白增多　　D. 血沉快的红细胞置于正常血浆中

E. 血浆中血红蛋白增多

17. 心肌动作电位 3 期复极是由于膜对哪种离子通透性增高所致　（　　）

A. K^+　　B. Na^+　　C. Cl^-

D. Ca^{2+}　　E. Mg^{2+}

18. 在心率、前负荷和收缩力不变的情况下，增加心肌的后负荷，会使　（　　）

A. 等容收缩期延长，射血速度减慢，每搏输出量减少

B. 等容收缩期延长，射血速度减慢，每搏输出量增加

C. 等容收缩期延长，射血速度加快，每搏输出量增加

D. 等容收缩期缩短，射血速度加快，每搏输出量增加

E. 等容收缩期缩短，射血速度减慢，每搏输出量减少

19. 血流阻力主要来自　（　　）

A. 毛细血管　　B. 微静脉　　C. 大动脉

D. 动脉　　E. 微动脉

20. 下列关于冠脉血流量调节的叙述，错误的是　（　　）

A. 对其调节最重要的是心肌本身代谢水平
B. 肾上腺素和去甲肾上腺素通过增强心肌代谢活动和提高耗氧量，使冠状动脉血流量增加
C. 在代谢产物中腺苷作用最重要
D. 迷走神经兴奋使冠脉扩张
E. 交感神经兴奋只能使冠脉收缩

二、多项选择题

1. 正常人 cortisol 有如下作用 ( )
A. 减少葡萄糖的氧化　　B. 促进脂肪分解
C. 降低神经系统的兴奋性　　D. 抑制消化腺的分泌
E. 减少血中嗜酸性粒细胞的数量
2. 有关肌梭，以下论述正确的是 ( )
A. 肌梭受 α 神经元支配
B. 梭内肌兴奋时，梭内肌上的牵张感受器兴奋
C. 梭外肌兴奋时，梭内肌上的牵张感受器兴奋
D. 核链纤维对静态牵拉敏感
E. 核链纤维对动态牵拉敏感
3. 有机磷农药中毒时可伴有以下表现 ( )
A. 心率加快　　B. 支气管哮喘　　C. 唾液分泌增加
D. 瞳孔开大　　E. 多汗
4. 在排卵前，以下哪些激素分泌增加 ( )
A. GnRH　　B. TSH　　C. LH
D. 雌激素　　E. 孕激素
5. β 受体分布在哪里？受体兴奋时有什么表现 ( )
A. 心肌，使心肌收缩能力增强　　B. 窦房结，使心率加快
C. 支气管平滑肌，使支气管舒张　　D. 瞳孔辐射状肌，使瞳孔缩小
E. 骨骼肌血管，使血管舒张

硕士研究生入学考试试题—10

一、单项选择题

1. ACh 的 N_2 受体属于 (　　)

A. 通道型受体　B. G 蛋白耦联型受体　C. 效应器酶受体

D. 胞质内受体　E. 核内受体

2. 甲状腺激素受体定位于 (　　)

A. 细胞膜上　B. 核内　C. 胞质内

D. 线粒体内　E. 肌质网内

3. 发生载体易化扩散饱和现象的原因是 (　　)

A. 离子跨膜梯度小　B. 能量供应不足

C. 载体数量固定、有限　D. 载体数量太少

E. 转运速度太慢

4. 具有机械门控通道的组织是 (　　)

A. 肌梭　B. 终板膜　C. 神经细胞

D. 心室肌细胞　E. 视杆细胞

5. N 受体阻断剂是 (　　)

A. 美洲箭毒　B. 河豚毒　C. 阿托品

D. 四乙基胺　E. 维拉帕米

6. 窦房结 P 细胞自动去极化达到阈电位时可激活 (　　)

A. Na^+ 通道　B. K^+ 通道　C. Ca^{2+} 通道

D. Na^+ 通道和 K^+ 通道　E. Cl^- 通道

7. 用直流电对神经纤维行细胞外刺激时，断电的瞬间兴奋发生在 (　　)

A. 阴极下　B. 阳极下　C. 两极间

D. 两极下　E. 两极外

8. 增加细胞外液中 Na^+ 的浓度时，单根神经纤维动作电位幅度会 (　　)

A. 不变　B. 减小　C. 增大

D. 先减小后增大　E. 先增大后减小

9. 增加运动神经末梢 ACh 释放的是 (　　)

A. 接头前膜动作电位幅度增大　B. 接头前膜动作电位幅度减小

C. 接头前膜去极化速度加快　D. 接头后膜去极化幅度增大

E. 接头后膜去极化速度加快

10. 心室内曲线下降最陡峭的时期是 (　　)

A. 等容舒张期　B. 快速射血期　C. 减慢充盈期

D. 心房收缩期　　E. 等容收缩期

11. 体位变化时，对搏出量和静脉回流量进行精细调节的是 （　　）

A. starling 机制　　B. 心肌收缩能力的变化　　C. 神经调节

D. 体液调节　　E. 后负荷改变

12. 同时影响心肌兴奋性和传导性的因素是 （　　）

A. 0 期去极化速度　　B. 0 期去极化幅度　　C. 1 期复极化速度

D. 2 期时程长短　　E. 静息电位水平

13. 右心衰竭时出现下肢水肿的主要原因是 （　　）

A. 搏出量减少，动脉血压降低　　B. 毛细血管静脉端血压升高

C. 组织液的静水压减小　　D. 血管通透性增加

E. 血浆渗透压降低

14. 以下哪个不是由平卧位突然站立时发生晕厥的因素 （　　）

A. 动脉血压降低　　B. 静脉回心血量过少

C. 下肢静脉收缩，回心血量增加　　D. 搏出量减少

E. 脑供血不足

15. 氧解离曲线左移发生在 （　　）

A. 肺毛细血管　　B. 组织毛细血管

C. 血液 pH 降低时　　D. 2，3-二磷酸甘油酸含量增加时

E. 温度升高时

16. CO_2 通过呼吸膜扩散的速度比 O_2 快的主要原因是 （　　）

A. CO_2 为主动转运　　B. CO_2 为易化扩散

C. CO_2 的压力梯度比 O_2 大　　D. CO_2 的相对分子质量比 O_2 大

E. CO_2 在血浆中的溶解度比 O_2 大

17. 波尔效应是指 （　　）

A. PO_2 对 Hb 亲和力的影响　　B. PCO_2 对 Hb 亲和力的影响

C. pH 对 Hb 亲和力的影响　　D. 2，3-二磷酸甘油酸对 Hb 亲和力的影响

E. 以上都不对

18. 胃肠平滑肌的自动收缩节律主要取决于 （　　）

A. 动作电位的幅度　　B. 动作电位的频率　　C. 慢波的幅度

D. 慢波的节律　　E. 静息电位的水平

19. Na^+ 重吸收的主要部位是 （　　）

A. 近端小管　　B. 髓袢升支细段　　C. 髓袢升支粗段

D. 远端小管　　E. 集合管

20. 清除率是指肾在单位时间内将血浆中某物质完全清除出去的 （　　）

A. 血浆毫升数　　B. 速率　　C. 血容量

D. 能力　　E. 循环血量

21. 不能被肾小球滤过，但能经肾小球分泌的物质是 （　　）

A. 青霉素　　B. 维生素　　C. 尿素

D. Na^+　　E. K^+

22. 与较弱的阈上刺激比较，当刺激强度增加 1 倍时，单条神经纤维上的动作电位幅度怎样变化，传导速度又怎样变化 (　　)(　　)

A. 增加　B. 不变　C. 略有增加
D. 减小　E. 明显增加

23. ABO 血型抗原的特异性取决于 (　　)

A. 膜蛋白性质　B. 膜胆固醇含量　C. 膜脂质类型
D. 膜寡糖链的结构差异　E. 膜蛋白质氨基酸的排列

24. 糖皮质激素受体主要存在于 (　　)

A. 细胞膜上　B. 核内　C. 胞质内
D. 线粒体内　E. 肌质网内

25. 正常细胞膜内 K^+ 浓度约为膜外的 (　　)

A. 12 倍　B. 35 倍　C. 70 倍
D. 90 倍　E. 200 倍

26. 增加细胞外液中 K^+ 的浓度会导致 (　　)

A. 静息电位的绝对值加大　B. 锋电位幅度加大　C. 去极化速度加快
D. 静息电位绝对值减小　E. 对膜电位无影响

27. 每分解一分子 ATP，钠泵可 (　　)

A. 泵出 3 个 Na^+　B. 移入 3 个 K^+
C. 泵出 3 个 Na^+，移入 2 个 K^+　D. 泵出 2 个 Na^+，移入 3 个 K^+
E. 泵出 3 个 Na^+，移入 3 个 K^+

28. 收缩压发生在 (　　)

A. 等容收缩期末　B. 快速射血期末　C. 减慢射血期末
D. 等容舒张期末　E. 快速充盈期末

29. 心室肌动作电位 4 期中下列哪项属于被动转运 (　　)

A. Ca^{2+} 外流　B. Na^+ 外流　C. K^+ 内流
D. Na^+ 内流　E. Na^+ 外流与 K^+ 内流

30. 窦房结活动突然停止，最先恢复起搏的部位是 (　　)

A. 心房肌　B. 房室交界　C. 房室束
D. 左、右束支　E. 浦肯野纤维

31. 一般情况下，舒张压的高低主要反映 (　　)

A. 心肌收缩力　B. 外周阻力　C. 每搏输出量
D. 大动脉弹性　E. 循环血量

32. 心率加快时 (　　)

A. 舒张压增高比收缩压增高明显　B. 收缩压增高，舒张压降低
C. 收缩压降低，舒张压增高　D. 收缩压降低，舒张压也降低
E. 收缩压和舒张压变化不大

33. 引起毛细血管交替开放的物质是 (　　)

A. 神经递质　B. 激素　C. 血肽类物质
D. 血液 Na^+ 浓度　E. 局部代谢产物

34. 形成胸膜腔内压的因素是　(　)

A. 大气压－肺弹性阻力　B. 大气压＋跨肺压　C. 肺内压＋跨胸壁压

D. 大气压＋肺回缩力　E. 大气压－肺回缩力

35. 下列哪种情况气道口径增大　(　)

A. 交感神经兴奋　B. 副交感神经兴奋　C. 组胺释放

D. 慢反应物质释放　E. 内皮素释放

36. CO_2 在血液中运输的主要形式是　(　)

A. 物理溶解　B. 形成 H_2CO_3　C. 形成 $NaHCO_3$

D. 形成 HbCO　E. 形成 HHbNHCOOH

37. 消化道平滑肌的紧张性和自律性主要依赖于　(　)

A. 交感神经作用　B. 副交感神经作用　C. 壁内神经丛作用

D. 食物消化产物的刺激　E. 平滑肌本身的特性

38. 糖类、蛋白质和脂肪的消化产物大部分被吸收的部位是　(　)

A. 十二指肠　B. 空肠　C. 空肠和回肠

D. 回肠　E. 十二指肠和空肠

39. 长期饥饿状态下，呼吸商接近于　(　)

A. 0.70　B. 0.80　C. 0.82

D. 0.85　E. 1.00

40. 促进机体产热的最重要的激素是　(　)

A. 生长素　B. 胰岛素　C. 肾上腺素

D. 糖皮质激素　E. 甲状腺激素

41. 调节水重吸收的主要部位是　(　)

A. 近端小管　B. 髓袢　C. 远曲小管

D. 集合管　E. 远曲小管和集合管

42. 安静时机体能量代谢最稳定的环境温度是　(　)

A. 0～5℃　B. 5～10℃　C. 15～20℃

D. 20～30℃　E. 30℃以上

43. 皮肤的辐射热量主要取决于　(　)

A. 皮肤温度　B. 环境温度　C. 环境湿度

D. 皮肤和环境的温度差　E. 风速

二、是非判断题

1. 看到美味食物而流口水属于条件反射。　(　)

2. 实验中，压迫家兔颈总动脉导致血压下降。　(　)

3. 在离体小肠段实验中，滴加镁盐可引起肠段收缩减弱。　(　)

4. 家兔注射去甲肾上腺素后，血压升高，尿量增加。　(　)

5. 低氧可以引起中枢化学感受器兴奋，引起呼吸加深、加快。　(　)

6. 轻度升高心脏灌流液中的钙离子浓度，引起心率加快，心肌收缩增强。　(　)

7. 在通常情况下，心率与呼吸频率之比为 3∶1。　(　)

8. 人登上数千米高山，血红蛋白氧容量将下降。　(　)

9. 感受器电位是指刺激引起感受器或感受细胞产生的去极化局部电位。 ( )

10. 肺水肿或肺内积水通常引起肺的顺应性减小。 ( )

三、名词解释

1. 反馈调节

2. 突触前抑制

3. 球-管平衡

4. starling mechanism

5. paradoxical sleep, PS

6. motor unit

四、问答题

1. 机体失血导致血压突然下降,请问:机体将通过哪些调节阻止血压下降,并维持或恢复血压? 请叙述过程及机制。

2. 请叙述听觉的产生过程及对音频的分析机制。

3. 家兔的正常血压曲线可描记到一、二、三级波，请叙述各级波的形成机制。

4. 若已知在大鼠记忆形成过程中某种已知蛋白质的合成会增加，请问：用哪些方法可以测定该种蛋白质的变化及其在神经系统中的定位？

参考文献

[1] 马晓健.生理学[M].3版.北京:高等教育出版社,2015.
[2] 王建枝,殷莲华.病理生理学[M].8版.北京:人民卫生出版社,2013.
[3] 叶伍高,陆再英.内科学[M].6版.北京:人民卫生出版社,2004.
[4] 冯志强.生理学:案例版[M].北京:科学出版社,2007.
[5] 朱大年,王庭槐.生理学[M].8版.北京:人民卫生出版社,2013.
[6] 朱文玉,李琳,王黎明.人体生理学[M].4版.北京:北京大学医学出版社,2014.
[7] 朱启文,高东明.生理学[M].北京:科学出版社,2011.
[8] 朱启文,高东明.生理学:案例版[M].2版.北京:科学出版社,2012.
[9] 朱妙章,裴建明,姜春玲,等.生理学精编笔记与考研指南[M].北京:科学技术文献出版社,2013.
[10] 朱娟霞,马晓健.生理学[M].西安:世界图书出版公司,2016.
[11] 祁金顺,罗自强.生理学学习指导及习题集[M].北京:人民卫生出版社,2016.
[12] 罗自强.生理学学习指导与习题集[M].2版.北京:人民卫生出版社,2013.
[13] 姚泰.生理学[M].2版.北京:人民卫生出版社,2010.
[14] 贺石林,李俊成,秦晓群.临床生理学[M].北京:科学出版社,2001.
[15] 唐四元.生理学[M].3版.北京:人民卫生出版社,2012.
[16] 梁尚栋.生理学[M].西安:世界图书出版公司,2011.
[17] 韩济生.神经科学[M].3版.北京:北京大学医学出版社,2009.
[18] 舒安利,郭兵.生理学[M].西安:世界图书出版公司,2014.
[19] 管又飞,刘传勇.医学生理学应试习题集[M].北京:北京大学医学出版社,2014.
[20] 管又飞,刘传勇.医学生理学[M].3版.北京:北京大学医学出版社,2013.
[21] 管茶香,武宇明.生理学[M].3版.北京:人民卫生出版社,2013.